NOUVEAU MANUEL

D'ANATOMIE GÉNÉRALE.

HISTOLOGIE ET ORGANOGÉNIE
DE L'HOMME.

———

Paris. — Imprimerie de Bourgogne et Martinet, rue Jacob, 30.

NOUVEAU MANUEL

D'ANATOMIE

GÉNÉRALE.

HISTOLOGIE ET ORGANOGÉNIE

DE

L'HOMME,

PAR

L. F. MARCHESSAUX,

Docteur en médecine de la Faculté de Paris,
ancien interne de première classe en médecine et en chirurgie,
et lauréat des hôpitaux et hospices civils de Paris, ancien professeur particulier d'anatomie,
membre de la Société anatomique de Paris, de la Société médicale
anglo-parisienne, de la Société des études du Havre, etc.

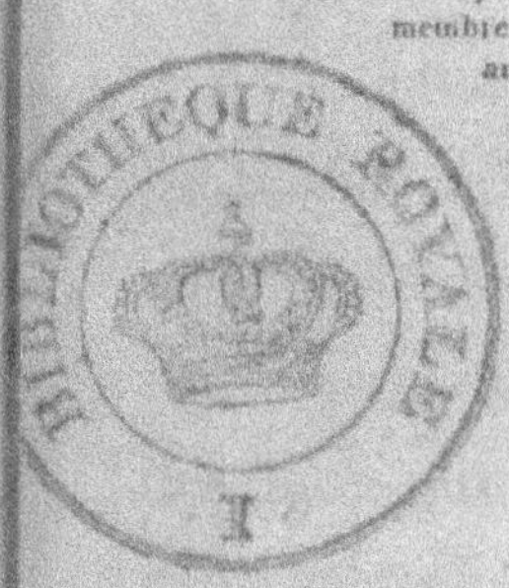

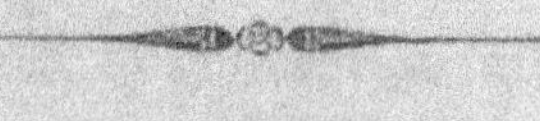

PARIS.

GERMER BAILLIÈRE, LIBRAIRE-ÉDITEUR,

RUE DE L'ÉCOLE-DE-MÉDECINE, 17.

1844.

PRÉFACE.

L'anatomie générale, si redevable aux travaux de X. Bichat, a changé de face. — Les nombreuses et importantes découvertes de nos contemporains sur la composition et la génération microscopique des tissus ont ouvert à l'anatomie, à la physiologie, voire même à la pathologie, des voies nouvelles dans lesquelles se pressent une foule de travailleurs. — Leur moisson est déjà considérable.

Les observations partielles, les aperçus nouveaux se multipliaient, et personne encore, en

France, n'avait essayé de réunir ces éléments de la nouvelle anatomie générale ; il y avait là une lacune à combler, et depuis l'annonce de ce livre, dont la publication a été retardée pour des motifs qui me sont personnels, plusieurs ouvrages publiés, soit à l'étranger, soit parmi nous, sont venus me convaincre de l'opportunité de mon travail.

Un mot sur la marche que j'ai suivie. — Ce livre est destiné aux élèves et aux praticiens qui se tiennent au courant des découvertes de chaque jour ; je n'ai donc accepté que les doctrines probables, que les observations à l'abri de tous les doutes ; j'ai voulu, avant tout, initier les lecteurs aux études de ceux qui depuis quinze ans ont contribué à la fondation de l'histologie. Qu'il me soit permis de citer, parmi tous, Raspail, Dutrochet, Schwann, Henle, Valentin, Berres, Gerber, Bischoff, Purkinje, Bowmann, etc.

Je n'ai pas classé les tissus : en histologie il n'y a pas encore de classification possible. J'ai donc choisi l'ordre analytique tel qu'il est suivi par les auteurs d'anatomie descriptive.

J'ai joint l'histoire des liquides de l'économie à

celle des solides. — Les découvertes qui se multiplient sans cesse prouvent qu'on n'aurait jamais dû séparer ces éléments.

Cette anatomie sera pour ainsi dire le préambule d'une *anatomie pathologique* dans laquelle j'aurai pour but l'histoire de la génération et du développement des produits morbides, de même que je vais décrire la naissance et l'évolution des tissus normaux ; j'utiliserai pour cette histoire les recherches toutes récentes des micrographes.

Heureux si la faveur de mes confrères et de mes anciens camarades me suit vers ce double but !

Havre, le 15 février 1844.

Dr L.-F. MARCHESSAUX.

NOTA. Dans le cours de ce livre, j'ai indiqué les mesures tantôt selon le système métrique, tantôt en lignes et fractions de ligne. J'ai dû agir ainsi pour conserver les mesures linéaires données par les micrographes allemands ; la conversion sera facile : le pied allemand vaut de 314 à 316 millimètres.

MANUEL

D'ANATOMIE GÉNÉRALE

HISTOLOGIE

ET

ORGANOGÉNIE DE L'HOMME.

MATIÈRE DE L'ANATOMIE GÉNÉRALE ET DE L'ORGANOGÉNIE.

Les limites de l'anatomie générale n'ont jamais été bien indiquées. Bichat, qui en fut pour ainsi dire le créateur, prenant modèle sur les chimistes qui analysent les différents corps de la nature, voulut, comme il le dit, rechercher les éléments organisés de l'homme, c'est-à-dire ses éléments anatomiques, et présenter, avec tous leurs attributs, chacun des systèmes simples qui, par leurs combinaisons diverses, forment les organes. Ce but a été bientôt perdu de vue par Bichat et par ses successeurs; et nous les voyons décrire non seulement des tissus simples, mais encore des tissus composés, binaires, ternaires, et même des parenchymes formés de plusieurs éléments également composés eux-mêmes. Quoi qu'il en soit, le livre de Bichat est une œuvre impérissable.

Pour J.-F. Meckel, l'anatomie générale embrasse les conditions générales des organismes et des réunions de parties qui les constituent; en un mot, elle fait connaître les divers systèmes dont l'organisation se compose. En conséquence, cet anatomiste célèbre a fait porter la plus grande partie de ses descriptions sur l'ensemble des systèmes, sur leur évolution et sur leur texture plutôt que sur la recherche de leurs éléments constitutifs.

Béclard, tout en adoptant la méthode d'expérimentation suivie par Bichat, est resté plus fidèlement dans les limites de son sujet. Le premier, il a bien établi, à mon sens, la distinction que l'on doit faire entre les généralités de l'anatomie et l'anatomie générale, que l'on a si fréquemment confondues depuis ses travaux. « Dans l'étude de l'anatomie, dit-il, on peut considérer le corps humain tout entier, examiner les caractères généraux de ses organes, de ses humeurs, etc.: ce sont les *généralités de l'anatomie*. On peut, réunissant les organes multiples en genres ou en systèmes, d'après leur analogie de structure, s'arrêter aux caractères génériques en faisant abstraction des différences spéciales des organes ; et pour ceux qui sont étendus à tout le corps, on peut ne considérer que des caractères généraux, en faisant abstraction des différences locales qu'ils présentent. Tel est l'objet de l'*anatomie générale*, laquelle, considérant ensemble les organes semblables par leur texture, et se bornant à ce qu'ils ont de commun, a pour objet spécial et non unique leur texture. » Aussi voyons-nous Béclard, conséquent avec cette classification, commencer son livre par des généralités sur la science anatomique, décrire chaque système organique en particulier, les os, les muscles, les veines, etc., puis terminer cette exposition par l'étude de la structure proprement dite.

Cette méthode ne serait plus convenable aujourd'hui. L'accumulation incessante des découvertes en zoologie et en zootomie a changé la face de nos connaissances ; elle a donné naissance à une science pour ainsi dire toute nouvelle, qui a pris le nom d'*anatomie transcendante* ou d'*organogénie animale*. Quelques modernes lui ont même assigné le nom d'*anatomie générale*, en réservant le nom d'*histo-*

logie pour l'histoire des tissus organiques. A peine ordonnée, cette science a été subdivisée en deux branches : la première, l'*embryogénie*, nous révèle les véritables lois des formations organiques ; la seconde, l'*anatomie philosophique*, embrasse l'ensemble de tous les êtres et les faits généraux de leur organisation dans toutes les espèces et dans tous les âges. L'explication du corps de l'homme, tel est leur dernier terme et leur but, puisque l'ensemble des organismes animaux nous donne le tableau permanent des dispositions, des formes et des rapports qui sont transitoires dans le développement de l'homme.

Quant à l'anatomie générale de l'homme, telle qu'elle doit être envisagée aujourd'hui, elle s'occupe de l'étude textulaire et moléculaire de l'organisme ; pour arriver à ce but elle a recours à l'analyse mécanique et à l'analyse chimique. Notons toutefois que ce dernier mode d'investigation n'est qu'un moyen de suppléer par les réactifs à l'insuffisance des agents mécaniques ordinaires, et qu'il faut bien se garder de le confondre avec l'analyse chimique, telle qu'on la comprend généralement, c'est-à-dire celle qui nous indique la composition et nous fixe la quantité des éléments des tissus, ou plutôt des organes qui, le plus souvent, résultent de leur assemblage. En un mot, cette science a pour but, comme le disait récemment J. Henle, de rechercher les parties similaires dans des organes différents, de les comparer ensemble, et de leur assigner des caractères qui conviennent à toutes. Telle est la voie que nous allons parcourir.

NOTIONS GÉNÉRALES D'ORGANOGÉNIE.

§ I. PRINCIPAUX SYSTÈMES SUR LES FORMATIONS.

Une question fondamentale domine l'histoire du développement, elle a pour but de rechercher si les organes des animaux se forment ou s'ils préexistent dans les germes.

Telles sont les deux opinions qui divisent les savants depuis l'origine de la science. Ces deux théories opposées portent les noms de système de l'*Épigénèse*, système des *Préexistences*.

Préexistences. — L'hypothèse des préexistences organiques, dite encore de l'*évolution*, suppose que le germe contient en lui tous les éléments de toutes les parties du corps, telles qu'elles doivent se manifester par la suite. Elle suppose : l'*Innéité* des germes, qu'ils sont tous aussi anciens que les corps vivants qui les contiennent ; en un mot, que tous les êtres vivants passés, présents et futurs, ont été créés à la fois. Cette doctrine fut fondée par Aristote ; Galien la continua et la répandit par suite de la grande popularité qu'il eut longtemps dans les écoles ; Aquapendente l'adopta malgré des observations qui devaient la lui faire rejeter ; Leeuwenhoëk et ses découvertes microscopiques conduisirent Malebranche et Swammerdam à l'idée de la préexistence des germes et de leur éternel *emboîtement*. Bonnet marcha sur leurs traces ; Haller, dans la force de son talent, combattit ces tendances avec ardeur pour retomber dans leurs errements vers la fin de sa vie. A cette époque le système des préexistences reposait sur les hypothèses suivantes : La première relative aux germes, supposait ces miniatures d'hommes et d'animaux flottant dans l'espace, circulant dans les corps organisés jusqu'à ce qu'ils eussent rencontré le moule dans lequel ils devaient se développer. On abandonnait déjà l'idée de l'emboîtement indéfini pour revenir à la *Panspermie* rêvée par Héraclite.

La seconde, relative à l'embryogénie, abandonnant les forces occultes des anciens physiologistes, mettait tout en jeu par l'action du cœur et la force impulsive ; ce *primum faciens* se trouvant au centre de l'animal, tout celui-ci devait nécessairement se développer du centre à la circonférence. Mais, pour cela, il ne s'agissait que de supposer

l'existence du cœur à toutes les périodes de l'animalité,
ce qui est, comme on le sait maintenant, de toute inexactitude; d'ailleurs c'était établir une barrière infranchissable
entre l'organogénie animale et l'organogénie végétale, et
plus tard la découverte des zoophytes et des autres animaux
dépourvus de cœur, fut une nouvelle source d'embarras
pour les physiologistes qui avaient bâti tout leur système
sur cet ordre d'idées.

Épigénèse. — Hippocrate comparait le fœtus à un
arbre, et disait que les membres et les viscères naissent
comme les branches s'élèvent du tronc. Cette idée ana-
logique fut perdue jusqu'aux derniers siècles : alors seulement, Harvey, se fondant le premier sur l'observation des
faits connus, émit des doutes sur la théorie généralement
acceptée, et commença l'ère du système de l'Épigénèse.
Pour lui, l'embryon, dont les premiers rudiments sont
dans la cicatricule de l'œuf, se forme par addition des parties, par superposition, juxtaposition, cohésion; de sorte
que le tout ne résulte que de la succession et de l'association de ces parties diverses; mais pour Harvey cette évolution ne commence qu'après la formation du cœur, jusque là tout est végétatif dans l'apparition des organismes.
Malpighi détruisit ces erreurs et anéantit la prétendue action formatrice du cœur. Needham, par ses belles expériences sur la génération des infusoires, fut conduit à con-
clure que les animaux se développaient par épigénèse, et
que le germe, loin de renfermer un animal parfait, n'en
renfermait même pas l'ébauche. Malheureusement des
explications inintelligibles vinrent compromettre des opinions d'ailleurs si raisonnables. Wolf ne fut pas plus heureux que son prédécesseur, mais il eut néanmoins l'honneur
incontestable d'ajouter aux vérités déjà connues, et ce fut
lui qui prouva que primitivement toutes les parties de
l'animal sont fluides et comme inorganiques, et qu'ensuite
les vaisseaux s'y développent par une action propre et in-

hérente en quelque sorte à leur tissu. Cependant Haller, frappé des observations de ses prédécesseurs, et voyant les organes pendant le développement changer de forme et passer d'un point dans un autre, créa la théorie des *Évolutions organiques*. Cette idée était, il est vrai, un premier pas de fait vers la découverte de la vérité, mais elle commettait l'erreur de prendre l'organisme en un certain degré de son développement, et de passer sous silence tout ce qui avait précédé. En effet, les observations ne portaient que sur la seconde période de formation des organes, et l'on ne s'occupait pas de ce qui avait été accompli avant l'apparition du cœur, le *punctum saliens*. Tout ce qui se trouvait fermé dans ce moment, était censé préexister ou préformé. Meckel l'ancien donna à ce genre de découvertes une impulsion puissante, et ses travaux sur la seconde époque des organes, s'il nous est permis d'employer cette dénomination, ont singulièrement abrégé la tâche de ceux qui, plus heureux que lui, ont pu saisir les lois premières de l'organogénie. Pourquoi faut-il qu'il ait admis l'accroissement des organes par intussusception, par extension et continuité? Un des premiers effets de l'étude des évolutions, fut la découverte de l'homologie des organes, d'où surgit la théorie dite *des homologues* ou de *l'homologie organique*. Elle nous fait voir, en déduisant les organismes les uns des autres, que les éléments, dissemblables en apparence, se répètent au contraire et sont analogues. A. Bonn remarqua le premier la répétition des parties qui constituent les organismes pour l'enveloppe du corps; il saisit le lien commun qui réunit les poils, les ongles, les dents, les follicules glandulaires. Vicq-d'Azir trouva cette analogie pour les membres supérieurs et inférieurs de l'homme et des animaux; mais jusqu'alors il n'y avait pas de type général duquel on pût déduire toutes les parties d'un même système organique. On trouva ce type dans le tronc qui n'est lui-même formé que par la répétition de la vertèbre superposée. Gœthe soupçonna celle qui existe entre la vertèbre et les parties du crâne. Duméril, Oken, Spix, J. F. Meckel, en fournirent la démonstration. Une fois que ces relations furent senties, des anatomistes se lancèrent à l'envi dans cette voie; et poussant les comparaisons dans les limites les plus extrêmes, nous les avons vus donner naissance à ces théories homologiques forcées, qui ont été jugées si sévèrement dans notre pays, et qui ont légitimé, aux yeux des observateurs superficiels, la tiédeur qu'on a longtemps montrée chez nous pour la philosophie anatomique.

À son tour, Cuvier, continuant l'œuvre de ses devanciers, fit connaître le principe de la *corrélation des formes*, *et de l'harmonie des parties :* de la sorte, les variations de forme des animaux étaient rapportées aux formes de l'homme, puis les formes des animaux eux-mêmes furent subordonnées les unes aux autres, et leurs rapports réciproques déterminés. Plus tard, Geoffroy St-Hilaire établit d'une manière positive l'analogie de composition des organes et des animaux; il fit voir qu'avant d'être différents, les animaux et les organes sont d'abord analogues, et que les organismes des vertébrés inférieurs ont leurs représentants dans l'état passager des organismes des embryons des vertébrés supérieurs; de là la théorie dite des *analogues*, ou des *analogies organiques*. Et bientôt franchissant la barrière qui semblait séparer les animaux vertébrés des invertébrés, on saisit la démonstration de cette grande vérité que *tous* les animaux sont construits sur un plan uniforme, en vertu d'une grande loi que Dugès a dénommée : loi de *la conformité organique*.

Il était réservé à Serres de compléter ces travaux illustres, et de trouver le lien qui devait tous les réunir. La méditation des immenses découvertes de détail qui ont été faites en anatomie, en zoologie, en zoogénie, depuis le commencement de notre siècle, la systémation des principes qui en découlent, le conduisirent à la connaissance de règles fixes et générales, qui forment aujourd'hui les lois de l'embryogénie. Il vit que les organes primitivement fractionnés, tantôt parcourent régulièrement tous les temps de formation qui leur ont été assignés selon les diverses espèces, tantôt s'arrêtent en route, et produisent ainsi des variétés de formes infinies, dessinées toutes sur un même fond, avec des matériaux analogues; que les organes des animaux inférieurs s'arrêtent dans leur développement à l'une ou à l'autre des périodes embryonnaires des animaux supérieurs, que les temps d'arrêt subis par les embryons des animaux supérieurs produisent les déformations organiques; en un mot, que ces lois si remarquables ont pour moyen d'union la loi du *développement centripète* qui les domine toutes.

§ II. LOIS DE L'ÉPIGÉNÈSE.

Il est démontré aujourd'hui que l'organisme des animaux est formé d'une multiplicité de pièces primitives qui sont désassociées et qui offrent elles-mêmes des centres de formation multiples, comme on peut s'en convaincre par l'examen de la nature intime et du développement des tissus. Ces éléments ont reçu le nom d'*Organites*. Plus on descend dans la série animale et plus on s'élève dans la vie embryonnaire, plus on voit se multiplier ce *fractionnement primitif des organismes*. Ces parties jouissent, pendant un certain temps, d'une vie indépendante dont la durée influence leur perfection et varie selon les êtres, mais le but final est leur agrégation. Donc, à telle ou à telle époque du développement, ces organites marchent l'un vers l'autre; puis, en vertu d'un mécanisme que M. Chevreul a dénommé loi d'*homœozygie* ou d'*association*, ils se réunissent. Cette réunion s'opère de deux manières : elle a lieu par association et par pénétration. Dans le premier cas, les éléments des organismes s'accolent seulement ; les éléments similaires réunis sont séparés par un tissu dissimilaire ; dans le second , au contraire , les éléments se réunissent , se pénètrent , et il en résulte que les parties similaires sont confondues. Disons toutefois que , par les progrès du développement , on voit le tissu dissimilaire qui sépare des organites seulement associés , se fondre, devenir homogène , et la pénétration avoir lieu.

Résumons en quelques lignes les points principaux du développement de l'organisme.

L'observation démontre que la matière vivante, en s'organisant, se meut de la périphérie au centre , c'est-à-dire que, règle générale , tout organe se dessine d'abord par ses côtés , que tout apparaît d'abord par la superficie, et que ces parties primitivement isolées se concentrent en se perfectionnant. Ce mouvement , Serres l'appelle : *loi centripète des formations.*

Des règles secondaires de formation découlent pour ainsi dire nécessairement de cette loi première ; elles sont au nombre de trois :

1° De l'apparition périphérique des organismes résulte leur duplicité primitive : les moitiés de leurs éléments occupent les deux côtés de la ligne médiane, les organismes sont doubles. C'est la *loi de symétrie.*

2° Certains organes doivent devenir et rester uniques ; les organismes latéraux et isolés progressent , se réunissent, se confondent ; l'unité succède au dualisme : ainsi se forment les organes impairs, les trous, les cavités, les canaux. C'est la *loi de conjugaison* , déduction de la loi d'homœozygie.

3° Dans le principe , les organes sont disproportionnés ; les demi-organismes une fois confondus, on voit apparaître un autre mouvement d'évolution ; en effet , par une série de balancements , on voit tous les organes primitivement exagérés rentrer dans les proportions combinées qu'ils doivent conserver pendant tout le cours de la vie. C'est la *loi d'équilibration.*

Si ces règles sont expérimentales, comme le dit M. Serres, on doit saisir leur action pendant la formation des animaux. Cela est-il ? Oui, a répondu ce célèbre anatomiste, et il en a développé la preuve dans des pages dont nous allons donner l'analyse pour terminer l'exposé des notions générales qui concernent les lois du développement. En même temps cette étude servira à nous faire connaître en général l'état de l'organisme humain pendant la période embryonnaire.

Formation embryonnaire. — *Formation centripète.* — Avant l'imprégnation l'œuf se compose de trois parties : d'une membrane qui l'enveloppe extérieurement, le chorion ; de la vésicule prolifère ; d'une masse granuleuse, le vitellus. L'ordre de formation et la position des deux dernières parties méritent une attention particulière. La vésicule a déjà atteint son développement, que la masse vitelline est encore incolore et sans enveloppe propre. Placée d'abord au centre de cette masse albumineuse, elle est peu à peu repoussée en haut par suite de l'apparition des globes vitellins qui sont plus denses que le liquide qu'elle renferme. Arrivée ainsi à la superficie du vitellus, qui se revêt alors d'une membrane propre et qui présente pour la maintenir dans le point de jonction une tache d'un jaune clair, appelée *disque* ou *ligament prolifère*, la vésicule génératrice est préparée pour l'imprégnation. Cette position excentrique est une condition première de la génération, car la vésicule et les zoospermes doivent être amenés au point de contact pour que la fécondation ait lieu. Les faits nous font voir ensuite que la rupture de la vésicule est le résultat immédiat de ce phénomène ; alors le liquide qu'elle renfermait, imprégné par l'action zoospermique, s'épanche dans la capsule du disque prolifère que supporte le vitellus. — Voici donc le premier acte de la génération fondée sur l'excentricité des organismes.

Le disque prolifère se transforme en *membrane blasto-*

dermique. Vers la seizième heure de l'incubation , sous le climat de Paris , une ligne obscure d'abord apparaît vers le milieu du disque , puis s'étend en haut où elle est un peu plus large que vers le bas où elle est étroite et se termine par un trait. En même temps , les bords de la circonférence du disque se soulèvent ; dans cette métamorphose , il se produit deux sacs germinateurs (*cellules embrygènes*) portant avec eux les éléments de l'organisme du futur embryon. Ceux-ci, en se soulevant, laissent entre eux sur l'axe du disque un intervalle vide qui les isole l'un de l'autre : c'est cet espace que l'on appelle la *ligne primitive.* — Première application de la loi de symétrie et de dualité des organismes.

Ici nous retrouvons un fait qui confirme encore par sa puissance irrésistible la succession centripète des organismes. Chacun des sacs germinateurs est formé de trois lames ou feuillets de nature différente. Le feuillet extérieur ou séreux ouvre constamment les développements , et on en voit sortir successivement la moelle épinière et l'encéphale d'abord , puis les vertèbres, puis le crâne , les organes des sens et leurs dépendances. Lorsque ce feuillet externe a esquissé les traits des organismes de la vie de relation , le feuillet moyen ou vasculaire se met en marche à son tour et esquisse de la même manière les vaisseaux périphériques, les veines caves, les aortes, le cœur. Jusqu'à ce moment le feuillet interne ou muqueux est resté en repos , mais alors son mouvement commence , et l'on voit se dérouler successivement le canal intestinal, les glandes , le poumon , le foie, le pancréas , etc. Cet ordre est invariable ; ce n'est pas une fois, c'est toujours que la nature procède ainsi.

Balancement des formations des feuillets germinateurs. — A ce point du développement se manifeste la loi d'*équilibration des organismes :* chaque organe en particulier débute par exagérer ses dimensions, il y est ramené ensuite par des excès de développement qui se manifestent ailleurs jusqu'à ce que l'action formatrice étant terminée, tout se constitue et se fixe dans les rapports qui nous sont connus chez l'adulte. Le développement du premier des feuillets a donc pour but de concentrer l'action plastique sur l'axe cérébro-spinal, le rachis et le crâne, et de les porter à des dimensions exagérées. Quand le second feuillet paraît, l'action plastique porte ses effets sur les organismes de la circulation qui à leur tour acquièrent des grandeurs démesurées; enfin, peu de temps après l'évolution du feuillet muqueux, le volume des organismes de nutrition dépasse toute proportion. Mais, chose remarquable, l'excès normal de développement des organismes d'un plan inférieur a pour but de réduire les dimensions de ceux du supérieur et de les ramener à leurs proportions connues. Suivons donc un instant cet admirable mécanisme sur les principaux organes de chacun des feuillets : l'axe cérébro-spinal pour le séreux ; le cœur pour le vasculaire ; l'intestin et le foie pour le muqueux.

1° L'ampliation de l'axe cérébro-spinal est si grande, que non seulement ses cordons sont contournés en spirale pour occuper le moins d'espace possible, mais encore que le canal vertébral et le crâne sont ouverts et écartés en avant et en arrière pour agrandir le champ qui doit le contenir. Dès que le cœur acquiert à son tour un développement exagéré, les cordons nerveux se déplissent, le champ qui les contient se rétrécit, le canal vertébral et le crâne peuvent se réunir en avant et former une large gouttière ; cependant le volume de l'axe nerveux est encore tellement anormal qu'il fait hernie en arrière du crâne et du rachis. Les dimensions exagérées du cœur augmentant toujours, l'axe cérébro-spinal subit une seconde réduction de volume ; le canal céphalo-rachidien se ferme en arrière comme il l'est déjà en avant, et constitue un étui qui loge définitivement la partie fondamentale du système nerveux,

Il est donc juste de dire que l'exagération de formation des organes du feuillet vasculaire ou moyen, fait rentrer dans leurs limites les organismes du feuillet externe.

2° L'équilibre est rétabli pour le système nerveux, le cœur est alors si volumineux qu'il est situé hors de la poitrine ; mais dans ce moment apparaît le foie, organe principal du troisième feuillet qui bientôt se développe si prodigieusement qu'il remplit l'abdomen à lui seul, qu'il refoule les intestins dans le cordon ombilical, et qu'il éloigne les parois de l'abdomen.

Le cœur diminue de volume à mesure que le foie augmente, et l'action formatrice se déplaçant une seconde fois, il rentre dans ses limites par un mécanisme tout-à-fait semblable à celui par lequel il a fait lui-même rentrer l'axe cérébro-spinal dans les siennes.

3° Voici l'équilibration de la tête et de la poitrine établie, comment se fait celle de l'abdomen ? Ici, l'embryon étant plus âgé, la constatation devient plus facile : l'hypertrophie exagérée du foie cesse par suite de l'excès de développement que prennent l'estomac et le duodénum, excès qui se porte ensuite sur l'intestin grêle, puis sur le gros intestin. Il en résulte un vide dans l'abdomen, l'intestin hernié se précipite aussitôt pour le remplir. Les parois abdominales, que le foie n'écarte plus, suivent le mouvement de retrait ; elles arrivent bientôt en contact, et se réunissent comme l'ont fait les deux sternum. L'abdomen se trouve fermé à son tour.

Formation des organismes. — Leur dualité. — Maintenant examinons comment se forment les organismes. Or, nous avons dit que le fait primitif des organismes est la dualité : tous sont doubles à leur apparition, tous sont pairs. Voyons d'abord l'origine des organes de relation qui proviennent du feuillet externe. Tous les nerfs périphériques sont doubles, il en est de même pour l'axe cérébro-spinal lui-même. Depuis les travaux de Serres

il est prouvé que la moelle allongée est primitivement
double, que le cerveau débute par des lames nerveuses,
que le cervelet se développe aussi par deux feuillets primitifs, que de doubles faisceaux constituent le corps calleux,
enfin que la voûte et la cloison transparente sont formées
de deux lames primitives.

Nulle part le développement excentrique n'est plus marqué que dans l'apparition des os. Ainsi, au tronc c'est la
clavicule qui paraît d'abord, puis les masses latérales des
vertèbres, puis les côtes, puis le sternum ; au bassin c'est
l'iléum et l'ischium, puis le pubis. Quoique compliquée,
l'ossification du crâne procède constamment d'après les
mêmes règles, les noyaux osseux se montrant en premier
lieu à la périphérie, puis gagnant de proche en proche le
centre des os. La dualité primitive des os qui occupent les
axes du squelette et qui tous sont uniques chez l'animal parfait est une conséquence nécessaire de cet ordre ostéogéni-
que. Ainsi le corps des vertèbres est double primitivement,
il y a un demi-rachis à droite et un second à gauche, le
corps du sphénoïde est double ou plutôt quadruple ; la
lame ethmoïdale, le vomer, se développent également par
deux lames osseuses ; d'après la même loi, il y a deux hyoï-
des, deux maxillaires inférieurs, deux sternum. La dualité
musculaire est tout aussi incontestable pour les muscles du
mouvement volontaire. On l'a cependant niée pour les muscles
destinés à former certains organismes de la vie végétative
et pour quelques autres muscles du corps, mais elle n'en
existe pas moins : la luette a deux muscles, il y a d'abord
un demi-diaphragme à gauche et un demi-diaphragme à
droite ; le pharynx est composé de trois paires de muscles ;
l'œsophage, l'intestin, l'utérus, la vessie, ont deux faisceaux longitudinaux ; les muscles orbiculaires eux-mêmes
résultent de l'assemblage de muscles pairs et égaux.

Il en est de même des organismes provenant du feuillet
vasculaire. La circulation débute par la membrane ompha-

lo-mésentérique dans les points les plus éloignés du centre; là, on voit apparaître de chaque côté un trait jaunâtre, ce sont les indices de la grande veine circulaire que l'on nomme anté-géniale parce qu'elle précède tous les systèmes sanguins; à ces traits se joignent peu à peu des traits semblables qui, longeant toujours la périphérie de la membrane, constituent de chaque côté un axe vasculaire. Alors on voit se produire par centaines et par pelotons isolés les capillaires artériels et veineux qui forment le corps de chaque moitié du feuillet vasculaire, et qui le constituent en se joignant pièce à pièce d'abord avec les vaisseaux de la veine circulaire, puis entre eux pour déterminer les troncs qui doivent se porter dans le corps même de l'embryon. Alors on voit, en premier lieu, les deux arcs supérieurs de chaque demi-veine protogéniale se continuer sur la face antérieure de l'embryon et donner naissance à deux grandes veines nommées descendantes parce qu'elles descendent sur l'embryon. En second lieu les arcs inférieurs des demi-veines protogéniales se prolongent comme les supérieurs, et produisent à leur tour deux grandes veines dites ascendantes parce qu'elles marchent en sens inverse des précédentes. On voit enfin les veines et les artères du milieu de chaque demi-feuillet vasculaire produire de chaque côté une grosse veine et un gros tronc artériel, qui pénètrent dans le milieu du champ embryonnaire de la même manière que les veines descendantes ont pénétré par le haut et par le bas. Chaque demi-veine circulaire a donc formé de cette manière un cercle entier, et ces deux cercles semblent avoir pour but et pour résultat la formation du cœur, organe principal des développements du feuillet vasculaire. Le cœur débute alors par deux vaisseaux cardiaques placés obliquement sur le devant de l'embryon et isolés l'un de l'autre. L'un d'eux se met en relation avec l'un des cercles vasculaires, l'autre avec le cercle opposé, mais seulement avec les vaisseaux répon-

dant au système veineux ; les deux artères, dites ombilicales parce qu'elles rejoignent l'embryon vers le point que
l'ombilic devra occuper, paraissent étrangères à sa formation. Ce sont elles qui vont constituer l'aorte. Il y a donc
dualité de l'aorte primitive comme il y a eu dualité des
artères ombilicales, du cœur, des veines ascendantes, des
veines protogéniales, du feuillet germinateur ; car toutes
ces dispositions s'enchaînent et se commandent. Enfin,
pour achever ce qui concerne le système vasculaire, toutes
les artères et les veines, qui sont uniques chez l'adulte,
sont doubles primitivement. Ainsi que pour l'aorte, il y
a deux veines caves supérieures et inférieures, deux veines
azygos, deux artères sacrées moyennes, deux artères spinales, antérieures et supérieures, deux artères calleu-
ses, etc.

Nous arrivons au feuillet muqueux. Ici, la dualité devient
plus difficile à constater ; cependant, il est certain qu'il
existe deux intestins primitifs, fractionnés en trois zones
distinctes. De chacun d'eux naissent de chaque côté, en
premier lieu, les glandes salivaires ; en second lieu, les
poumons ; en troisième lieu, le pancréas et le foie, tous les
deux doubles. Pour ce qui est des organes génitaux-uri-
naires, qu'ils proviennent du feuillet muqueux seul, ou des
feuillets muqueux et vasculaire réunis, leur dualité est des
plus faciles à constater pour les reins, les testicules, les
ovaires, les bourses, les grandes et les petites lèvres, le vagin
et le clitoris. Reste à démontrer la dualité de l'utérus, de
la vessie et de l'urètre. Pour la vessie, elle a sa source
dans l'origine de l'allantoïde, qui forme alors une double
vésicule. Quant au canal de l'urètre, sa dygénie a été
prouvée d'une manière irréfragable ; il en est de même de
la dualité utérine. Ce n'est pas le moment de fournir les
preuves de ces états transitoires.

Si nous avions à tracer ici l'histoire complète de l'organogénie, nous pourrions citer une foule de faits pris dans

le développement de l'homme et des animaux, pour mieux faire ressortir les manifestations infinies de la loi du développement centripète ; mais nous devons nous borner à l'étude de l'homme et à l'exposé des lois générales qui régissent l'évolution de son organisme.

Conjugaison des organismes. — Formation des organes impairs, des cavités, des canaux, etc. — Passons donc à l'examen de la loi de *conjugaison des organismes.* C'est elle qui nous fait connaître par quel mécanisme les organismes, ou même leurs éléments, sont rapprochés les uns des autres. Appliquée à la dualité des organismes, elle a pour effet de la faire cesser pour ceux qui doivent occuper la ligne médiane, et de fondre ainsi les deux moitiés de l'embryon pour en constituer un système simple. Appliquée aux organes, elle développe leur structure propre, et nous guide dans l'étude de la formation des cavités qu'ils présentent, des trous, des canaux qui les parcourent, des éminences dont elles sont hérissées, etc.

En premier, nous saisissons la *formation des organes impairs ;* nous voyons leurs deux moitiés primitives, marcher de dehors en dedans, se rapprocher, arriver au point de contact, puis s'associer, s'engrener réciproquement, et bientôt ces deux moitiés constitueront un organe impair. Cette loi d'unité qui produit les organes impairs est générale ; nous pourrons la suivre dans tous les systèmes, voir les deux lames intestinales produire un seul intestin, les deux diaphragmes, les deux foies, les deux vaisseaux cardiaques, les deux pancréas, les deux allantoïdes, les deux lames urétrales, les deux prostates, les deux utérus, les artères et les veines doubles, les os, en un mot tous les organes formés primitivement de deux moitiés, se souder et se convertir en un seul, dont chaque moitié répétera l'autre de chaque côté de la ligne médiane.

Vient ensuite la formation des *ouvertures des organismes,* que le système des préexistences supposait toutes préformées ; nous saisissons alors un mécanisme aussi simple que général, dont l'effet est le même pour tous les systèmes du corps de l'homme et des animaux. Partout où il existe une ouverture, qu'elle soit pratiquée dans le système musculaire, dans le système nerveux, fibreux ou osseux, on la voit toujours produite par la conjugaison de deux ou de plusieurs parties de ces divers systèmes organiques. Nous reviendrons sur ces détails en étudiant chaque système organique en particulier. Les *scissures*, les *rainures* et les *fentes* n'étant que des ouvertures plus ou moins prolongées, le mécanisme de leur formation conjuguée est tout-à-fait semblable à celui des *ouvertures*. Passons-nous à la *formation des cavités des organismes*, elles sont encore toutes formées par l'adjonction et l'engrenure des parties multiples qui, par leur réunion, constituent leurs parois. Cette marche est facile à saisir pour certaines cavités, parmi lesquelles nous citerons les cavités du crâne, de l'orbite, des fosses nasales, la cavité cotyloïde ; chacun connaît leur mode de formation par l'adjonction de plusieurs pièces osseuses. Mais si de là nous passons au mode de formation des cavités articulaires des os, l'observation est plus difficile ; elle se complique encore pour les viscères principaux de l'économie, pour les cavités de l'encéphale et du cœur. Cependant nous arrivons à saisir la division des cavités générales des os dans la conjugaison interne de leurs parois ; de là, nous voyons que la même règle préside à la division des cavités viscérales, nous voyons les cloisons, les demi-cloisons se développer, s'élever, fractionner les cavités organiques, et finir par former les organes complets, tels que nous les trouvons chez l'homme arrivé à sa période de développement normal. Enfin, les *canaux des organismes* se développent de la même manière, comme on en acquiert la preuve en étudiant en particulier l'évolution des divers appareils.

§ III. DU CORPS HUMAIN. — RÈGLES GÉNÉRALES DE LA FORME ORGANIQUE.

Nous venons d'étudier les lois qui président à l'apparition des organes et à leur évolution ; il nous reste à jeter un coup d'œil sur leur ensemble et à faire connaître les principales particularités qui régissent leur arrangement. J.-F. Meckel nous les a exposées sous le nom de *lois de la forme organique*. Sans contredit cette étude offre un intérêt moins grand que l'exposition des lois dites du développement ; je me crois cependant autorisé à lui consacrer quelques lignes, à cause de l'importance que lui ont attribuée plusieurs anatomistes, surtout à l'étranger ; de plus, elle me fournira l'occasion de développer certains points importants qui ont seulement été indiqués lorsque j'ai résumé la théorie de l'épigénèse.

Les contours des organes sont arrondis et jamais anguleux. L'expression de cette règle est facile à saisir dans la forme extérieure des diverses parties du corps, dans celle des organes et de leurs éléments.

La dimension en longueur l'emporte sur les deux autres. — Le corps entier, ses différentes régions, surtout les membres, un grand nombre d'organes internes confirment ce principe. Le nombre des os, des muscles et des petits organes présentant la forme longue, est beaucoup plus considérable que celui des parties qui présentent une disposition inverse. Enfin la texture elle-même des parties élémentaires de nos organes qui presque toujours revêt la forme fibreuse, ne laisse aucun doute sur l'exactitude de cette loi de l'organisme.

L'organisme revêt une structure rayonnée. — On voit partout des parties centrales, partir des divisions moins volumineuses qui rayonnent dans tous les sens, en se subordonnant de plus à la loi d'élongation. Ainsi, les membres partent du tronc, les côtes de la colonne vertébrale, les nerfs des masses nerveuses, les vaisseaux du cœur. Enfin, là où il n'y a pas d'irradiation manifeste, les parties offrent alternativement des points dilatés, et d'autres qui sont resserrés.

Les rayons se ramifient. — Ils augmentent de nombre à mesure qu'ils s'éloignent du centre d'irradiation. De la sorte, il y a, pour ainsi dire, superposition des rayonnements secondaires, chaque rayon primitif se partageant en plusieurs ; témoin les membres, les nerfs, les vaisseaux qui offrent cette disposition toujours croissante jusqu'à leur terminaison. On retrouve cet état dans la trame même des organes qui présentent souvent la disposition en cordons, en fascicules, qui se subdivisent en fibres et filaments à l'infini.

Les rayons s'anastomosent. — En même temps que les rayons se subdivisent, ils se réunissent de différentes manières, soit entre eux, soit avec le rayon principal. Les os, les ligaments, les muscles et leurs tendons, les nerfs et les vaisseaux, les fibres élémentaires même, présentent tous plus ou moins des applications de cette loi.

Disposition à affecter la ligne spirale. — Les organes offrent la propriété de ne pas former des rayons droits, mais bien de se courber plus ou moins ; nous citerons comme types, les courbures de la colonne vertébrale, celles de la plupart des os longs, celles du limaçon et des conduits demi-circulaires, enfin la disposition en spirale de quelques vaisseaux et de plusieurs conduits excréteurs et nerfs.

Analogie de forme des organes. — Du moment que nous avons indiqué les lois d'irradiation, de ramification, d'anastomose, etc., nous avons démontré l'existence de la loi d'analogie de forme intérieure entre les divers organes. De plus, nous retrouvons sans cesse des exemples d'analogie entre des organes très éloignés : ainsi les os, les muscles, les tendons, les nerfs et les artères des différentes parties des membres supérieurs et inférieurs, reproduisent à nos yeux des dispositions de forme, de structure, d'arrangement, presque absolument semblables ; les organes génitaux et le canal intestinal présentent aussi de grandes ressemblances entre eux. Il n'y a pas jusqu'à la manière dont sont incisés les organes de sécrétion dans le point où les vaisseaux sanguins les pénètrent et dans le mode de distribution de ceux-ci, qui nous démontre cette disposition à l'unité organique. Si de là nous passons à l'identité de structure finale, nous la retrouvons dans les organes les plus dissemblables.

Symétrie des parties du corps.— (Régions analogues.) — On peut démontrer la similitude qui existe entre les diverses régions et les organes du corps dans les trois directions géométriques, c'est-à-dire entre le côté droit et le gauche, entre la moitié supérieure et l'inférieure, entre la face antérieure et la postérieure. Notons cependant, avant d'aller plus loin, que la similitude n'est pas absolue, qu'elle est plus parfaite dans le sens latéral que dans les autres, que les systèmes osseux, ligamenteux, musculaire et nerveux, la présentent à un plus haut degré que le système vasculaire et les nombreux viscères intérieurs. Rendons sensibles ces différentes propositions par des exemples.

a. Symétrie des parties latérales. — La symétrie qui existe entre les deux moitiés du corps humain est on ne peut plus parfaite si l'on ne s'attache qu'à la forme extérieure. En effet, la plupart des organes extérieurs sont doubles, et ceux qui sont simples paraissent formés de deux moitiés parfaitement symétriques, lesquelles viennent se confondre sur la ligne médiane, qui est très facile à suivre dans toute l'étendue du tronc. Etudie-t-on les organes profonds, on y trouve des dispositions semblables. Ainsi le plus grand nombre des viscères ou des organes est pair ; ceux qui ne le sont pas, comme le cerveau, la moelle épinière, le cœur, le foie, le canal intestinal, la trachée, la thyroïde, le larynx, la matrice, le vagin, la vessie, sont au moins formés de deux moitiés parfaitement symétriques qui viennent s'affronter. Un grand nombre d'os sont pairs, et les traces de leur articulation sur la ligne médiane ne disparaissent à aucune époque de la vie ; ceux qui sont impairs sont formés de deux moitiés identiques, et de plus leur formation parfaite ne résulte que de la fusion de portions paires et symétriques réunies et confondues sur la ligne médiane, à telle ou telle époque de la vie. Les nerfs, les artères, les veines, présentent sur les deux moitiés du corps des dispositions entièrement semblables ; de plus les cordons qui correspondent entre eux s'anastomosent presque toujours sur la ligne médiane ; plusieurs artères, telles que la basilaire, la communicante de Willis, les spinales, se réunissent sur la ligne médiane pour ne plus former qu'un tronc commun. Enfin cette disposition ne s'arrête pas aux organes seuls, le plus souvent on peut suivre sur eux les rudiments d'une cloison complète et verticale, qui les séparerait entre eux, et continuerait pour ainsi dire profondément la ligne médiane extérieure. Ainsi, dans le crâne, on rencontre la faux du cerveau continuant les saillies internes des os ; le corps calleux, la cloison transparente réunissant les deux moitiés latérales du cerveau ; à la face, la cloison des fosses nasales ; dans la bouche, la luette, les freins des lèvres et de la langue ; dans la poitrine, la cloison des médiastins, la cloison interventriculaire ; dans l'abdomen, le ligament suspenseur du foie, le repli péritonéal vésico-ombilical, le repli mésentérique ; puis aux organes génitaux, les cloisons des corps caverneux de la verge et du clitoris, le corps spongieux de l'urètre, le raphé des bourses, etc.

b. Symétrie des parties supérieures et inférieures. — Quoique moins saisissante que la symétrie des parties latérales, on ne peut cependant méconnaître les nombreux points de ressemblance que présentent ces deux parties de l'organisme. Extérieurement le bassin répond à la tête, la poitrine à l'abdomen. Intérieurement nous retrouvons des

cavités répondant à ces divisions et séparées par le diaphragme qui représente, pour ainsi dire, le point de jonction
des deux êtres, le supérieur et l'inférieur. La colonne vertébrale, qui fournit les côtes vers la partie moyenne, se
continue en haut et en bas par deux portions libres, les régions cervicales et lombaires, puis elle se termine par
deux masses que l'on peut considérer comme étant formées
par la réunion de vertèbres modifiées (voyez *Ostéogénie*) ;
ces masses sont le crâne et le bassin qui présentent encore, dans leur structure, leur développement et leurs
usages, de nombreux points de ressemblance.

Par exemple, à chacune de ces extrémités l'on rencontre
les orifices du tube digestif, pourvus de muscles nombreux
et puissants. Chacune de ces ouvertures est remarquable
par l'énergie qu'acquiert autour d'elle la production des
poils, et par les sympathies qui lient l'apparition et le développement du système pileux dans ces deux points éloignés de l'économie. Poursuivant cet examen pour le trajet
du tube digestif, nous voyons à partir de l'orifice supérieur
une dilatation considérable, la cavité buccale et le pharynx ;
puis l'œsophage, canal musculeux et contractile, parties
dont nous retrouvons l'image dans le rectum et l'S iliaque
du colon, tous deux susceptibles d'une grande ampliation
et de mouvements contractiles très énergiques ; enfin dans
le colon lui-même. De plus, le bout supérieur se termine
par un nouveau renflement dont on retrouve l'analogue
dans le renflement du cœcum.

Ici les anatomistes poursuivent le parallèle, ils opposent
l'appareil respiratoire et l'appareil urinaire : selon eux, les
poumons et les reins, organes principaux de ces deux appareils, se ressemblent : 1° par leur nombre, ils sont doubles ; 2° par leur situation, ils sont sur les côtés de la colonne vertébrale et séparés par elle ; 3° par leur mode de
connexion, ils sont unis par de gros vaisseaux ; 4° par les
conduits qui en émanent et lesquels, doubles d'abord, se

confondent ensuite : ce sont les bronches et la trachée d'une part, les uretères et l'urètre de l'autre ; 5° par leur structure, laquelle est vasculaire de part et d'autre, et qui présente de plus des cellules destinées, les unes à la transformation du sang, les autres à la production de l'urine.

Ce n'est pas tout. Dans la doctrine des analogues, la thyroïde, le thymus, la langue et le nez répondent aux organes génitaux. Pour J.-F.-Meckel, le thymus, formé primitivement de deux lobes, représente par sa structure glanduleuse et par sa position profonde les testicules et les ovaires. La thyroïde impaire et extérieure imite la prostate avec les vésicules séminales ou la matrice. La langue, par sa forme, l'abondance et le développement de ses vaisseaux, la pluralité de ses nerfs et leur terminaison en papilles, la nature de son épiderme, la disposition de ses muscles, rappelle le gland et le clitoris. Enfin le nez, par sa structure et ses fonctions, est comparable à l'urètre ou au vagin. Le larynx même, dont l'évolution présente de si remarquables sympathies avec les fonctions génitales, doit jouer un certain rôle dans ces répétitions de l'organisme.

Si nous passons maintenant à l'examen comparatif des autres systèmes, nous voyons : 1° pour le système musculaire, plusieurs muscles antérieurs ou postérieurs se répéter dans les deux moitiés du corps ; 2° pour le système vasculaire artériel, l'aorte abdominale reproduire fidèlement l'aorte thoracique ; l'épigastrique, la mammaire interne ; les lombaires, les intercostales ; les iliaques, les carotides, et surtout l'hypogastrique la carotide interne ; 3° pour le système vasculaire veineux, nous retrouvons les mêmes dispositions ; 4° pour le système nerveux, un prolongement de la moelle épinière qui dépasse les derniers nerfs rachidiens, et qui est quelquefois renflé en manière de bouton, correspond au cerveau. On peut encore insister sur les ressemblances qui se retrouvent dans la distribution des plexus ; ainsi le plexus cervical et le plexus sacré envoient leurs branches antérieures au thorax et au bassin , et les postérieures aux régions postérieures des membres supérieurs ou inférieurs. Le plexus brachial se distribue aux parois thoraciques et au membre supérieur. Les nerfs encéphaliques et les premiers nerfs spinaux vont se rendre à la tête et aux organes qui la composent. Les nerfs du renflement rachidien analogue à celui de l'encéphale vont eux-mêmes se perdre dans les organes du bassin. Le plexus lombaire , à son tour, se jette dans les parois abdominales et dans le membre inférieur.

Pour ce qui est des appendices du tronc ou des membres supérieurs et inférieurs , il est impossible de ne pas apercevoir qu'ils ont été construits sur un même type ; et si l'on poursuivait les analogies dans leur structure , les os, les ligaments, les muscles, les artères, les veines, les nerfs, les fonctions de ces organes fourniraient à chaque pas des exemples saisissants. Il est vrai qu'un examen superficiel fait apercevoir quelques contrastes dans la situation des parties évidemment analogues des membres supérieurs et inférieurs (os , muscles , nerfs , vaisseaux) , mais l'observation du développement nous en donne la clef. Dans le principe, les quatre patelles qui les représentent chez l'embryon , ont une direction semblable ; leur face palmaire regarde le corps, le bord pollicien est tourné vers la tête , le digitalien vers la queue. En grandissant , les membres éprouvent un mouvement de rotation qui les amène à la position inverse que nous leur connaissons, position nécessitée par les fonctions qu'ils doivent accomplir.

c. Symétrie des parties antérieures et postérieures. — Cette symétrie est la moins remarquable de toutes : aussi beaucoup d'anatomistes n'y ont-ils pas fait attention ; nous croyons au contraire pouvoir nous autoriser de l'opinion de F. Meckel pour en faire ressortir les points les plus saillants. Hâtons-nous de dire toutefois que cette analogie est moins apparente pour la surface extérieure du corps que pour les parties profondes.

Le sternum et la ligne fibreuse blanche représentent manifestement la colonne vertébrale. La structure de quelques animaux, chez lesquels cette corde tendineuse devient solide, confirme cette analogie. Nous voyons là une première portion sternale qui ne supporte pas de côtes et qui répond à la région cervicale de la colonne; plus bas les fibro-cartilages des côtes correspondent exactement à ces derniers os, et font de cette partie qui leur sert d'attache la portion correspondante à la colonne dorsale; plus bas enfin l'appendice xyphoïde et la ligne blanche abdominale reproduisent la portion lombaire du rachis.

On retrouve encore quelques traces de cette symétrie dans l'occipital qui reproduit le coronal, dans la projection des arcs vertébraux en arrière qui rappelle la direction des côtes en avant, dans quelques troncs vasculaires qui représentent à la face interne du thorax les vaisseaux aortiques de la face postérieure de cette cavité, — dans la présence du cordon du nerf grand sympathique qui figure au-devant du corps des vertèbres le cordon de la moelle épinière qui en longe la face postérieure, — dans la disposition de la moelle dont chaque moitié latérale se trouve être composée de deux cordons, l'un antérieur, l'autre postérieur, — dans la présence de racines et de branches antérieures et postérieures de nerfs, — dans la division de l'encéphale en cerveau et cervelet, en pédoncules antérieurs et postérieurs, — enfin, dans la structure des muscles, soit du tronc, soit des membres, dont le nombre, l'insertion, la situation, l'antagonisme même, fournissent tant d'analogies.

Les applications de la loi d'analogie sont d'autant plus sensibles entre les divers organes et les diverses régions du corps, que chaque organe respectif et l'organisme entier sont plus rapprochés du moment de leur origine; l'organisme, en un mot, est d'autant plus symétrique qu'il est plus jeune. Nous ne répéterons pas ici des détails que nous avons déjà donnés et qui fournissent la preuve de cette dernière proposition.

Analogie des formations organiques transitoires avec les formations permanentes dans la série animale. — Il nous resterait à démontrer que l'organisme humain parcourt, dans son évolution, des degrés de développement qui correspondent à des formations constantes de la série animale ; ce qui a fait dire à Serres que si l'anatomie comparée est une embryogénie permanente, l'organogénie à son tour est une anatomie comparée transitoire. Il suffira que nous indiquions ici ce point curieux de l'organogénie, nous en développerons les preuves en décrivant l'évolution de chaque système en particulier.

ÉLÉMENTS ET TISSUS DE L'ORGANISME.

Les éléments du corps de l'homme sont nombreux, longtemps ils ont été distingués en éléments gazeux, liquides et solides ; cette distinction n'est plus soutenable dans l'état actuel de la science. Ducrotay de Blainville, le premier, a bien fait sentir la nécessité de distinguer les éléments constituants et les produits parmi les substances que l'on rencontre dans les corps des animaux. Les *éléments constituants* sont ceux qui font partie de l'animal lui-même, qui composent sa trame, qui sont répandus dans l'intérieur de celle-ci, tels que le sang, la lymphe, la sérosité, etc. Les *produits*, au contraire, sont les nombreuses productions qui émanent de la membrane tégumentaire, tant interne qu'externe, et que l'on doit considérer comme des corps étrangers doués de propriétés particulières pour l'accomplissement des diverses fonctions. Les premiers seuls appartiennent au domaine de l'histologie.

On a désigné les éléments du corps de l'homme et les parties qu'ils composent sous les noms de fibre, de tissu, d'organe, de système, etc. Il est nécessaire de préciser un peu le sens de ces mots, dont on a parfois abusé. — Un *tissu* est une partie animale qui se distingue par une structure particulière : tissu osseux, musculaire, etc. Il peut être constitué par des éléments tous semblables, ou bien il doit sa constitution à la réunion de deux, de trois, de plusieurs éléments souvent complexes eux-mêmes ; il y a donc des tissus binaires, ternaires, etc. — Certains tissus présentant la disposition fibreuse, les anatomistes qui aux époques passées se contentaient des apparences grossières, ont cru voir dans ces *fibres* les éléments primaires des tissus, et l'on a créé les fibres celluleuse, nerveuse, musculeuse, etc., que l'on considérait comme les éléments simples des tissus dits générateurs des autres, et qui n'étaient en réalité que générateurs de parenchymes ou d'organes. Par extension on a dit depuis ce temps : la fibre nerveuse, la fibre osseuse, cellulaire, etc., au lieu de tissu nerveux, cellulaire ; et l'on a compté combien il y a de ces soi-disant tissus dans l'économie. — Bichat, dont l'histologie fut toute différentielle, et qui partant de cette idée que là où il y a analogie de structure, il y a aussi analogie de propriétés, de fonctions et de maladies, décrivit sous le nom de *système* la réunion des tissus identiques pris dans les divers organes de l'économie. Ces noms préjugeaient donc de telle ou de telle formation ; il n'en doit plus être ainsi. Dans l'état actuel de la science, le mot système doit répondre à celui d'*administration* proposé par Gerdy, lequel nous sert à désigner un ensemble d'appareils fonctionnant pour un même but ; — administration des appareils circulatoires ou système circulatoire, etc. — Les parties qui entrent dans la composition de ces appareils sont les *organes* ; ceux-ci sont parenchymateux (viscères), ou membraneux (membranes), ou composés de diverses parties à la fois. — La trame de ces parties forme les *tissus*, lesquels, si on les envisage sous le point de vue des éléments primaires ou constituants, sont unaires, binaires, ternaires, etc. J'arrive à leur classification.

Classification des tissus. — Nous pourrions nous borner à choisir une classification des tissus, laquelle servirait à l'avenir de base à nos descriptions, mais je pense qu'il importe de faire connaître la plupart de celles qui ont été proposées par les auteurs qui ont traité de l'anatomie générale; une semblable exposition fera mieux voir qu'une longue appréciation, quelle a été jusqu'ici la matière de notre science, et par quelles phases diverses elle est arrivée à notre époque. Plusieurs anatomistes célèbres de nos jours partagent cette manière de voir.

Fallope (1675) écrivit le premier sur l'anatomie des tissus, et sa classification témoigne de l'imperfection dans laquelle elle était alors. Il distingua les parties qui procèdent du sang et celles qui procèdent de la semence; ou bien encore il reconnut des tissus froids et chauds, humides et secs. Les apparences les plus grossières servirent seules pour fournir des caractères à ses descriptions.

Haller (1757-66) et plusieurs physiologistes de son époque ne décrivirent que trois tissus principaux, auxquels ils rapportaient tous les autres. Ce sont : la *fibre nerveuse*, la *fibre musculaire*, la *fibre celluleuse*; pour eux, tous les organes sont formés par l'association des deux premiers tissus, ou par le dernier seulement.

Dumas n'admit à son tour que quatre tissus : le *celluleux* ou *spongieux*, le *musculeux* ou *fibreux*, le *mixte* ou *parenchymateux*, le *lamineux* ou *osseux*.

Bichat, que l'on doit à juste titre considérer comme le fondateur de l'anatomie générale, jugeant de l'insuffisance des classifications qui l'avaient précédé, distingua des systèmes *généraux* et des systèmes *particuliers*. Les premiers, qu'il appelle encore générateurs parce qu'ils concourent, suivant lui, à la formation de tous les autres, sont au nombre de six : 1° Le *cellulaire*, 2° l'*artériel*, 3° le *veineux*, 4° l'*exhalant*, 5° l'*absorbant*, 6° le *nerveux*. Ce dernier se subdivise en système *nerveux de la vie animale*, et en système *nerveux de la vie organique*. En réalité, ces systèmes se réduisent à trois : le *cellulaire*, le *vasculaire*, le *nerveux*. Quant aux systèmes secondaires, Bichat les décrit dans l'ordre suivant : 1° le système *osseux*, 2° le *médullaire*, 3° le *cartilagineux*, 4° le *fibreux*, 5° le *fibro-cartilagineux*, 6° le *musculaire de la vie animale*, 7° le *musculaire de la vie organique*, 8° le *muqueux*, 9° le *séreux*, 10° le *synovial*, 11° le *glanduleux*, 12° le *dermoïde*, 13° l'*épidermoïde*, 14° le *pileux* ; en tout vingt et un tissus.

Cette classification pèche par un grand nombre de points. Ainsi, des tissus d'une même nature sont dispersés dans plusieurs classes ; la plupart sont des organes composés — les uns, comme les artères, les veines, les lymphatiques, les séreuses, les muqueuses, de plusieurs tuniques pourvues d'une structure et de propriétés vitales diverses ; — les autres résultent d'éléments particuliers mêlés au tissu cellulaire et aux vaisseaux. Des organes d'une formation spécifique sont omis, ligaments jaunes, cristallin, cornée oculaire, etc. Aussi, les anatomistes qui suivirent Bichat s'efforcèrent-ils d'obvier à ces inconvénients.

Walter (1804), qui contribua à répandre en Allemagne la connaissance de ses travaux, voulut rapporter la trame de tous les organes aux trois formes primitives qui suivent : 1° la *celluleuse* ou *membraneuse* ; 2° la *vasculeuse* ou *fibreuse* ; 3° la *nerveuse*. Puis, du tissu cellulaire procèdent en deux séries tous les autres tissus. La première série comprend les membranes *séreuses* et *synoviales*, — les membranes *muqueuses* et le tissu *glandulaire*, — le *derme*, — l'*épiderme*, — le tissu *corné* — et le tissu *pileux* ; la seconde renferme le tissu *musculaire*, — les membranes *fibreuses*, — les *fibro-cartilages*, — le tissu *cartilagineux*, — et le tissu *osseux*.

Dupuytren diminua le nombre de ces tissus établis par Bichat, et reconnut : 1° le système *cellulaire ;* 2° le *vasculaire, artériel, veineux* et *lymphatique ;* 3° le *nerveux cérébral* et *ganglionnaire ;* 4° l'*osseux ;* 5° le *fibreux* proprement dit, *fibro-cartilagineux* et *dermoïde ;* 6° le *musculaire volontaire* et *involontaire ;* 7° le *muqueux ;* 8° le *séreux ;* 9° le *corné, pileux* et *épidermique ;* 10° le *parenchymateux* proprement dit et *glanduleux.* A ces dix tissus il en ajouta un autre que Bichat n'avait pas établi; il le nomma *système érectile.*

Chaussier n'adopta pas non plus la classification de Bichat, il rangea les diverses parties du corps sous les chefs suivants : 1° *os;* 2° cartilages *articulaires,* de *prolongement, d'ossification ;* 3° *muscles ;* 4° *ligaments ;* 5° *vaisseaux ;* 6° *nerfs ;* 7° *ganglions vasculaires, glandiformes ;* 8° *follicules* ou *cryptes simples, rapprochés, composés ;* 9° *glandes lacrymales, salivaires, pancréas, foie, reins, testicules, glandes mammaires ;* 10° *membranes lamineuses, musculeuses, albuginées, villeuses simples* ou *séreuses, villeuses composées* ou *folliculeuses, communes* (épiderme); 11° tissu *lamineux* ou *cellulaire ;* 12° *viscères;* organes *sensoriaux,* organes *digestifs,* organes *respiratoires,* organes *circulatoires,* organes *urinaires,* organes *génitaux.*

H. Cloquet (1815) admit quinze tissus : tissu *cellulaire, membranes, vaisseaux, os, cartilages, fibro-cartilages, ligaments, muscles, tendons, aponévroses, nerfs, glandes, follicules, ganglions lymphatiques, viscères.*

Lenhossek (1816) les réduisit à huit : 1° tissu *cellulaire ;* 2° membranes *muqueuses, séreuses, fibreuses, mixtes ;* 3° système *cutané, épiderme, ongles, poils ;* 4° système *vasculaire, artériel, veineux, capillaire, lymphatique ;* 5° système *nerveux ;* 6° système *musculaire ;* 7° système *glanduleux ;* 8° système *osseux, cartilages* et *moelle.*

Meyer (1819) resta dans les mêmes limites : 1° tissu *la-*

melleux ou *albugineux*, tissu du *cristallin*, de la *cornée*, *épiderme*, *poils*, *ongles* ; 2° tissu *cellulo-fibreux*, système *cellulaire*, système *adipeux*, système *medullaire*, système *séreux*, système *synovial*, système des membranes *vasculaires*, système *dermique*, système du *réseau muqueux*, tissu de l'*utérus* ; 3° tissu *fibreux*, *membranes propres des glandes*, de la *rate*, des *reins*, membrane *albuginée des testicules*, tissu des *corps caverneux*, tissu de la *sclérotique*, tissu de la *dure-mère*, tissu du *périoste*, *périchondre*, capsules *articulaires fibreuses*, *ligaments*, *aponévroses*, *tendons*, *névrilème* ; 4° tissu *cartilagineux de la vie organique* ou *fibro-cartilage*, *de la vie animale* ou *cartilage articulaire* ; 5° tissu *osseux* ; 6° tissu *glanduleux* ; 7° tissu *musculaire* ; 8° tissu *nerveux*.

Rudolphi (1821) divisa les parties solides en simples et composées. Les parties simples sont : 1° le tissu *cellulaire* ; 2° le tissu *corné*, qui comprend l'épiderme, l'épithélium, les ongles et les poils ; 3° le tissu *cartilagineux* ; 4° le tissu *osseux* ; 5° la fibre *tendineuse* ; 6° la fibre *vasculaire* ; 7° la fibre *musculaire* ; 8° la fibre *nerveuse*. Les parties composées sont : 1° les *vaisseaux*, distingués en *généraux*, artères, veines, absorbants ; et les *particuliers*, canaux propres aux organes sécréteurs, tels que les conduits biliaires, salivaires, urinaires, séminifères ; 2° les *membranes*, également divisées en *générales*, séreuses, muqueuses, fibreuses, derme, épiderme ; et en *particulières*, membranes de l'œuf, de l'œil, de l'encéphale ; 3° les *viscères* ; 4° les *glandes*.

A son tour, J. Cloquet proposa la classification suivante (1821) : 1° système *cellulaire* ; 2° système *adipeux* ; 3° système *vasculaire* ; 4° système *nerveux* ; 5° système *séreux* ; 6° système *muqueux* ; 7° système *ligamenteux* ; 8° système *élastique*, qu'il ajouta à ceux qui étaient déjà connus ; 9° système *cartilagineux* ; 10° système *fibro-cartilagineux* ; 11° système *osseux* ; 12° système *musculaire* ;

13° système *érectile* ou *caverneux* ; 14° système *glandu-leux* ; 15° système *corné*.

Heusinger (1822) rapporta tous les tissus organiques à onze : le *formateur* ou *cellulaire*, le *corné*, le *cartilagi-neux*, l'*osseux*, le *fibreux*, le *membraneux*, le *nerveux*, le *séreux*, le *vasculaire*, le *parenchymateux* et le *glan-duleux*.

Béclard (1823) déduisit de l'observation des caractères anatomiques, chimiques, physiologiques et pathologiques des tissus, le classement suivant, lequel, à tout prendre, n'est, en définitive, que l'application des doctrines déjà émises par Haller. Trois ordres d'organes sont d'abord constitués par les tissus suivants : 1° *cellulaire* ; 2° *muscu-laire* ; 3° *nerveux* ; le tissu cellulaire en se transformant donne naissance aux organes suivants : 4° système *séreux* ou *synovial* ; 5° système *tégumentaire* (peau, muqueuses et dépendances, poils, dents) ; 6° tissu *élastique* ou *vascu-laire* (artères, veines, lymphatiques) ; 7° système *glan-duleux* formé par la réunion du système vasculaire et té-gumentaire ; 8° système *ligamenteux* ou *dermeux* ; 9° sys-tème *cartilagineux* ; 10° système *osseux* ; enfin 11° produits accidentels.

J.-F. Meckel (1816- 6), tout en adoptant la marche suivie par Bichat, pense qu'il est convenable de faire subir quelques suppressions à la classification qu'il a proposée. Selon lui, il faut supprimer le système médullaire qui ne diffère en rien du celluleux, et le synovial qui n'est qu'une légère modification du séreux. Les deux systèmes musculaires doivent être réunis en un seul. On ne doit pas non plus sé-parer le système pileux de l'épidermoïde, qu'il faudrait peut-être ne pas distinguer lui-même du dermoïde ; enfin, toutes les probabilités se réunissent pour autoriser à penser que les systèmes dermoïdes muqueux et glanduleux n'en font réellement qu'un. De là le nombre des vingt et un systèmes admis par Bichat se trouverait réduit à douze, et même à dix, savoir : 1° le *muqueux*; 2° le *vasculaire*; 3° le *nerveux*; 4° l'*osseux*; 5° le *cartilagineux*; 6° le *fibreux*; 7° le *fibro-cartilagineux*; 8° le *musculaire*; 9° le *séreux*; et 10° le *dermoïde*.

Breschet et Jourdan (1825) vont plus loin, et avancent qu'il serait encore bon de supprimer non seulement le tissu fibro-cartilagineux, qui est un tissu mixte et composé, mais même le tissu séreux, dont les rapports avec le système muqueux ou cellulaire paraissent ne point différer de ceux qui existent entre les tissus dermoïde et épidermoïde que Meckel réunit. Resteraient donc huit tissus primitifs, et dans ce nombre ils ne rangent pas le tissu *érectile* de Dupuytren qui pour eux ne mérite pas de former un tissu particulier.

Ducrotay de Blainville (1822-1833), sentant l'insuffisance des classifications déjà connues, s'est efforcé d'en trouver une plus en harmonie avec les travaux de notre époque, et d'y faire entrer tous les éléments qui entrent dans la composition du corps des animaux. Pour lui, la substance doit être divisée en *éléments* et en *produits*. Les éléments sont : 1° *gazeux*; 2° *fluides*, les uns circulants, les autres non circulants; 3° *semi-fluides*; 4° *solides*. Ces derniers forment les tissus proprement dits. Sentant les difficultés du sujet, l'auteur balançait pour établir une nomenclature rationnelle, lorsqu'il y a été décidé par les travaux de Laurent. Il reconnaît un élément *générateur* ou système *celluleux*, qui est le premier dans l'ordre du développement et de l'étendue, et qui sert de base à toutes les autres parties de l'organisme, puis des *éléments secondaires* où le tissu générateur apparaît d'abord seul et s'accompagne plus tard de parties nouvelles. L'un d'eux est contractile, élément *séreux*; l'autre est incitateur, élément *nerveux*. Ces trois systèmes subissent des modifications diverses qui conduisent à établir des genres et des espèces.

Le tissu celluleux; il forme les tissus : 1° *dermeux* ou périérique, *ectérien* et *entérien* ; 2° *séléreux* ou hypothécien, subdivisé en *fibreux non élastique*, *fibreux élastique*, *fibro-cartilagineux*, *cartilagineux*, *osseux* ; 3° *kysteux* ou séreux, subdivisé en *séreux*, *synovial*, *angieux* ; ce dernier comprenant encore : les tissus angieux *centripète*, *veineux* ou *lymphatique*, l'angieux *centrifuge*, l'érectile ou *veineux ganglionnaire* ; 4° *kysto-dermeux* ou des conduits excréteurs.

Le tissu sarceux qui se divise en deux genres , d'après sa situation à l'égard du tégument : 1° tissu *sarceux périérique*, subdivisé, selon qu'il se rattache à la partie externe ou à la partie interne du périère, en système *sarceux hypodermien* et *hypentérien* ; et 2° le tissu *sarceux endérique*.

Le tissu nerveux divisé en : 1° tissu *nerveux ganglionnaire*, *pulpeux*, ou *non pulpeux* ; 2° *némertaire*, de la *vie animale* ou de la *vie organique*.

En tout, un élément générateur, deux éléments secondaires formant huit genres , qui comprennent vingt et une espèces ou variétés.

Jusqu'alors, les considérations d'anatomie ont seules fait les frais d'une classification histologique ; les progrès incessants de la chimie , la naissance et le développement de la chimie organique , jetèrent les savants dans un autre ordre d'idées , et l'on vit apparaître des projets de nomenclature , dans lesquels les caractères chimiques offerts par les tissus avaient seuls déterminé les divisions. Qu'il nous suffise d'indiquer ces tendances qui caractérisent une époque de la science, sans entrer dans des détails qui nous jetteraient en dehors de notre sujet. Je dirai seulement que cette manière de voir a été prise en considération par quelques physiologistes, et que Gerdy l'aîné (1832), à l'imitation de Béclard , a , pour la première fois , insisté sur la nécessité d'établir une classification fondée sur l'examen et l'appréciation des caractères chimiques et anatomiques des tissus.

Il distingue : les tissus *simples* qu'on ne peut anatomiquement décomposer en plusieurs éléments , indépendamment de leurs vaisseaux , nerfs et tissu cellulaire ; autrement il y aurait à peine un tissu simple , et les tissus *composés* de plusieurs tissus différents.

Les tissus simples sont répandus ou *généraux* , très circonscrits ou *spéciaux*. Gerdy en reconnaît sept dans la première catégorie.

L'*albugineux* ou gélatineux , auquel il rapporte , 1° le *tissu cellulaire* serré du cuir chevelu, — lâche, sous-jacent à l'aponévrose de l'occipito-frontal, — serré, sous-cutané et inter-musculaire ; 2° celui des membranes des vaisseaux, — des conduits excréteurs, — des muqueuses ; 3° l'adipeux ; 4° l'interstitiel ou muciforme des organes ; foie , rein , cœur, utérus , langue , etc. ; 5° les séreuses splanchniques ; 6° les synoviales articulaires ; 7° la membrane interne des artères ; 8° la membrane interne des veines et des lymphatiques ; 9° les ligaments , — aponévroses , — tendons , — gaînes ; 10° le tissu jaune des ligaments jaunes , — des artères ; 11° le derme.

Le *cartilagineux* , 1° épiphysaire ; 2° inter-osseux du crâne et de la face ; 3° chondral ; 4° des paupières , du nez , de l'oreille , du larynx , de la trachée , etc. ; 5° granulé ; 6° des articulations mobiles , — des coulisses tendineuses.

Le *ligamento-cartilagineux* , dont l'anatomiste ne peut séparer les éléments , 1° arthrodial ; 2° diarthrodial adhérent ; 3° diarthrodial mobile.

L'*osseux* : 1° compacte ; 2° spongieux ; 3° spécial des dents.

Le *nerveux* : 1° blanc ; 2° gris ; 3° jaunâtre des grands centres ; 4° des nerfs encéphalo-rachidiens ; 5° des nerfs ganglionnaires.

Le *musculeux* : 1° des muscles ; 2° des viscères ; 3° de l'utérus ou ligamento-musculaire.

L'*épidermeux* : 1° épiderme ; 2° poils ; 3° ongles.

Restent maintenant les tissus simples particuliers, que Huguier (1834) a énumérés comme il suit. Ils sont fort nombreux, et n'ont été étudiés jusqu'à ce jour que dans les traités d'anatomie descriptive; ce sont : 1° le tissu du dartos qui forme l'une des enveloppes des testicules, celui des parois du vagin, qui jouissent de la contractilité organique, involontaire, sensible; on retrouve encore le tissu dartoïde dans la tunique externe des artères, et sous la peau de l'auréole du sein; il tient le milieu entre le tissu jaune élastique et le tissu musculaire; 2° le tissu de l'utérus et des ligaments ronds, qui, dans certaines circonstances, jouit de la propriété de se convertir en tissu qui offre presque toutes les propriétés du tissu musculaire de la vie organique, et que cet anatomiste place entre le dernier tissu et le dartoïde; 3° le tissu des ovaires; 4° des testicules; 5° de la prostate; 6° du thymus; 7° des capsules surrénales; 8° des reins; 9° du foie; 10° des glandes salivaires; 11° de la glande lacrymale; 12° de la rate; 13° du corps thyroïde; 14° de la corné transparente; 15° de l'iris; 16° de la choroïde; 17° l'hyaloïde et de la membrane de l'humeur aqueuse; 18° cristallin; 19° de l'émail des dents.

Notons, avant d'aller plus loin, que certains esprits pourraient s'effrayer, et mal augurer d'une science qui multiplie ainsi ses éléments. Mais il faut savoir que les anatomistes ne multiplient ainsi les variétés de tissus qu'à mesure qu'ils découvrent de nouveaux caractères, des différences jusque là inconnues; et d'ailleurs, comme le fait observer Gerdy, la multiplication et la diversification des faits dans les sciences ne sont-ils pas une preuve de leur mouvement progressif?

Nous devons maintenant retracer l'histoire d'une nouvelle période de l'histologie. Pressés de découvrir la texture intime des tissus, les anatomistes ajoutèrent à leurs moyens d'investigation l'usage des lentilles à grossissement médiocre; plus tard, ils eurent recours à des verres d'un grossissement beaucoup plus considérable pour examiner la disposition

moléculaire des tissus simples. On vit d'abord que cette
disposition pouvait se rapporter à certaines formes. Bichat,
par exemple, en admettait quatre : la *fibreuse*, la *laminée*,
la *granuleuse* et l'*aréolaire*. Meckel n'en reconnaissait que
deux, la *fibreuse* et la *laminée*. Plus tard on vit que ces
formes mêmes présentaient, en dernière analyse, l'apparence de *globules* et de *véhicule* coagulé ou coagulable. En
1816, Tréviranus voulut réduire tous les tissus en leurs
éléments simples, reconnaissables au microscope, c'est-à-
dire en parties dites *élémentaires*, de formes légitimes,
possédant chacune les propriétés du tout. Il en admit de
trois sortes : 1° matière homogène ou amorphe; 2° cylindres ou fibres ; 3° globules. En 1834, Krauss, Lauth,
Jordan, décrivirent avec soin le tissu cellulaire. Vers la
même époque, Raspail et Dutrochet firent connaître avec
détails l'évolution de la molécule organique. La découverte
des cellules, et bientôt celle de leur noyau, marquèrent un
nouveau progrès; on les trouva dans la lymphe, le mucus,
l'épiderme, le liquide de Morgagni, les cartilages, les productions pathologiques; la distinction des éléments du
corps en solides et en liquides fut alors abandonnée. Enfin
Schwann (1839) avança pour la première fois que les cellules à noyau sont la base de toute formation animale ou
végétale. Depuis lors, une immense quantité d'observations
de détail est venue compléter une partie des lacunes qui
existaient encore, et nous pouvons dire aujourd'hui que
nous assistons à l'organisation d'une science toute nouvelle.
Schwann, Valentin, Henle, Gerber, Mandl, viennent de
nous en transmettre les premiers essais que d'autres ne tar-
deront pas sans doute à compléter. Les classifications anciennes sont maintenant insuffisantes, et demandent à être
remplacées. Valentin en a proposé une ; Schwann a donné la
sienne, mais, quoique récente, cette nomenclature paraît
déjà inexacte et insuffisante ; aussi J. Henle (1841), tout en
admettant qu'un système rationnel d'histologie doit prendre

pour base de ses divisions les métamorphoses des cellules , pense-t-il que les faits ne sont encore ni assez nombreux ni assez concluants pour permettre de le tenter, et il passe en revue les tissus et les organes dans l'ordre anciennement adopté , en attendant que des découvertes nouvelles permettent d'établir une classification solide et définitive.

DE LA FORME ET DE L'ÉVOLUTION DES PARTIES QUI CONSTITUENT LES ÉLÉMENTS DES DIVERS TISSUS DE L'ORGANISME.

Les descriptions qui vont suivre ont pour but d'exposer les nouveaux éléments de tissus tels qu'ils doivent être envisagés dans l'état actuel de la science ; je les emprunte aux travaux des anatomistes micrographes, qui depuis quelques années travaillent avec tant de persévérance à accumuler des faits et à les organiser en corps de doctrine.

Cellules élémentaires microscopiques. — Dans la plupart des tissus animaux , à partir d'une certaine période du développement jusqu'à telle époque de la vie, et quelquefois pendant toute la durée de celle-ci , on trouve des vésicules à parois ténues, remplies par un fluide quelquefois un peu grenu : ce sont des cellules achevées. On les appelle : *cellules élémentaires* , — *primitives* , — *à noyau.* Lorsqu'elles sont encore jeunes, la plupart d'entre elles se dissolvent dans l'acide acétique et laissent pour résidu leurs noyaux. Ces *noyaux* sont de petits corps, un pour chaque cellule, de couleur foncée, compris dans les parois de la cellule; on les appelle encore *cytoblastes.* On trouve sur leurs parois une ou deux taches presque rondes, ce sont les *nucléoles* ou corpuscules du noyau. Les uns pensent qu'ils sont excentriques à la paroi du noyau dans les cellules rondes et à sa paroi interne dans les cellules creuses. En somme, on n'est pas encore bien sûr si ce sont des taches, des lacunes ou des globules du noyau ou de sa paroi. Le noyau de forme ovale ou ronde est incolore ou d'un jaune rougeâtre ; il peut être lisse, légèrement aplati, granulé ; il paraît parfois contenir un liquide ; son diamètre est de 0,005 à 0,010 de millimètre. Les cellules que nous venons de décrire sont plus ou moins nombreuses, elles sont placées dans une substance amorphe, *cytoblastème*, dans laquelle elles nagent lorsque cette substance est liquide, dans laquelle elles sont fixées si elle est molle ou solide.

Génération des cellules. — Nous passons à l'évolution des cellules élémentaires. Nos contemporains ont fait de nombreuses recherches pour arriver à la connaissance des phénomènes qui se rattachent à la formation des cellules, à leur accroissement et à leur multiplication ; nous n'exposerons pas le résultat de ces travaux, parce qu'ils se rattachent à la fois à l'histoire des tissus animaux et à celle des tissus végétaux ; d'ailleurs, quoique fort importantes, elles ne peuvent encore nous donner la solution de toutes les difficultés qui se présentent, et les auteurs les plus avancés sont encore réduits à des hypothèses plus ou moins ingénieuses.....

Métamorphoses des cellules. — Le développement de la cellule adulte, s'il est permis de m'exprimer ainsi, est mieux connu. Une fois la cellule élémentaire constituée, c'est-à-dire une fois la vésicule achevée autour du noyau, l'évolution continue, et son résultat final est la formation des tissus spécifiques.

a. — *Changements de forme, de contenu, de constitution.*—Dans beaucoup de tissus et dans les fluides nourriciers, les cellules ne disparaissent pas, et les changements qu'elles présentent ne portent que sur leur forme, leur contenu, leur constitution (graisse — épiderme — quelques pigments). Les cellules élémentaires s'étendent uniformément ou dans toutes leurs dimensions ou dans une seule à la fois ; lorsqu'elles sont serrées contre les autres, on les voit souvent s'aplatir, et devenir ainsi hexagonales, pentagonales, polyédriques. Dans ces cas le développement a porté sur tous les sens ; mais il donne lieu à des formes aussi diverses quand il ne s'opère que dans une seule direction. On distingue deux formes principales de cellules ainsi modifiées : les unes sont accrues en surface, elles sont aplaties (sang —pigment granuleux), les autres sont accrues en longueur (les divers épithélium) ; elles sont filiformes, coniques, cylindriques et, comme on le dit en général, prismatiques. Certaines cellules envoient ou d'un seul côté ou de plusieurs côtés à la fois des prolongements fort ténus en forme de poils, d'épines, ou de fibres qui représentent des espèces de franges (épithélium vibratile). — L'acide acétique dissout les jeunes cellules ; il n'a aucune action sur la plupart des cellules adultes. Leur contenu, d'abord grenu, devient peu à peu liquide et clair, et parfois il se trouble encore ou dépose des corpuscules particuliers (corpuscules pigmentaires, zoospermes). Les sécrétions les plus diverses se produisent dans leur intérieur, et surviennent par degrés ; ainsi les globules du sang se colorent peu à peu, la graisse se montre d'abord en gouttelettes qui se réunissent plus tard ; la membrane extérieure des cellules se transforme aussi, elle s'épaissit comme par un dépôt stratifié de substance (cartilages, épithélium intestinal). Si cet épaississement des parois arrive dans les cellules qui deviennent plates, la cavité finit même par disparaître (cellules supérieures de l'épiderme). Henle pense qu'il s'y forme quelquefois des canaux poreux comme on en observe dans quelques végétaux.

b. —*Déhiscence, disparition, fusion.* — Certaines cellules diminuent de volume en se développant (sang, mucus). Après la résorption du noyau, leur membrane peut s'amincir, et finir même par se dissoudre en totalité. Quand la destruction des parois des cellules est partielle, celles-ci crèvent, *déhiscence* de Carus, et alors elles entrent en communication soit avec la surface du corps, soit avec d'autres cellules ou avec les conduits intercellulaires. La fusion des cellules présente diverses particularités, et c'est leur considération qui avait conduit Schwann à baser sur ces différences sa classification des tissus animaux : 1° les *cellules indépendantes* restent *isolées* (lymphe, sang, mucus) ; 2° les *cellules indépendantes* se réunissent *en tissus cohérents* (épiderme, productions cornées, pigment noir, cristallin) ; 3° *cellules* dont les *parois seules sont confondues* (cartilage, os, dents) ; 4° *cellules fibreuses* (tissus cellulaire, tendineux, élastique) ; 5° *cellules* dont les *parois et les cavités* se sont *confondues* (muscles, nerfs, vaisseaux capillaires). Heule, comme je l'ai déjà dit, a fait voir que cette classification, bien que rationnelle, ne pouvait être entreprise dans l'état actuel de la science, parce que nous manquions des détails indispensables touchant certains tissus, et il a fait ressortir des erreurs de fait admises dans celle de Schwann ; il s'est donc attaché à décrire ces transformations sans vouloir en tirer d'autres conséquences. Cette seconde série de métamorphoses, dit-il, a cela de commun que les cellules perdent leur indépendance, attendu que les parois de celles qui sont adossées les unes contre les autres se confondent ; alors seulement s'opère la déhiscence quand elle a lieu. Les formes connues jusqu'à ce jour sont les suivantes :

I. *Les parties élémentaires qui doivent se confondre sont de véritables cellules, elles se composent d'une paroi plus ou moins épaissie et d'une cavité remplie de liquide.*

1° Dans les tissus parenchymateux, les parois épaissies des cellules se confondent avec toutes les cellules voisines et avec la substance intercellulaire plus ou moins abondante, les cavités demeurant séparées. A une époque ou dans une forme plus avancée, on trouve que :

2° Les cavités des cellules communiquent librement ensemble après que les points adossés de deux parois de cellules se sont confondus, et que la portion ainsi confondue a été résorbée ou s'est perforée. Cette communication s'établit de plusieurs manières, qui constituent des différences importantes à signaler.

Les cellules sont placées en long à la suite les unes des autres, et quand leurs parois disparaissent, elles se convertissent en un tube continu (glandes de l'estomac).

Les cellules sont disposées en groupes qui ressemblent à des grappes de raisin , et elles se soudent aussi de manière qu'il ne reste de chacune que la moitié, ou même moins encore. Les restes des cellules constituent alors des culs-de-sac autour d'une cavité commune.

Les cellules sortent en rayonnant des prolongements creux qui s'ouvrent les uns dans les autres (vaisseaux capillaires). Les corps des cellules diminuent peu à peu, tandis que les prolongements s'élargissent.

II. *Les parois élémentaires qui se confondent sont des plaques solides, sans distinction de paroi et de cavité.* — Mais on est souvent dans le doute de savoir si avant leur union ces plaques ont parcouru les phases du développement des cellules, si elles ont commencé par être des vésicules , ou si plutôt la perte de leur indépendance ne les a pas atteintes avant qu'elles eussent eu le temps de devenir cellules véritables. Faute de faits suffisants, on s'en tient à l'idée de cellules d'abord séparées et ensuite confondues.

1° Les plaques , étendues en manière de membranes et ne constituant qu'une seule couche, sont disposées à côté les unes des autres , de sorte qu'après la fusion elles forment une membrane continue ayant la limpidité de l'eau. Fréquemment les noyaux disparaissent (épithélium des vaisseaux , capsule cristalline , gaîne du nerf optique et de l'auditif , gaînes des fibres musculaires de la vie animale).

2° Les plaques se disposent en long à la suite les unes des autres, et forment des fibres plus ou moins plates (cornée , tissu cellulaire , tissu jaune des artères).

Métamorphoses du noyau. — Pendant que les cellules accomplissent l'évolution que nous venons de décrire d'après les travaux de Henle , leur noyau se développe de son côté ; ainsi dans les premiers temps il croît en même temps que la cellule et s'aplatit. Plus tard , la cellule marchant plus vite que lui , il persiste sans se modifier ; ou il continue à se développer comme la cellule , ou bien encore il disparaît (sang , épiderme , cartilages , glandes acineuses et tubuleuses).

Schleiden et Schwann admettent que le rôle du cyto-blaste est terminé lorsque la cellule est complète , et que sa disparition doit être la règle ; Henle ne pense pas ainsi. Pour lui, non seulement le noyau persiste dans toutes les fibres composées de cellules, à l'exception de celles qui ont été nommées tout-à-l'heure , mais encore il se transforme en une forme particulière de fibres.

Ces fibres ont été nommées par Henle *fibres de noyaux*, pour les distinguer de celles dont la formation est due à la fusion des cellules, et qu'il appelle *fibres de cellules*. Elles sont formées par les noyaux qui deviennent ovales, s'allongent en se rétrécissant, et se convertissent en stries qui reposent sur les cellules correspondantes. On les retrouve surtout dans les tissus fibreux , et l'on peut les rapporter à deux types différents. Cette différence dépend de la situation primitive des noyaux qui peuvent reposer sur la surface de la fibre de cellule plate ou sur son bord.

Lorsque les noyaux sont placés sur le bord de la fibre de cellule , ils sont rangés les uns derrière les autres , ou bien ils alternent sur l'un et l'autre côté. Les premiers se réunissent et forment des fibres de noyaux, qu'on retrouve toujours disposées de manière à alterner avec les fibres de cellules (os dentaire, tissu cellulaire). Au contraire, quand les noyaux alternent, leurs prolongements entourent la fibre de cellule et se rejoignent les uns les autres , de manière à constituer des espèces de spirales plus ou moins régulières. Dans quelques cas ces spires peuvent se joindre et former des anneaux complets.

Dans la seconde variété, c'est-à-dire lorsque les noyaux sont disposés sur la surface des fibres de cellules aplaties, elles se confondent par leurs extrémités, et elles envoient des ramifications latérales plus ou moins longues, souvent contournées, d'où il résulte une espèce de réseau (tuniques des vaisseaux, couche musculeuse de l'intestin).

Remarquons en terminant que les fibres de cellules étaient, comme leurs éléments, presque toujours solubles dans l'acide acétique, et que les fibres de noyaux sont, comme les noyaux eux-mêmes, complétement inattaquables par cet acide.

Substance intercellulaire. — La substance qui sépare les cellules est plus ou moins apparente. Ainsi il existe certains tissus dans lesquels les cellules et les fibres sont si étroitement rapprochées qu'au premier abord on peut supposer qu'il n'existe aucune substance entre elles ; cependant l'examen attentif et l'action des dissolvants finissent par la faire reconnaître. Au contraire, quand les cellules sont largement écartées, son étude est beaucoup plus facile. On la rencontre alors présentant divers degrés de consistance que les micrographes ont rapportés aux formes suivantes : 1° limpide comme l'eau, hyaline ; 2° grenue, les grains en sont fins ; 3° fibreuse, les fibres sont raboteuses, grainelées, quelquefois ramifiées. Cette substance intercellulaire est-elle formée par l'adhésion des parois épaissies des cellules, ou bien doit-on la considérer comme un tissu indépendant, particulier ? Telle est la question qui divise aujourd'hui les savants.

Enfin nous devons encore mentionner les *conduits intercellulaires* : on désigne sous ce nom les vides qui sont circonscrits entre les parois des cellules adossées : ils renferment de l'air ou un liquide. Ces espèces forment même quelquefois chez les animaux supérieurs des canaux et des cavités, dont les parois sont formées par des couches de cellules épaissies. Nous aurons l'occasion de revenir sur le rôle que ces espaces jouent dans la constitution de certains tissus, lorsque nous étudierons ceux-ci en particulier.

Tels sont les éléments les plus simples de nos tissus. Je passe sous silence bien des particularités, et j'ai abrégé les descriptions, parce que les documents que nous possédons ne suffisent pas encore pour donner la solution de toutes les difficultés ; je compte d'ailleurs y suppléer aussi souvent que possible en étudiant l'organisation de chaque tissu en particulier.

Pour ce qui est des fonctions de ces organes élémentaires, nous en sommes réduits exclusivement à des hypothèses, dont je négligerai l'exposition, vu qu'elle appartient aussi bien au domaine de la physiologie qu'à celui de l'anatomie générale. Je ne m'occuperai pas non plus de l'histoire des éléments chimiques qui font la base de nos tissus, et à laquelle certains auteurs d'histologie ont consacré une longue partie de leurs traités. Cette étude appartient à la chimie organique, et ne peut faire le sujet d'un ouvrage d'anatomie. Je compte cependant donner pour chaque tissu les résultats de l'analyse chimique.

STRUCTURE ET ÉLÉMENTS DES DIVERS TISSUS EN PARTICULIER.

Les détails dans lesquels nous sommes entré nous dispensent de revenir sur les classifications des tissus ; il suffit que nous les ayons fait connaître. Nous n'en adopterons aucune pour nous diriger dans l'exposition que nous allons faire de la structure des tissus en particulier, puisqu'au point de vue nouveau de la science, toutes celles qui ont été proposées jusqu'à ces derniers temps sont défectueuses. Quant à celles qui viennent d'être tentées d'après les bases nouvelles sur lesquelles s'élève l'histologie, elles sont insuffisantes et pourraient avoir l'inconvénient de trancher des questions encore pendantes, il est donc prudent de nous abstenir. Nous passerons en revue les divers tissus de l'économie dans l'ordre le plus généralement adopté par les auteurs d'anatomie pour la description des divers appareils, en nous efforçant de faire bien connaître leurs éléments primitifs. De la sorte nous ne préjugerons rien, et l'on pourra facilement rapprocher ceux d'entre eux que des analogies nombreuses doivent faire classer sous les mêmes divisions.

TISSU CELLULAIRE INTERSTITIEL.

Substance, corps, membrane, organe cellulaire (Bichat); —*Tissu cellulaire; Tissu muqueux* (Bordeu); —*Tissu cellulaire et adipeux* (Béclard); —*Tissu glutineux, aréolaire, réticulé, laminaire, filamenteux;* —*Tissu albugineux* (Gerdy-Huguier); —*Tissu conjonctif, unissant* ou *coalescent* (Henle); —*Tissu cellulaire amorphe;* —*Membrana carnosa* (Malpighi-Spiegel); *Tela seu textus mucosus, cellulosus, cribrosus;* — *Tela conjunctiva* (J. Muller).

Structure. — On appelle ainsi le tissu qui remplit les interstices irréguliers des organes et des portions d'organes, et que l'on retrouve à chaque pas dans toute l'économie; Haller, Bergen, Scobinger et Thierry d'abord, plus tard Bichat, et plus récemment Béclard, de Blainville, J. Cloquet et Cruveilhier, l'ont décrit comme un assemblage d'une multitude de lamelles et de fibrilles molles et blanches, dont l'arrangement très varié donne naissance à des cellules de forme et de grandeur différentes et variables, qui communiqueraient toutes entre elles, de manière que le tissu entier ne formerait réellement qu'une seule cavité subdivisée à l'infini. Cette manière de voir, qui était à peu près exclusive en France, en Angleterre et en Italie, lui avait fait assigner par un grand nombre d'anatomistes le nom de tissu cellulaire; mais Bordeu d'abord, et à son imitation J.-F. Meckel, Wolff, Autenrieth, Prochaska, Blumenbach, Rudolphi, Treviranus, Heusinger, soutinrent que cette assertion est trop générale, et que le tissu muqueux était plutôt une substance cohérente, homogène, visqueuse, à peine solidifiée, et dénuée de formes. On alla même jusqu'à le confondre avec le blastème formé de cellules élémentaires transparentes qui, chez l'embryon, forme le point de départ de tous les tissus. De là les noms de tissu générateur, trame primordiale, etc.

On ne s'accordait pas davantage sur la nature intime de ce tissu. Ruysch supposa qu'il est entièrement vasculaire; Haller, Albinus, Prochaska, l'ont rangé parmi les parties solides et non injectables, car ses cavités propres sont tout-à-fait en dehors du trajet des vaisseaux dans l'état normal. Mascagni dit qu'il est intérieurement formé de vaisseaux blancs, qui servent sans doute d'intermédiaires aux exhalants et aux absorbants, selon Bichat. Mais qui a vu ces vaisseaux inhalants et exhalants, inventés pour expliquer des fonctions qui se passent fort bien sans eux ? A son tour, Fontana crut le tissu cellulaire constitué par des cylindres tortueux ; d'autres, comme Monro, ont prétendu qu'il est dû à l'épanouissement des nerfs. Ces opinions diverses ont été abandonnées depuis que l'on emploie de forts grossissements pour l'étude microscopique, et la connaissance exacte du tissu cellulaire date de 1833. Elle est due aux travaux de Jordan, Krauss, Wagner, Lauth, Weber, Schwann, Gerber, Henle, etc.

On admet aujourd'hui que les derniers éléments du tissu cellulaire sont des filaments longs et déliés, mous, hyalins, d'un diamètre qui varie de 0,0001 à 0,0003 de millimètre ; leurs contours sont lisses, nets, clairs ; vus en masse, ils sont blancs. Ces fibrilles sont droites lorsqu'on les étend ; mais, en temps ordinaire, elles décrivent des ondulations. Il est impossible de dire si elles sont creuses.

Ces fibrilles ne se ramifient jamais, elles ne s'anastomosent pas non plus, seulement elles sont le plus souvent réunies pour constituer des faisceaux au moyen d'une substance amorphe, grènelée, ferme, qui remplit les vides, et ces faisceaux se réunissent à leur tour en s'entrecroisant de mille manières pour former soit des membranes, soit le tissu interstitiel. Henle les appelle faisceaux *primitifs*, leur largeur varie de 0,001 à 0,002 de millimètre; la plupart d'entre eux n'ont pas d'enveloppe spéciale, et les fibrilles sont faciles à séparer; mais dans plusieurs points ils sont entrelacés et retenus par des fibres plus fines, qui se rapprochent par leurs caractères des fibres du tissu élastique, et qu'il ne faut pas confondre avec celles du tissu cellulaire: elles sont plates et homogènes; on les appelle fibres enveloppantes. Il arrive même quelquefois que ces fibres en spirale réunissent plusieurs faisceaux primitifs pour en former des faisceaux secondaires. Mandl a contesté l'existence de ces fibres en spirale; il pense que leur indication est le résultat d'une manière vicieuse d'interpréter les apparences ordinaires. On a encore trouvé, dans quelques régions où ces fils en spirale n'existent pas, dans le tissu sous-cutané, dans le pannicule charnu, des fibres obscures qui courent entre les faisceaux et forment des plexus très allongés ou des spirales en tire-bouchon; leur diamètre est au moins égal à celui des fibres primitives. Henle qui les a distinguées sous le nom de fibres interstitielles, dit qu'elles sont identiques aux fibres enveloppantes.

En somme, le tissu cellulaire amorphe du corps reconnaît pour éléments les fibres dont nous venons de parler. Les faisceaux primitifs, ainsi constitués, se réunissent en paquets distincts plus ou moins volumineux, qui s'entrelacent en forme de réseau et s'anastomosent fréquemment. Souvent ces faisceaux forment des lamelles, lesquelles se réunissant circonscrivent des aréoles communiquant par de larges ouvertures; mais ce ne sont pas là des espaces, des cellules , comme on le dit souvent. Ces prétendues vacuoles sont le résultat des moyens que l'on emploie pour l'étude , des injections d'air, d'eau , de solides. Elles sont encore la conséquence des épanchements de sang , de l'accumulation du pus , de la sérosité , du développement des vésicules adipeuses qui se logent dans les interstices des mailles du tissu cellulaire.

Des analogies nombreuses rattachent cette substance celluleuse aux trames membraniformes et aux membranes proprement dites , dans lesquelles on retrouve les mêmes éléments ; la transition est même insensible. Ainsi dans la scissure des grosses glandes, la trame celluleuse est amorphe , puis elle se condense en pénétrant dans le parenchyme avec les vaisseaux. Autour des muscles et des groupes de muscles , on trouve, chez les individus robustes , des membranes limitées qu'on ne retrouve pas chez les sujets faibles, et qui ne doivent leur origine qu'à l'abondance et à la condensation du tissu cellulaire amorphe. Il existe dans les interstices de ce tissu des vaisseaux et des nerfs , mais non pas en égale abondance dans tous les points où on l'étudie ; cela dépend de la nature des organes qu'il accompagne. Quoi qu'il en soit , sa trame est en général plus riche en vaisseaux que celle des autres tissus , parce qu'il sert , pour ainsi dire , à supporter les réseaux que ceux-ci forment entre les subdivisions des organes.

Propriétés. — Le tissu cellulaire ordinaire se charge facilement de l'humidité atmosphérique. Placé dans un air sec , ou bien exposé à une chaleur douce , il sèche avec promptitude , ses espaces s'effacent , il reste souple , conserve sa couleur qui approche du blanc grisâtre , et prend le caractère d'une véritable lame séreuse. Exposé à la putréfaction , à l'ébullition, à la macération, à l'action des fluides gastriques , ce tissu s'altère beaucoup moins vite que la plupart des autres éléments. Macéré dans l'acide acétique, ce liquide ne donne aucun trouble par le cyanure ferroso-potassique, mais les faisceaux deviennent homogènes, grenus, ils perdent toute apparence de fibres longitudinales, ils sont cassants, tandis que les fibres enveloppantes dont j'ai parlé plus haut ne subissent aucun changement. Il se resserre et se durcit sous l'influence de l'eau bouillante ; plus tard il se ramollit, devient mucilagineux et se change en colle qui se solidifie par le refroidissement. L'alcool, l'éther, les huiles grasses et volatiles n'ont aucune action sur lui, soit à chaud, soit à froid ; sous l'influence des acides et des alcalis, il se transforme même à la température ordinaire. Les cylindres de ce tissu supportent une pression considérable sans éprouver de modification.

La sensibilité de la trame celluleuse est très obtuse, ou du moins fort peu connue. Son tissu est très élastique pendant la vie et aussi après la mort. Il se resserre après avoir été distendu. On ne sait si la contractilité lui appartient. Il se distingue par la faculté qu'il a de se reproduire et de végéter, lorsqu'il a été divisé ou détruit d'une manière quelconque. Cependant, Gulliver dit qu'il ne se renouvelle pas lorsqu'il a été complétement détruit dans un point. Il a été rangé parmi les derniers éléments organisés avant le tissu épidermoïde.

Développement. — Bichat avait déjà remarqué que dans les premiers temps de la formation le tissu cellulaire forme une masse gélatiniforme homogène : c'est le cytoblastème du tissu cellulaire dans lequel se développent les cellules. Schwann en a distingué trois espèces, les premières qui servent au développement du tissu cellulaire, les secondes qui deviennent cellules adipeuses, les troisièmes dont on ne connaît pas encore l'évolution. Les cellules proprement dites paraissent sous forme de globules grenus à noyau dans lequel on trouve un ou deux nucléoles, et il est probable que le noyau préexiste aux cellules. En continuant à croître, celles-ci s'allongent en pointe dans deux directions, et forment des fibres pâles, qui plus tard se subdivisent en fibrilles. Les noyaux, d'abord très serrés les uns à côté des autres, et rangés longitudinalement, s'amincissent, s'allongent, et enfin plus tard ils forment les fibres interstitielles et en spirale. A la fin du troisième mois, ce tissu cellulaire interstitiel est entièrement développé dans quelques points, au dos par exemple.

Quant aux propriétés chimiques, le tissu cellulaire non développé ne donne pas de colle qui se prenne en gelée; vingt-quatre heures de coction n'avaient encore dissous que le cytoblastème.

Variétés. — Le tissu cellulaire amorphe présente, dans les différents points de l'économie qu'il occupe, certaines particularités qu'il est important de mentionner.

Sur la plus grande partie de la ligne médiane du corps, le tissu cellulaire sous-cutané est plus serré et plus adhérent à la peau que dans les autres régions du corps. Cette disposition est surtout manifeste sur le milieu du nez, des lèvres, du sternum, sur la ligne blanche de l'abdomen, le long du ligament cervical commun postérieur, et de la série des apophyses épineuses, dorsales, lombaires et sacrées. Cette adhérence sépare, pour ainsi dire, le tissu cellulaire du tronc en deux moitiés latérales tout-à-fait isolées, car on sait que certaines affections du tissu cellulaire, comme l'emphysème, que certaines collections séreuses s'arrêtent dans les points que nous venons d'énumérer. Cette disposition spéciale se montre encore dans quelques régions particulières; on connaît la densité remarquable du tissu cellulaire péricrânien, celle qu'il affecte à la paume de la main et à la plante des pieds. Enfin, on observe encore le même état dans le voisinage des ligaments annulaires. Ces apparences avaient fait croire que la substance cellulaire de ces parties offrait une structure spéciale, et on lui avait même donné les noms de *tissu cellulaire sec, serré, non séreux*, etc. Il est constant aujourd'hui que sa structure n'offre là rien de spécial dans la nature et la disposition de ses éléments, seulement la trame qu'ils forment est plus dense.

Par opposition, on avait remarqué que sur le tronc, aux membres, entre les aponévroses et la peau, dans les interstices musculaires, le tissu cellulaire offre une laxité qui favorise beaucoup les mouvements des organes subjacents à la peau, et les grands déplacements dont ils sont susceptibles. On avait encore observé que, dans ces points, le tissu cellulaire paraissait humecté par de la sérosité, et on avait conclu de ces observations qu'il existait une variété particulière du tissu cellulaire amorphe, laquelle avait pour caractère de produire la *sérosité cellulaire*, et de ne renfermer que peu ou point de graisse, et l'on donnait comme type de cette variété, désignée sous le nom de *tissu cellulaire séreux*, celui que l'on trouve sous la peau du scrotum, du prépuce, des paupières, etc. On sait aujourd'hui que cette distinction ne doit pas être admise, attendu que le tissu cellulaire ne présente dans ces points qu'une laxité différente, et nullement des éléments qu'il n'aurait pas ailleurs, comme nous le verrons plus loin en étudiant la *sérosité cellulaire*.

On a encore signalé le *tissu cellulaire formant l'enveloppe des organes* (*textus cellularis strictus*). Bordeu l'avait considéré comme une espèce d'atmosphère qui borne l'action des organes et leurs phénomènes morbides. Bichat saisit cette idée avec empressement, mais Béclard en contesta l'exactitude. L'épaisseur de cette couche est variable dans les différents points où on la rencontre; en contact par sa face extérieure avec le tissu cellulaire commun, elle se continue en dedans avec celui qui occupe l'intérieur de l'organe. En général, la disposition de cette couche est en rapport avec la nature des fonctions que les organes exécutent; ainsi, on en trouve des masses considérables autour du cœur, de la matrice, de la vessie, des grandes articulations comme celles de l'aine, de l'aisselle. On le rencontre encore comme organe de protection autour des viscères un peu importants qui n'exécutent que des mouvements très bornés, et qui ne sont pas entourés d'une lame séreuse; comme les reins, le pancréas, les glandes salivaires, la glande thyroïde, etc.

Enfin, mentionnons le *tissu cellulaire intérieur des organes*. On en distingue deux variétés : celui qui pénètre dans les organes, qui en accompagne et en enveloppe toutes les parties (*textus cellularis stipatus*) ; 2° celui qui entre dans la composition des organes et en réunit les éléments (*textus cellularis organicus seu parenchymalis*). Il suffira de dire que dans tous ces lieux la structure élémentaire de ce tissu est identique, et que dans l'état actuel de la science il ne faut pas en faire des variétés spéciales au point de vue de la forme élémentaire.

Sérosité cellulaire. — On appelle ainsi le liquide qui baigne le tissu cellulaire. Si l'on fait une incision dans le tissu cellulaire d'un animal vivant, ce liquide mouille les doigts introduits dans la plaie; par un temps froid, l'air extérieur condense et rend visible une légère vapeur qui s'échappe des tissus divisés. Assez abondant dans certaines parties du tissu cellulaire, ce liquide manque pour ainsi dire dans d'autres; cette considération avait donné lieu à la distinction du tissu cellulaire sec et serré, et du tissu cellulaire séreux et lâche. L'absence des vésicules adipeuses dans certains points où le tissu cellulaire est lâche, avait servi à fortifier cette manière de voir, et fournissait un des caractères de ce tissu séreux. On a renoncé à cette opinion depuis que l'on sait que ce liquide n'est pas sécrété par le tissu cellulaire, mais qu'il n'est autre chose que la sérosité du sang qui transsude en plus ou moins grande quantité, à travers les parois vasculaires, selon le ton de ces vaisseaux, selon la pression qu'ils éprouvent, selon le degré de viscosité du sang. Si elle s'accumule dans le tissu cellulaire, cela tient à son extensibilité, à la laxité qu'il présente dans diverses régions où il est peu condensé et pourvu d'un grand nombre de vaisseaux sanguins ; et la preuve c'est que, dans les parties où il est réuni en membrane, serré, peu vasculaire, la sérosité ne s'y accumule pas, et cependant sa structure élémentaire n'a pas varié. Si ces raisons ne suffisaient pas, des considérations tirées de l'examen des fonctions et des éléments des tissus sécréteurs, achèveraient de le démontrer.

TISSU ADIPEUX.

Tissu cellulaire adipeux. — Graisse.—Tissu cellulo-graisseux. —Membrane graisseuse.—Toile, tunique adipeuse. — Membrana propria adiposa (Malpighi, Spiegel).

Longtemps on a considéré ce tissu comme n'étant que le tissu cellulaire lui-même dans les aréoles duquel la graisse était déposée. Cette opinion, soutenue par Haller, a été accueillie par Bichat, F. Meckel, Wolff, Richerand, Cruveilhier ; Malpighi s'éleva le premier contre cette manière de voir, et dit que la graisse formait des espèces de grains appendus aux vaisseaux sanguins. Swammerdam reconnut à son tour que la graisse est une huile renfermée dans des membranes ; Morgagni compara ses grains à ceux des glandes, Bergen établit le premier une variété du tissu cellulaire, dite tissu lamineux, et qui répond au tissu graisseux. W. Hunter admettait un appareil glanduleux particulier composé de vésicules et qui devait sécréter la graisse ; Janssen, Prochaska, Morgagni, Chaussier, Béclard, démontrèrent ces dernières particularités et séparèrent ce tissu du tissu cellulaire avec lequel on le confondait jusqu'alors. Les travaux des micrographes modernes ont achevé de nous donner des notions précises.

La configuration du tissu adipeux offre de nombreuses particularités : tantôt il constitue une couche membraniforme, dans le pannicule sous-cutané ; ailleurs ce sont des

masses irrégulières semblables à celles que l'on rencontre
autour des reins, dans le fond de l'orbite, dans la fosse
zygomatique ; d'autres fois il a l'aspect de prolongements
piriformes pédiculés, et dans l'épiploon il forme des ru-
bans aplatis, qui suivent le trajet des vaisseaux sanguins.
Dans quelques espèces animales, il forme des tumeurs
énormes ; par exemple, les bosses du dos des dromadaires,
des chameaux, des bisons, la queue des moutons de Bar-
barie. Dans l'espèce humaine on trouve un exemple de
cette accumulation de la graisse dans les saillies qui sur-
montent les fesses des femmes hottentotes boschimanes.

Structure. — Quelle que soit la forme intérieure du
tissu adipeux, sa structure est partout identique, il est
divisé en pelotons arrondis, irrégulièrement ovoïdes, variant
en volume, depuis quelques millimètres jusqu'à un ou deux
centimètres. Chacun de ces pelotons est formé lui-même
par l'assemblage de particules miliaires sphéroïdales, formées par la réunion d'une foule de vésicules complète-
ment closes, un peu comprimées et transparentes ; des rameaux artériels et veineux sont logés dans les intervalles
qui séparent les pelotons graisseux, leurs divisions parcourent les intervalles des granulations et des globules ; des
ramifications de plus en plus ténues rampent dans leurs
espaces et finissent par se terminer dans leurs parois en formant une espèce de pédicule. Un tissu cellulaire délié
existe entre les vésicules et autour d'elles, les réunit, et les
forme en pelotons autour desquels il se condense, de manière à devenir fibreux dans certains points de l'économie
et même ligamenteux à la paume des mains, à la plante des
pieds, aux fesses, etc.

Nous trouvons donc des cellules pour élément du tissu
adipeux. Ces cellules adipeuses ont des parois libres, closes,
nullement confondues avec les fibres qui forment par leur
écartement les cellules du tissu cellulaire, dans chacune desquelles il existe d'ailleurs plusieurs cellules graisseuses à la

fois. Elles sont sphéroïdales, lisses à la température ordinaire, parce que la graisse est liquide; par le refroidissement, elles deviennent irrégulières, quelquefois même polyédriques. Cette dernière disposition a donné lieu à une erreur de Raspail, qui, entraîné par cette forme et par l'analogie qu'il croyait voir entre la structure de ces vésicules et celle des grains de fécule, leur a assigné une espèce de bile. Leur diamètre varie de 0,008 à 0,016 de millimètre selon Henle, de 0,02 à 0,015 selon Béclard, de 0,02 à 0,08 selon Mandl. Leur surface lisse, brillante, réfringente, les distingue de tous les éléments anatomiques du corps; on ne pourrait les confondre qu'avec les gouttelettes de graisse, mais celles-ci ont des dimensions diverses; elles sont aplaties, lenticulaires; par la pression ou l'agitation, elles se subdivisent en gouttelettes qui s'aplatissent de plus en plus, et, par l'évaporation, elles se résolvent en taches arrondies. L'analyse chimique rend cette distinction beaucoup plus apparente encore.

L'enveloppe des cellules est extrêmement mince; cependant quelques observations de Schwann tendraient à faire penser qu'elle peut s'hypotrophier. Fréquemment cette paroi offre une saillie dans un point quelconque de son étendue; c'est le noyau ou la trace du noyau, selon Henle, qui admet qu'il peut disparaître en laissant à sa place une substance granuleuse qui s'efface aussi. A côté de cette observation, Mandl n'a pu voir de noyau dans les plus grosses cellules. Rien n'a pu encore démontrer, dans la membrane ambiante de ces vésicules, des cellules, des granulations ou des fibres distinctes; elle est donc formée par une membrane amorphe. Seulement Henle a trouvé sur quelques cadavres des cellules offrant un point jaunâtre duquel partaient des rayons; vus de côté, ils faisaient une légère saillie sur la membrane. Ils résistaient après la destruction de la cellule par l'acide acétique. L'observateur que nous venons de citer pense que ces figures sont dues ou à des métamorphoses du noyau, ou bien à des dépôts cristallins.

Des fibres très fines de tissu cellulaire réunissent les granulations adipeuses, mais elles ne leur fournissent pas d'enveloppe spéciale. On sait que les vaisseaux sanguins sont abondants au milieu du pédicule autour duquel elles sont groupées; on peut même voir un réseau de capillaires déliés qui environnent les plus grosses cellules. Mascagni prétend que chacune d'elles possède une artère et une veine et un réseau lymphatique intérieur, mais il ne le prouve en aucune façon; on ne sait pas si des rameaux nerveux viennent s'y rendre.

Propriétés. — Comme les vésicules adipeuses sont fermées de toutes parts, si on en place quelques unes dans l'eau tiède, sous le microscope, on ne voit pas d'huile à leur surface. Il s'en échappe aussitôt quelques gouttes si on les perfore; il en est de même si on les expose au soleil. Une pression modérée, exercée sur elles avec les doigts, ne peut les faire éclater. Pendant la vie, l'air, la sérosité épanchée ne les pénètrent jamais; au contraire, ils les dissèquent. Cependant Mandl dit qu'elles s'infiltrent chez les hydropiques, et qu'il n'y reste que des gouttelettes huileuses. Traitées par l'éther, ces vésicules perdent leur couleur blanche, et finissent par devenir si petites et si transparentes, qu'on les distingue à peine. Si on verse sur elles de l'acide acétique, leur surface se couvre de gouttelettes formées par la graisse qui s'épanche sous la forme d'un courant très fin; il se passe là d'abord un phénomène d'endosmose. Par un contact plus prolongé, l'acide détruit la membrane de cellule. Raspail a vu, en faisant bouillir des granules adipeux dans de l'alcool sur le porte-objet, qu'ils se distendaient, se déchiraient en deux ou trois fragments qui ne subissaient plus d'altération, tandis que le contenu se dissolvait dans le réactif. Il en conclut que ces granules étaient formés d'un contenu soluble et d'une enveloppe insoluble dans l'alcool. Quelques anatomistes ont voulu que cette membrane soit formée par le tissu cellulaire ; mais nous avons vu que Schwann a démontré qu'elle était une membrane propre de cellule.

Graisses. — Le corps de l'homme renferme plusieurs espèces de graisses qui existent soit libres, soit combinées ; les premières sont celles que l'on retrouve dans les vésicules adipeuses du tissu cellulaire et de la cavité des os longs ; les autres sont répandues sans enveloppes dans le tissu nerveux, dans divers liquides, comme le chyle, le sang, etc. Nous ne nous occuperons ici que des graisses contenues dans les vésicules adipeuses. (Voyez *Os*, — *glandes.*)

La graisse extraite du tissu graisseux de l'homme et purifiée par le lavage, la fusion et la filtration, est inodore, sa saveur est douce et fade, sa couleur légèrement jaunâtre. Moins pesante que l'eau, son degré de fusibilité varie suivant sa composition ; c'est $+15°$ cent. environ pour celle que l'on trouve dans les aréoles du tissu cellulaire. Elle est insoluble dans l'eau, peu soluble dans l'alcool froid ; elle n'est pas acide, se rancit par l'exposition à l'air et à la lumière et produit un acide. Chevreul a démontré le premier qu'elle était formée de deux principes immédiats particuliers, non acides, qu'il a désignés d'après leur consistance et leur aspect par les noms de stéarine et d'oléine. On sait aujourd'hui que l'on rencontre dans ce que l'on appelait autrefois la graisse de l'homme, les trois espèces de graisses connues sous les noms d'élaïne, de margarine et de stéarine ; pendant la vie elles sont combinées dans les vésicules et sont en partie liquides, en partie solides.

Élaïne. — Elle forme la plus grande partie du contenu des vésicules de l'homme, elle a l'aspect d'une huile incolore ; elle se coagule à $+4°$ cent., ce qui tient à son mélange avec des quantités diverses de stéarine ; elle est soluble dans l'alcool et dans l'éther, mêlée à l'eau elle forme des gouttelettes.

Combinée à des graisses solides, elle forme des masses granulées, amorphes, se cassant par la pression.

Margarine. — Elle est plus abondante dans la graisse de l'homme que dans celle du mouton, elle fond à + 60° cent.; et par le refroidissement ou précipitée d'une solution alcoolique, elle forme des cristaux aiguillés blanchâtres.

Stéarine. — Elle est liquide à + 62° cent. On la trouve sous forme de corpuscules, les uns amorphes, les autres verruqueux; on ne la trouve pas cristallisée. La stéarine de la graisse humaine diffère de celle des animaux en ce que la masse savonneuse qu'elle fournit avec la potasse ne renferme point d'acide stéarique.

Développement des cellules adipeuses et de la graisse. — Valentin a trouvé des cellules adipeuses isolées à la paume des mains et à la plante des pieds, durant la quatrième semaine de la vie embryonnaire. Au milieu du quatrième mois, le diamètre moyen des cellules était de 0,0003 à 0,006 de millimètre environ; du huitième au neuvième, il avait atteint de 0,005 à 0,010. Selon Raspail, les vésicules graisseuses de l'enfant de huit ans ont à peu près la moitié des dimensions de celles de l'adulte. La quantité et la consistance des granules diminuent avec les progrès de l'âge.

On ignore si le cytoblaste est apparu le premier dans les points où on le rencontre, ou s'il n'est qu'un degré nécessaire du développement. En effet, Henle a vu à sa place des vésicules adipeuses plus petites, autour desquelles la cellule s'appliquait comme autour d'un cytoblaste. On ne sait si la grande cellule se forme par la confluence de plusieurs petites, ou si elle s'agrandit à mesure que la graisse s'accumule. Il en est de même pour ce qui concerne la persistance de la membrane de la cellule, lorsque la graisse qu'elle renfermait a diminué de quantité, ou qu'elle a disparu. Béclard pensait qu'elles disparaissaient dans ce cas; Henle soutient au contraire qu'on peut encore les distinguer; Gurlt pense qu'elles contiennent alors de la sérosité, ce qui s'accorde avec l'observation que Mandl a faite sur les vésicules graisseuses des hydropiques.

Une autre observation du même anatomiste semble devoir jeter quelque lumière sur la génération des vésicules graisseuses. Sur un très jeune lapin, il a trouvé des vésicules qui paraissaient incomplétement remplies, et qui l'étaient à des degrés divers. Il est porté à penser que la formation de la graisse est due à une métamorphose du noyau. Ce sont autant de points à éclaircir.

SYSTÈME OSSEUX.

Os. — *Névro-squelette.* (Carus, etc.)

Selon leur forme, les os ont été distingués en os *longs*, *plats* et *courts*. Ceux de la première catégorie se composent d'une partie moyenne, *diaphyse*, et de deux extrémités, *apophyses*. Autour de tous les os existe une membrane qui les enveloppe, c'est le *périoste*. Vers les extrémités dans les os longs, dans divers points sur les os larges existent des lames d'une structure particulière qui concourent à la formation des articulations : ce sont les *cartilages* (voy. *Système cartilagineux*). La *substance osseuse* elle-même, dense, compacte, offrant à l'extérieur des pertuis plus ou moins considérables, selon l'espèce d'os qu'on examine, a reçu le nom de *substance compacte*. La substance intérieure, beaucoup moins serrée, formée de lamelles et de fibres osseuses qui rappellent la disposition de l'éponge, a été appelée *diploé* dans les os plats, *substance spongieuse* dans les os longs. Ce dernier tissu forme même deux variétés, selon qu'il est plus ou moins condensé, sous le nom de *substance celluleuse* et de *substance réticulaire :* cette dernière est intermédiaire aux deux autres. Les vacuoles que les lames de ces tissus laissent entre elles portent les noms de *cellules médullaires ;* elles communiquent toutes entre elles ; le nom de *canal médullaire* est, au contraire, réservé à la grande cellule centrale du corps des os longs ; celle-ci renferme la *moelle*.

I. Tissu des os.

Structure. — On n'a commencé à connaître la structure des os que depuis les temps les plus rapprochés du nôtre, c'est-à-dire depuis que l'on a recours pour les recherches microscopiques, à des grossissements plus considérables que ceux qui avaient été employés jusqu'alors. On avait d'abord admis qu'ils ont une substance lamelleuse, et que ces lamelles sont elles-mêmes formées de fibres. Les recherches de Duhamel, qui admettait la formation des os par couches concentriques formées aux dépens du périoste, confirmèrent cette manière de voir. Plus tard on admit des tubes et des canalicules traversant cette substance lamelleuse. Malpighi, au contraire, pensait que la trame des os est formée par un réseau uniforme de fibres dans les mailles duquel se dépose le suc osseux qui constitue la portion solide de ce tissu. Scarpa n'admit pas non plus la structure lamelleuse ; pour lui, les os sont formés par une substance réticulaire celluleuse, qui, selon les os et les parties d'os où on l'observe, est plus ou moins condensée. L'opinion de Bichat fut à peu près la même que celle de Malpighi. Béclard accepta aussi cette manière de voir, appuyée sur l'examen du tissu osseux dans lequel on a détruit la substance calcaire par le contact prolongé avec un acide, et il conclut que la fibre osseuse est très analogue à la fibre cellulaire, mais qu'elle en diffère par la très grande quantité de substance terreuse qui entre dans sa composition. A son tour, Mascagni regardait ce tissu comme formé de vaisseaux absorbants, remplis de phosphate de chaux. Telles furent les opinions qui régnèrent jusqu'à nos jours ; mais à partir des recherches de Purkinje et de Deutsch (1834), la face des connaissances sur ce sujet changea complétement ; on dé-

crivit les canalicules calcaires, les corpuscules osseux, etc. ;
en un mot, on arriva progressivement aux résultats que
nous allons énumérer.

Examen de la substance osseuse. — *a.* —
Tissu compacte. — *Canalicules médullaires.* — Lorsqu'on
examine la substance osseuse sur une coupe transversale bien
polie d'un os cylindrique, on distingue même à l'œil nu une
foule de pertuis très fins qui sont des orifices de canalicules.
Ces petits conduits forment dans les os plats un réseau assez
régulier ; mais dans les os longs il est facile de voir que leurs
ramifications marchent, les unes parallèlement, les autres
perpendiculairement au canal médullaire. Il résulte de cette
disposition des espèces de mailles dont le plus grand diamètre est parallèle à l'axe de l'os, de sorte que l'on peut
croire, au premier abord, que la substance osseuse est
occupée par des canalicules longitudinaux nombreux,
communiquant çà et là entre eux au moyen de canalicules
transverses ou obliques qui établiraient ainsi d'une manière
plus ou moins détournée une voie entre l'extérieur de l'os
et son canal intérieur. L'aspect qu'ils présentent, vus sur
une coupe transversale, a donné naissance à l'opinion des
auteurs qui ont pensé que la structure des os était fibreuse
ou lamelleuse. Ces canalicules, que l'on appelle aujour-
d'hui *canalicules* ou *canaux médullaires*, sont plus petits
vers la surface extérieure de l'os ; ils ont de 0,002 à 01 de
millimètre ; les plus internes, qui sont deux ou trois fois
plus considérables, se dilatent parfois en formant des espèces de cellules avant de communiquer avec les cellules
de la cavité médullaire.

Corpuscules osseux. — Si l'on étudie alors, au moyen
d'un grossissement un peu fort, la substance intermédiaire
aux lumières des canalicules verticaux que nous venons de
décrire, on aperçoit à une distance assez considérable de
ces pertuis et autour de chacun d'eux, une espèce de ligne
irrégulière dont ils représentent le centre ; cette ligne est

formée par des portions de substance osseuse, auxquelles on a donné le nom de *corpuscules osseux*. Entre eux et le canalicule médullaire auquel ils répondent, on ne peut saisir sur la substance osseuse des traces quelconques d'une disposition lamelleuse. Ces corpuscules osseux sont un peu irréguliers, fusiformes selon leur diamètre concentrique, qui est le plus grand de tous, et un peu courbés sur celle de leurs faces latérales qui répond au centre du cercle; leur grand diamètre transverse varie depuis la moitié jusqu'au sixième de la longueur.

Canalicules calcaires. — De toutes les parties de ces corpuscules partent des fibres sinueuses, ramifiées, ayant le même aspect que les corpuscules, et qui en sont de véritables prolongements. — *Organa chalciophora* (Muller). *Canaux calciphores.* — Après un court trajet, elles adoptent toutes une marche parallèle, de sorte que, sur une coupe transversale, elles sont perpendiculaires avec l'axe des canalicules, et perpendiculaires à l'axe de l'os sur une coupe longitudinale. Fréquemment ces prolongements s'unissent avec ceux des corpuscules voisins, et l'on peut en suivre quelques uns à de grandes distances. Krause a pensé qu'ils se terminaient en s'abouchant dans les canalicules médullaires, et que leurs orifices de communication formaient sur les parois de ceux-ci les nombreux trous que l'on y observe, et dont le diamètre est de 0,0005 de millimètre.

Tous ces corpuscules osseux, de même que les canalicules calcaires, sont remplis par une substance qui n'est rien autre chose que de la terre calcaire, ainsi que le démontrent les réactifs chimiques.

b. Tissu celluleux. — Le tissu spongieux des os n'est pas un tissu différent du tissu compacte; il n'en diffère que par sa condensation moins grande. Sa trame est parfaite lorsque les épiphyses ont disparu. Nous voyons alors une infinité de fibres, qui, paraissant naître de la surface interne du tissu compacte, se portent dans tous les sens, se croisent, s'unissent, se séparent, se bifurquent, en un mot, affectent des directions si irrégulières qu'il est difficile d'en suivre le trajet ; souvent, au lieu de fibres, ce sont des lamelles ou des lames plus ou moins étendues, plus ou moins considérables. Les cellules qui résultent de cet arrangement ont une forme et des capacités différentes ; toutes communiquent ensemble, comme le prouvent diverses expériences et entre autres la suivante : si on fait un trou à l'extrémité d'un os long, sur la surface d'un os plat ou court, et qu'on y verse du mercure, il traverse toutes les communications pour aller sortir par les trous de la surface de l'os.

Disposition des deux tissus dans les diverses espèces d'os et dans leurs diverses parties. — En général, le tissu compacte forme l'enveloppe de l'os, et le celluleux en occupe l'intérieur ; les cornets du nez offrent seuls une exception à cette règle. — Dans les os longs, le tissu compacte est très épais au centre ; à mesure que l'on s'éloigne de ce point, cette couche s'amincit, et vers les extrémités de l'os elle ne forme plus qu'une couche peu épaisse analogue à celle qui recouvre les os courts. Quant au tissu celluleux, il ne présente dans le canal central que des filaments très minces, continus d'une part aux fibres qui remplissent les deux extrémités, et de l'autre à la face interne du tissu compacte. Ces filaments, très rares vers la partie centrale, augmentent peu à peu de nombre et de grosseur en se rapprochant des extrémités où le tissu celluleux reprend l'aspect que nous avons déjà indiqué. Dans les os plats, le tissu compacte forme deux lames extérieures, d'une épaisseur moyenne entre celle qu'il présente sur le milieu et l'extrémité des os longs. Entre ces deux lames existe le tissu celluleux, semblable à celui des épiphyses des os longs, mais cependant un plus laminé, plus épais à la circonférence ; souvent il est nul vers le milieu de l'os où les deux lames compactes viennent s'adosser. Le tissu celluleux prédomine dans les os courts ; l'os en est presque entièrement construit ; une légère couche de substance compacte forme seule son enveloppe. Dans les apophyses, le tissu compacte prédomine, surtout dans celles qui servent à des insertions musculaires ; il en est de même pour les crêtes d'insertion. Le tissu compacte est moins abondant dans les éminences destinées à former des surfaces articulaires fortifiées extérieurement par des lames de cartilage que dans celles qui servent à des articulations immobiles. — La même loi paraît présider à la disposition de la lame compacte qui revêt les cavités articulaires, selon que les articles qu'elles forment jouissent de mouvements étendus ou limités. — Les trous, les cavités, les conduits osseux sont aussi pourvus extérieurement d'une lamelle de tissu compacte qui forme leurs limites.

Examen du cartilage des os — Lorsqu'on a laissé pendant assez longtemps une portion d'un os en contact avec un acide, on l'obtient ramollie et dépouillée de la terre calcaire qu'elle renferme à l'état ordinaire. L'examen de la coupe transversale d'une portion d'un os long laisse alors apercevoir les orifices des canalicules médullaires dont nous avons déjà parlé ; mais leur auréole, au lieu d'être unique, présente des lignes concentriques dont le nombre varie de quatre à douze environ. Les intervalles qui restent encore libres entre ces séries de cercles offrent des lignes parallèles qui sont elles-mêmes concentriques à la coupe de la cavité médullaire de l'os. Sur une coupe longitudinale on trouve des stries analogues parallèles aux canalicules médullaires longitudinaux, d'où il résulte que le système des canalicules médullaires semble être formé de tubes cylindriques emboîtés les uns dans les autres (Gerber, Deutsch, Henle). Ces dispositions sont moins simples et moins apparentes dans les os plats et dans les os courts ; on y trouve cependant des couches parallèles. On peut par la pression, ou avec le secours d'un instrument tranchant, isoler plus ou moins complétement ces lamelles, qui souvent elles-mêmes semblent encore être composées par des lamelles secondaires. Leur coupe transversale laisse voir des stries rayonnantes qui, partant du bord des canalicules médullaires, traversent les cylindres circulaires qui forment leurs parois, ce qui a fait penser que ces lamelles étaient pénétrées soit par des fibres, soit par des canalicules; au reste, ces dispositions n'ont pas encore été constatées d'une manière satisfaisante.

Voici maintenant ce qui paraît ressortir de toutes les descriptions que nous venons de donner : la grande cavité médullaire, les cellules, les canalicules, tant les transverses que les verticaux, parties qui communiquent toutes entre elles, sont remplies par des vaisseaux du tissu cellulaire et des vésicules adipeuses, sur la disposition desquelles nous reviendrons plus loin. La trame de l'os est formée par du tissu cartilagineux combiné chimiquement avec de la terre calcaire, tandis que le système de vides et de canalicules qui se trouve compris dans les intervalles de ses lamelles, et qui constitue les corpuscules et les canalicules calcaires, est uniquement comblé par un dépôt grenu de terre calcaire en nature.

Schwann a considéré les corpuscules comme des cellules, les canalicules calcaires comme des prolongements de cellules, la masse environnante comme de la substance intercellulaire. Il croit encore avoir trouvé des traces de noyau chez l'adulte après l'extraction de la chaux des corpuscules. Ce noyau aurait 0,0010 de millimètre de diamètre. Gerber, au contraire, et Mayer veulent que les corpuscules soient eux-mêmes les noyaux des cellules élémentaires. Enfin Henle a considéré les corpuscules comme les cavités des cellules dont les parois, confondues entre elles et avec la substance intercellulaire, forment la substance fondamentale de l'os, tandis que les canalicules osseux ne seraient que des canaux poreux.

Propriétés du tissu osseux. — Les os sont d'un blanc

jaunâtre ; leur densité varie : elle est en raison de la matière organique qu'ils renferment. Krause a donné le chiffre de 1,87 pour les os frais, et Schuebler de 1,91 à 1,97 pour les os secs ; ils sont durs, résistants, un peu flexibles, un peu élastiques, susceptibles d'une extension lente qui peut cesser lorsque la cause qui la produisait a été annihilée. Insensibles à l'état sain, ils ne manifestent jamais de contractions vitales.

Analyse. — Chimiquement, on les sépare en deux substances : 1° une base organique donnant de la colle et analogue sous presque tous ses points au cartilage. On l'obtient en détruisant le sel calcaire par la macération de l'os dans l'acide chlorhydrique. Ce cartilage osseux conserve la forme première de l'os ; il est mou et élastique ; il se resserre et devient fragile par la dessiccation ; il se dissout dans l'eau bouillante ; 2° des parties terreuses calcaires que l'on obtient en détruisant le cartilage par la combustion. Ce tissu conserve aussi la forme de l'os ; il est blanc et extrêmement friable. Berzélius, ayant analysé des os humains, a obtenu les principes suivants : matières organiques, 33,30 — matières inorganiques, 66,70. Ces matières se subdivisaient ainsi :

Matières organiques réductibles en gelée (cartilage).		32,17
Insolubles dans l'eau chaude.		1,13
Matières inorganiques. Sous-phosphate calcique.		53,04
Carbonate calcique.		11,30
Phosphate (?) magnésique.		1,16
Soude.		1,20
Chlorure sodique.		traces.
Fluorure calcique.		

Fourcroy et Vauquelin avaient annoncé que l'analyse des os donnait des traces de silice et de fer, ce qui paraît provenir de la présence du sang dans leur tissu.

Ces proportions sont sujettes à présenter de nombreuses différences ; nous allons en fournir quelques preuves. — Denis a trouvé que le carbonate de chaux était au phos-

phate, dans les os d'un enfant de trois ans, comme 10,11
à 23,32 ; dans ceux d'un homme de vingt ans comme 6 à
53 ; dans ceux d'un homme de soixante-dix-huit ans
comme 12,8 à 44,9. Rees, en analysant comparativement
les divers os, a trouvé que la matière organique était à la
matière inorganique dans les moins durs (omoplate) comme
45,49 à 54,51, tandis que dans les plus durs (temporal)
la même proportion était comme 30,50 à 63,50. Les termes
intermédiaires sont fournis par les os, selon l'ordre de leur
solidité. — Les habitudes alimentaires modifieraient, dit-on,
la composition des os : ainsi, on a avancé que le carbonate
et le phosphate calciques étaient en proportions différentes
dans les os des herbivores et dans ceux des carnivores. Les
os du lion ont donné, sur 1000 parties, 950 de phosphate et
25 de carbonate calcique ; ceux du mouton, 800 du premier
et 193 du second. — La constitution du sujet influe sur la solidité des os : ainsi, selon de Blainville et d'autres natura-
listes, le cheval pur sang peut toujours être distingué des
autres par la perfection et la solidité de ses os. Les analyses
de Davy n'ont pas confirmé ces idées, du moins pour ce
qui concerne le rapport entre la densité et la proportion
de matière calcaire.

L'os métatarsien d'un cheval de race — densité 1854,
— lui a donné 67,77 de matière calcaire pour 34,23
de matière animale.

Le même os d'un cheval ordinaire de troupe — densité 2010 — 65,78 pour 34,22.

L'humérus d'un cheval pur sang — densité 2045 —
69,44 pour 30,56.

Le même os d'un cheval de trait — densité 2000 — 70,8
pour 29,2.

L'analyse des os du fœtus nous mène à des conclusions
semblables ; en effet, les os d'un jeune sujet fournissent à
peu près les mêmes proportions de substances élémentaires
que ceux de l'adulte, et cependant leur solidité est bien

différente. Il résulterait de ces faits et de ceux que nous avons cités d'après Davy, que dans les os la densité dépend plutôt de l'arrangement des molécules terreuses que de leur quantité.

Par la distillation sèche, les os donnent une grande quantité de produits, parmi lesquels on a signalé de l'eau, de l'huile empyreumatique, de l'ammoniaque, de l'acide hydrocyanique, du gaz hydrogène carboné, du gaz hydrogène sulfuré et du gaz acide carbonique.

II. Périoste.

La face externe de l'os, à l'exception des surfaces que recouvrent les cartilages, est revêtue d'un tissu particulier auquel on a donné le nom de *périoste*. Cette membrane appartient à l'ordre de celles qui sont constituées par le tissu cellulaire organisé. On sait que les anatomistes modernes ont admis deux variétés de tissu cellulaire, qui diffèrent en ce que l'une se contracte sous l'influence de certains stimulants, tandis que l'autre n'agit pas ainsi. Le périoste appartient à cette dernière variété; il se distingue des membranes de ce genre par sa richesse plus grande en vaisseaux sanguins. Pour le former, le tissu cellulaire se condense, les vaisseaux sanguins se ramifient à l'infini dans son épaisseur. De la face interne du tissu serré qui résulte de cet assemblage, pénètrent, dans les canalicules de la surface des os, une infinité de ramuscules vasculaires extrêmement ténus, qui s'y terminent en réseau capillaire; ils sont pour la plupart artériels; par sa face externe, le périoste se confond en s'entrelaçant avec les tendons, les aponévroses, les ligaments. Cette membrane est encore remarquable en ceci, qu'elle constitue la trame tégumentaire de certaines cavités; comme les antres d'Hygmore, les cellules ethmoïdales, sphénoïdales et frontales, les cellules mastoïdiennes. Mais dans ce cas, elle s'amincit et se trouve couverte du côté de sa face libre par un tissu particulier que nous étudierons ailleurs. (Voy. *Épithélium.*)

Vaisseaux et nerfs des os. — Les os reçoivent du périoste un nombre considérable de petits vaisseaux sanguins, qui, traversant leur substance compacte, viennent communiquer avec le réseau cellulo-vasculaire qui représente la membrane de la moelle ; c'est cette dernière qui fournit et qui contient la plus grande partie du sang que reçoivent les os ; il lui est apporté par les *artères nourricières* qui pénètrent dans la cavité centrale par des trous et des canaux que certains anatomistes ont appelés canaux du premier ordre. Ces artères sont accompagnées de veines qui rapportent une partie du sang des vaisseaux de la substance corticale et des canalicules médullaires. — Il existe, en outre, une autre série de veines, sur la disposition desquelles Breschet a surtout appelé l'attention des anatomistes ; elles rampent dans des canaux larges qu'elles creusent dans le tissu spongieux et dans la substance corticale, principalement dans les os plats et larges ; elles reçoivent là un nombre considérable de ramuscules qui leur arrivent de toutes parts, et finissent par s'aboucher, par des pertuis plus étroits que leurs canaux, avec les vaisseaux veineux du périoste. Une membrane très ténue, analogue à la membrane interne des veines, les tapisse.

III. Tissu médullaire.

Tissu adipeux des os. — Moelle. — Système médullaire. — Périoste interne. — Medulla. — Meditullium.

Structure. — Bichat a distingué deux espèces de tissu médullaire, l'un occupant les cavités des os plats, des os courts et les extrémités des os longs ; l'autre remplissant la partie moyenne des os longs. Nous verrons plus loin que les recherches des modernes ont confirmé par leurs résultats l'opinion de Bichat en ce qui concerne la composition chimique de la substance médullaire ; mais de plus elles nous ont fait connaître des particularités ignorées jusqu'alors. Ainsi, Bichat et ses contemporains considéraient la couche extérieure du tissu cellulaire qui supporte dans la cavité des os longs les vésicules adipeuses, comme une membrane spéciale que l'on décrivait sous le nom de *membrane médullaire, périoste interne*, etc. Ils admettaient que cette membrane, cloisonnée dans son intérieur, formait un grand nombre de cellules communiquant les unes avec les autres ; mais à leurs yeux ce tissu n'avait aucun rapport avec la substance analogue que renferme le tissu celluleux des mêmes os. Tel avait été le point de départ de la distinction qui établissait un appareil médullaire pour la cavité centrale des os, et un autre pour leur tissu aréolaire.

A son tour Béclard résumait la composition du tissu médullaire en disant : Il est formé, 1° d'un réseau artériel et veineux et probablement aussi d'un réseau de vaisseaux lymphatiques ; 2° d'un plexus nerveux destiné, soit à l'artère, soit aux autres parties en même temps ; 3° d'une gaîne celluleuse propre à ces parties, et qui fournit de fibrilles formant une sorte de membrane incomplète, frangée. Il faut joindre à cela des vésicules très apparentes dans les sujets frais, et qui sont tout-à-fait semblables à celles du tissu adipeux général ; elles ont le même volume et les mêmes connexions avec les vaisseaux sanguins auxquels elles paraissent suspendues. Enfin je rapporterai seulement pour mémoire l'opinion de Grutzmacher, qui a prétendu que le tissu adipeux de la moelle, de même que le tissu adipeux général, est aréolaire à la façon du tissu cellulaire et non pas vésiculaire.

Aujourd'hui que l'on connaît mieux la structure des os, on sait que la cavité centrale des os longs, que les cellules des os plats ou spongieux, que les canalicules osseux désignés sous le nom de canalicules médullaires, contiennent un tissu cellulaire lâche, riche en vaisseaux sanguins, et renfermant fréquemment des cellules adipeuses. C'est la *moelle* ou *substance médullaire*. Plus abondante et plus facile à étudier dans la grande cavité centrale des os longs, elle peut s'y diviser en lobes et en lobules. Il est positif qu'elle envoie des prolongements dans les canalicules médullaires : seulement il paraîtrait que dans ces conduits il n'y a plus de tissu cellulaire, et que la graisse n'y est plus déposée dans des cellules. Cette substance, vue au microscope, est alors amorphe, raboteuse, brillante ; elle remplit tantôt le canal, tantôt elle couvre seulement ses parois. Ce sujet demande de nouvelles recherches.

Analyses. — Les différences que présentent les analyses du tissu adipeux des os avec celles du tissu adipeux général tiennent à la présence des matières étrangères provenant du tissu cellulaire et des vaisseaux qui l'accompagnent dans ces cavités. Berzélius, qui a donné plusieurs analyses de ce genre pour des os longs, a trouvé que la graisse s'élevait à 96 pour 100 dans un humérus non bouilli de bœuf ; le reste se composait de membranes et de vaisseaux (1 pour 100), et d'un liquide analogue par sa composition à celui que donne la viande de bœuf macérée dans l'eau froide (3 pour 100).

Béclard, analysant la moelle des os de l'homme, a trouvé, chez les sujets d'un embonpoint ordinaire, sur 8 parties 7 de graisse ; le reste était formé par des vaisseaux, de l'eau et de l'albumine. Chez les sujets maigres, au contraire, la graisse ne constituait que le quart ou même une moindre proportion du tissu renfermé dans les os longs ; le reste était formé par de l'eau, ou du moins par une substance évaporable, par de l'albumine et par une substance coagulable.

Dans les os spongieux et dans le diploé, les cellules médullaires renferment un liquide rougeâtre gélatiniforme. Il est composé, selon Berzélius, d'eau (75,5 parties) et de matières solides (24,5 parties) ; celles-ci sont encore semblables à celles que l'on extrait de la viande par l'eau froide ; savoir : de l'albumine, de la matière colorante, de l'extrait de viande et des sels : il n'y avait que des traces de graisse.

Propriétés. — Duverney a démontré que la membrane médullaire était douée de la sensibilité animale. Bichat et Béclard partagent cette opinion et expliquent fort bien que si l'on est porté à juger le contraire, d'après ce qui se passe chez l'homme pendant les amputations, cela tient à l'ébranlement causé par la section de la peau, des muscles et des gros troncs nerveux. Quoi qu'il en soit, la sensibilité n'est pas toujours la même si l'on ampute au-dessus ou au-dessous de l'artère médullaire principale, car, dans le premier cas, la portion conservée n'est plus en communication avec le système nerveux. Cette membrane possède encore la contractilité de tissu qui est caractérisée par le retour des cellules sur elles-mêmes après l'amputation des os longs. Le spina ventosa prouve son extensibilité. La contractilité animale et la contractilité organique sensible lui sont manifestement étrangères.

Développement. — Bichat dit que la membrane médullaire existe de très bonne heure dans les os et même avant leur ossification et la formation du canal, mais qu'elle est alors remplie d'une matière gélatineuse qui, plus tard, fait place à la moelle. Béclard, au contraire, affirme que l'attention la plus minutieuse ne montre d'abord dans les cartilages des os ni artères, ni veines, ni membrane médullaire ; que plus tard la cavité des os longs n'est qu'un canal étroit que l'artère remplit : celle-ci se déjette sur le côté et s'accole aux parois quand le canal commence à s'élargir ; une substance visqueuse ou gélatineuse le remplit d'abord, et plus tard la moelle le remplace. Il n'y a aucune différence appréciable sous le rapport du tissu entre les deux sexes ; mais, comme nous l'avons dit, la quantité du fluide graisseux présente des variétés individuelles. (Voy. *Développement du système osseux.*)

Développement du tissu et du système osseux. — *a. Formation.* — *Développement.* — *Accroissement.* — Dans les premiers temps de la vie parasitique, la masse embryonnaire est transparente, on ne peut encore apercevoir aucune trace de la formation du système osseux. A une époque plus avancée, si l'on fait macérer un petit animal ou une région d'un animal plus considérable dans une dissolution un peu concentrée de potasse caustique, on ramollit les parties molles, qui se détachent alors facilement des parties plus solides, et l'on trouve, non pas des os, mais des tiges gélatineuses entourées d'une membrane mince. Les observations relatives à cette époque de l'ostéogénie ont été entreprises par Dutrochet sur la salamandre aquatique, sur la grenouille des arbres et sur le poulet.

Selon cet anatomiste, les premiers rudiments du système osseux que l'on aperçoit distinctement appartiennent à la série des corps des vertèbres. On trouve une tige longitudinale gélatineuse, entourée d'une membrane, sans aucune trace de divisions. La moelle épinière, dépourvue de toute espèce d'enveloppe osseuse, est située à la partie postérieure de la tige vertébrale, tandis que l'aorte occupe la partie antérieure de celle-ci. Si l'on examine alors ces jeunes os, dans lesquels le travail d'ossification ne commencera que beaucoup plus tard, on voit que chacune des pièces qui représentent les corps de vertèbres est formée par deux petits cônes creux et tronqués opposés par leur sommet ; ils croissent par une véritable végétation de leurs orles opposés, qui s'évasent en même temps, et leur centre offre une cavité tubuleuse ou doublement conique, d'où le nom d'*os dicônes* créé par Dutrochet. A mesure que cette végétation fait des progrès, on voit saillir sur les parois des orles des bourgeons gélatineux qui offrent des formes différentes, selon la région vertébrale sur laquelle on les observe. Je dirai, en résumé, que les bourgeons latéraux postérieurs se courbent en arc sur la moelle, et représentent les lames de la vertèbre, lesquelles lames, par la continuation du développement, se rencontrent et se soudent. Leur forme primitive est la cylindrique : c'est postérieurement que leur aplatissement a lieu. Plus tard encore, deux nouveaux prolongements, partant du côté externe de leur base, forment les apophyses transverses.

A mesure que l'évolution parcourt ses périodes, la cavité doublement conique du corps vertébral rudimentaire se comble dans son milieu de substance gélatineuse, et l'on voit, au lieu du canal qui existait primitivement, deux cavités, en forme de coupe, adossées par leur fond. Bientôt de ce fond s'élève pour chacune d'elles une production arrondie, véritable tête articulaire qui marche à la rencontre d'une production semblable, émanée de la cavité inférieure du corps de la vertèbre placée au-dessus. Ce sont là de véritables épiphyses.

Les os des membres, c'est-à-dire les os longs observés sur les mêmes animaux, sont tous aussi des os dicônes. Leur tige gélatiniforme est longue; mais elle ne représente pas moins ces deux cavités cyathiformes dont nous parlions. Dans les premiers temps, ces os n'ont pas d'épiphyses; ils ne sont donc pas articulés avec ceux des divisions supérieures et inférieures du squelette; au contraire, il existe des espaces vides assez considérables à la place des articulations; l'accroissement des orles terminaux des os bicônes comble peu à peu ces vides, et c'est alors que les épiphyses apparaissent.

Sur le fémur du têtard, par exemple, on voit sortir des deux cavités cyathiformes de l'os dicône deux productions gélatineuses arrondies : ce sont les épiphyses naissantes. L'épiphyse inférieure se partage en deux lobes, qui sont les deux condyles du fémur; sur eux se moulent les épiphyses de l'extrémité supérieure des os dicônes, tibia et péroné.

Dutrochet admet que les os du carpe et du tarse, qui diffèrent par leur forme de tous les autres os, sont aussi des os dicônes, mais en quelque sorte avortés. Chez les têtards ils sont véritablement diconiques. Les os plats sont également diconiques dans le principe. Quant aux éminences des os, dont on ne trouve aucune trace dans les os diconiques, le même anatomiste les considère comme des insertions tendineuses ossifiées ou des ostéides. Nous reviendrons plus loin sur cette dernière particularité.

La formation des os est un phénomène distinct, et postérieur à celui des tiges gélatineuses. Les os se forment dans l'intérieur de celles-ci et dans leurs diverses parties, par un certain nombre de noyaux, qui se pénètrent plus tard les uns les autres. Dans la diaphyse des os longs, et dans le centre des os larges d'un développement précoce, la matière muqueuse ou gélatineuse passe de suite à l'état osseux, tandis que dans les autres parties, dont l'évolution est moins rapide, l'os primitif passe par l'état cartilagineux avant de se transformer. On doit cette observation à Béclard, mais il faut dire toutefois que beaucoup d'anatomistes combattent cette manière de voir. Les cartilages de nouvelle formation, qui représentent le second état transitoire de certains os, diffèrent de ceux qui forment la base des os de l'adulte seulement en ceci, que l'ébullition, au lieu de les réduire en colle, les convertit en chondrine. Quant à la structure microscopique, elle est la même pour eux que pour les cartilages permanents.

Dès que l'ossification se développe, elle marche, selon Valentin, de la manière suivante : des cavités isolées se montrent vers le milieu de la masse cartilagineuse ; elles s'allongent, se rencontrent, et forment des canaux arrondis ; en même temps se développent des conduits latéraux. Ce sont là les cellules-mères ou les cavités des cartilages qui, par leur jonction, constituent les canalicules médullaires. Jusque là, le cartilage représentait une masse uniforme ; mais à l'époque de la formation des canalicules , apparaît la disposition stratifiée ou en lamelles. Ce développement de la structure lamelleuse précède le moment où la terre calcaire commence à se déposer.

On voit alors le liquide mucilagineux ou visqueux qui remplissait les canalicules de nouvelle formation , épaissir, devenir opaque, les canaux prendre la couleur rouge. Les points d'ossification se forment dans l'épaisseur du cartilage, et dans toute leur circonférence ils sont entourés d'une trame rougeâtre. Quant au dépôt de la matière calcaire , il commence sous forme de grains isolés , très petits, qui s'arrêtent dans la substance cartilagineuse et se combinent intimement avec elle. De Blainville a émis une manière de voir différente de celle-ci ; il prétend que les molécules calcaires s'accumulent dans l'intérieur du cartilage, et que l'examen microscopique fait sur un pariétal , par exemple , les y montre sous forme de très petits cristaux polyédriques. Il est certain qu'il y a là une erreur d'observation, et que de Blainville aura pris la matière calcaire des corpuscules et des canalicules osseux pour le cartilage ossifié qui les entoure ; et d'ailleurs , même dans cette hypothèse , il n'a pu observer des cristaux , puisque , selon Berzélius et Mitscherlich, le phosphate calcique des os est incristallisable.

Lorsque l'imbibition calcaire du cartilage est complétée , les canaux poreux et la cavité de la cellule qui, jusqu'alors, étaient restés libres , se remplissent à leur tour. Ces premiers germes osseux offrent partout , même dans les os cylindriques, la texture des os spongieux ; leur surface , d'abord irrégulière , se couvre bientôt d'une lamelle osseuse lisse , qui les isole des parties cartilagineuses ; tout le cartilage primitif se transforme ainsi peu à peu. Arrivé à cette époque , l'accroissement poursuit son évolution en accomplissant d'autres phénomènes qui se répéteront pendant longtemps , car on sait que le travail d'accroissement des os doit se prolonger pendant de longues années. C'est cette dernière période du développement des os qui excite depuis longtemps la curiosité des anatomistes : Howship, Duhamel, Hunter, Gibson, Flourens, ont cherché à surprendre son mécanisme au moyen d'expériences ingénieuses. Ces observateurs sont arrivés à des conclusions assez exactes, il est vrai ; mais il importe de dire qu'elles concernent surtout le développement des os longs, et qu'on n'a jugé pour les autres que par analogie.

Ainsi Duhamel ayant tourné un fil de fer autour de l'os d'un jeune animal, l'a vu recouvert peu à peu par la substance osseuse, et plus tard il l'a trouvé libre dans la cavité médullaire. Duhamel et Hunter percèrent des trous dans la direction de l'axe sur la diaphyse des os de jeunes cochons, et ils virent que ces pertuis ne s'écartaient pas par les progrès de l'ossification. Il résultait de la première de ces expériences que les os cylindriques augmentent de volume par l'apposition de nouvelles couches cartilagineuses sous-jacentes au périoste, lesquelles s'ossifient progressivement, et que le développement de la cavité médullaire se fait, au contraire, par l'absorption des couches les plus internes de la substance osseuse. La seconde démontre que l'accroissement en longueur ne se fait pas par élongation du tissu osseux primitif, mais bien par addition de nouvelles couches sur les anciennes. Je dois dire cependant que Duhamel en tirait des conclusions tout opposées, puisqu'il pensait que l'accroissement en circonférence se faisait par extension, et que l'accroissement en long se faisait de la même manière : comme dans les végétaux, dit-il.

La propriété singulière que possède la matière colorante de la garance de se combiner avec le phosphate calcaire qui se dépose dans le cartilage des os, a permis de confirmer la manière de voir des expérimentateurs qui s'étaient prononcés autrefois en faveur de l'accroissement des os en circonférence au moyen de l'apposition de nouvelles couches.

Introduite dans le sang par les aliments, cette matière colore le sel calcaire qui, chez les jeunes animaux, sert à constituer les nouvelles couches qui se succèdent à l'extérieur, et l'on trouve sur la tranche des os cylindriques, après quelque temps d'une semblable alimentation, des couches internes (anciennes) non colorées, et des couches externes (nouvelles) colorées. En modifiant l'expérience, c'est-à-dire en attendant plus longtemps, on peut ne trouver qu'une couche colorée, parce que les lames les plus internes ont été résorbées au profit de la cavité médullaire. On peut aussi, selon qu'on cesse ou que l'on continue l'usage de la garance, obtenir des couches concentriques alternativement blanches ou rouges.

Une fois que l'animal arrive à l'âge adulte, les os se colorent encore, mais faiblement, ce qui prouve que le renouvellement de la matière calcaire se fait avec plus de lenteur. Par suite des progrès de l'âge, l'accroissement de l'os, par apposition de nouvelles lames, cesse complétement ; mais on sait que la raréfaction des cellules intérieures persiste et augmente sans cesse jusqu'à l'âge le plus avancé.

b. Évolution générale du système osseux. — Nous allons maintenant envisager le système osseux dans son ensemble, et voir les particularités que son évolution présente. Ce travail a pour la première fois été accompli d'une manière complète par Serres, qui en a réuni les principaux points dans un de ses plus beaux mémoires d'anatomie transcendante, sous le titre de : *Lois de l'ostéogénie.*

Formation du rachis. — Sur un embryon humain de huit millimètres de long sur trois millimètres de large, on remarquait à la loupe, après avoir incisé la pellicule qui recouvrait le dos : 1° la moelle épinière ; 2° à la place du rachis, deux replis membraneux qui se dirigeaient l'un vers l'autre. Ces prolongements étaient déjà réunis dans la région dorsale, sur un embryon de onze millimètres de long et de huit millimètres de large. Il fut impossible, dans les deux cas, de distinguer la moindre apparence des surfaces vertébrales. Sur un autre embryon long de seize millimètres et large de six, le cordon médullaire et les replis membraneux paraissaient frangés en les examinant par la face dorsale, tandis que sur un plan antérieur, on apercevait de chaque côté quatre surfaces quadrilatères répondant aux parties latérales des sept premières vertèbres dorsales. Un autre embryon, à peine plus volumineux que les précédents, présentait les surfaces lombaires et cervicales apparentes.

A partir de cette époque, le rachis marche avec rapidité vers sa clôture. Alors chaque demi-rachis envoie vers l'autre des dentelures irrégulières qui se correspondaient sur un embryon de dix-huit millimètres; quatre de ces prolongements étaient sur le point de se réunir dans la région dorsale. Serres, qui les a suivis avec soin, pense qu'ils sont formés par les fibro-cartilages intervertébraux. Le rachis était tout formé sur un embryon de trente millimètres; mais en l'examinant par sa face interne, on voyait encore une suture très distincte. La colonne est alors arrivée à son état cartilagineux complet, l'ossification va commencer à son tour. On en rencontre les premiers rudiments vers le quarantième jour; les premiers grains osseux apparaissent sur la partie moyene de la région dorsale, entre la cinquième et la dizième vertèbre, puis sur les premières et dernières dorsales, puis sur les dernières cervicales et sur les premières lombaires; entre le cinquantième jour et le deuxième mois, ce travail est accompli. Serres a trouvé dans ces cas, au centre du cartilage du corps des vertèbres, deux molécules osseuses ayant leur plus grand diamètre d'avant en arrière, et séparées par une ligne fibreuse qui était très apparente sur les embryons qui provenaient de femmes faibles ou âgées. — Nous voyons dans les phénomènes que nous venons d'indiquer jusqu'à présent la manifestation de la loi de symétrie des organismes. (Voy. *Formation embryonnaire.*)

Formation du crâne. — Les anatomistes, comme nous le verrons plus loin, s'accordent aujourd'hui pour considérer le crâne comme étant formé par une association de vertèbres; il résulte de cette analogie que la marche des formations doit être la même pour la boîte crânienne que pour le rachis. Il est facile de vérifier ce fait anatomique: ainsi le frontal reste formé de deux pièces pendant les premières années de la vie; les pariétaux restent le plus souvent séparés jusqu'à l'âge le plus avancé; l'occipital, l'ethmoïde, le sphénoïde, ont aussi un développement double et symétrique.

Formation de la face. — Le double développement des os de la face ne serait pas mis en doute sans la présence du vomer, que beaucoup d'anatomistes indiquent comme se développant par un noyau unique, tandis que Serres a fait voir qu'il rentrait dans les règles de la loi générale du développement, puisqu'il apparaît vers le cinquième mois de l'état embryonnaire sous forme de deux lames minces. S'il pouvait exister quelques doutes pour ce qui concerne sur ce point l'embryon de l'homme, l'examen du même os chez divers embryons d'animaux confirmerait d'une manière positive cette application des règles générales de l'évolution des organismes.

Formation du sternum et de l'hyoïde. — Serres, se fondant sur l'état du développement du sternum chez les ornithorhynques et chez les reptiles, est parvenu à rencontrer, sur des embryons de neuf millimètres de longueur, un raphé médian fort distinct qui paraît formé par l'adossement de deux lames sternales; en conséquence, le développement de cet os ne fait aucune exception à la règle de la dualité des organismes primitifs. Pour l'hyoïde, Serres a encore constaté que sur certains fœtus on distingue quelquefois à la naissance un raphé sur la ligne médiane du corps de cet os. Sur les embryons et sur les jeunes fœtus dont l'ossification a été retardée, on trouve souvent deux noyaux osseux isolés et séparés par une ligne fibreuse. Cette dernière disposition est permanente chez les batraciens, qui présentent un os hyoïde dont le corps est formé de deux pièces adossées.

Perforation du système osseux. — Nous venons d'observer le système osseux obéissant à la loi de symétrie et de dualité primitive des organismes. Il importe de rechercher maintenant par quel mécanisme ces pièces nouvellement constituées se perforent pour donner passage aux nombreux cordons nerveux et vasculaires qui les traversent dans le but de communiquer avec les organes qui sont disposés soit au-dedans, soit autour des cavités qu'elles composent. Existe-t-il une action mécanique qui use et détruit peu à peu les os au point que doivent occuper les ouvertures? ou bien celles-ci sont-elles le résultat d'un principe général du développement? Si nous cherchons d'abord la solution de ces questions dans la formation des trous de la colonne vertébrale, nous voyons que les trous de conjugaison, au lieu d'être formés d'une seule pièce, sont tous constitués par deux échancrures qui appartiennent à deux vertèbres voisines. Ce mécanisme si simple a mis sur la voie de la réalité, et Serres s'est attaché à montrer par la nature de l'ossification qu'une seule et même règle, analogue à celle qui perfore le rachis, régit la formation de tous les trous du système osseux. Fournissons rapidement des exemples pour les divers os.

a. Trous de la base des apophyses transverses des vertèbres cervicales. — Jusqu'au septième mois, ces trous sont formés par deux prolongements osseux réunis au moyen d'une bandelette fibro-cartilagineuse qui s'ossifie isolément à partir du huitième mois de la gestation et se soude plus tard aux prolongements latéraux.

b. Trous de la base du crâne. — Ils s'établissent de

même que les trous latéraux du rachis. Ainsi, le trou *condyloïdien* est formé de deux pièces, l'os condylial et le basylial ; il n'apparaît que vers le quatrième mois, et quelquefois il n'est pas complet vers la septième année. — On sait que le trou *occipital* est déduit de la conjugaison de quatre pièces dont les traces ne disparaissent que fort tard. — Les trous *ronds* et *ovales* du sphénoïde doivent leur formation à deux pièces distinctes et primitives de la grande aile du sphénoïde, lesquelles viennent se joindre sur la ligne représentée par ces trous. Les premiers sont formés vers la fin du quatrième mois, au moyen d'une petite pièce surnuméraire qui joint les deux pièces indiquées. Le trou ovale n'est complété que vers le septième mois, par l'évolution de la pièce qui doit fournir l'apophyse épineuse de l'os sphénoïde ; enfin, lorsque, par les progrès du développement de cette épine, le trou ovale a été construit, une petite languette supplémentaire vient circonscrire le trou *sphéno-épineux*. — Le trou *optique* n'est d'abord qu'une échancrure. Vers la neuvième semaine de la vie, apparaît une pièce osseuse qui forme la portion antérieure de la petite aile du sphénoïde. Vers la fin du troisième mois, une seconde pièce vient se juxtaposer en arrière contre la première ; de la sorte, l'apophyse d'Ingrassias représente un triangle échancré par sa base ; mais du quatrième au sixième mois, cette échancrure vient s'appliquer contre la partie latérale du corps du sphénoïde antérieur, et complète ainsi le passage du nerf optique. — Les trous *orbitaires internes* résultent de la juxtaposition de l'échancrure du frontal et du bord supérieur de l'*os planum* de l'ethmoïde. — Si nous passons aux ouvertures du rocher, nous voyons que Serres a prouvé que la *fenêtre ronde* résulte de la jonction de deux pièces, isolées jusqu'au deuxième ou troisième mois, — de même que la *fenêtre ovale* est le produit de deux pièces réunies en une, laquelle se réunit après à une troisième dans laquelle est creusée une partie du canal demi-circulaire horizontal. — A son tour la formation du trou *auditif interne* est très compliquée. Une première pièce, qui est la lame supérieure du limaçon, est située en dedans ; elle forme un arc irrégulier dont la convexité est interne et la concavité externe ; une seconde pièce qui forme la partie externe est concave en dedans ; un prolongement part de sa partie moyenne et tombe sur une petite pièce qui s'ajoute à la première dont nous avons parlé, et complète une cloison qui sépare le trou en deux parties. — Deux pièces réunies par un mécanisme à peu près semblable forment l'ouverture *interne* du canal *auriculo-mastoïdien.* — Trois pièces constituent le trou *sous-orbitaire*; — quatre, le trou *palatin antérieur.* — Deux et souvent trois pièces circonscrivent l'ouverture *triangulaire de l'étrier.*

Enfin les trous *sacrés* complètent cette énuméraion. Ils ne sont pas formés sur le modèle des trous de conjugaison rachidiens, mais on trouve pour les compléter une pièce de développement surnuméraire entrevue par Kerkring et Albinus, et retrouvée par les recherches des modernes. Il résulte donc, de l'énumération que nous venons de faire, que les trous du système osseux se forment tous par juxtaposition de pièces doubles ou multiples, et que pas un seul d'entre eux n'échappe à l'application de la loi que Serres a dénommée le premier, *loi de conjugaison.*

Formation des canaux osseux. — On sait qu'il existe dans les diverses pièces du système osseux des canaux qui les parcourent dans différentes directions, et livrent passage à des organes, ou bien à des vaisseaux et à des nerfs. Depuis Bichat, plusieurs systèmes avaient été proposés pour rendre compte de leur formation, mais aucun d'eux n'avait donné une solution satisfaisante: c'est encore aux travaux de Serres que l'on doit la démonstration du mécanisme qui leur donne naissance ; en effet, cet habile anatomiste a prouvé qu'ils sont soumis au même type de formation que les trous, et par conséquent qu'ils ne sont que des conduits de conjugaison. Il est inutile que nous abordions ici l'étude de la formation de chacun de ces conduits ; il suffit que la loi générale de leur formation ait été énoncée, et que nous disions que l'on a démontré qu'il n'y a pas un seul anneau osseux qui soit, au début de sa formation, constitué de toutes pièces.

Formation des éminences osseuses. — Plusieurs essais avaient été tentés pour rattacher la formation des saillies osseuses à une règle générale. Les mécaniciens admettaient l'action musculaire, d'autres l'expliquaient par une espèce de boursouflement de la substance osseuse. Serres, enfin, a démontré que toutes les éminences sont dues à des pièces de rapport qui, d'abord isolées, viennent se confondre plus tard avec la continuité de l'os et faire corps avec lui (*loi des éminences.*)

1° *Éminences d'articulation.* — Il y en a de simples et de composées. Il résulte de la comparaison des différences que présente le développement des éminences articulaires simples, opposées aux éminences articulaires composées, que toute éminence articulaire simple doit sa formation à une seule épiphyse ou à une seule pièce : nous en avons des exemples sur la tête du fémur, sur celle de l'humérus, dont le mode de développement est bien connu, car elles ne se soudent que fort tard. — Il en est de même pour les épiphyses de la clavicule : mais rarement elles sont distinctes chez l'homme, tandis qu'on les rencontre chez un grand nombre d'animaux claviculés. — Il faut encore mentionner la tête articulaire de la mâchoire inférieure, qu'il est difficile de rencontrer isolée ; — les condyles de l'occipital ; — l'apophyse odontoïde, qui ne se soude à l'axis que vers le commencement de la deuxième année ; — les épiphyses articulaires des côtes, qui n'apparaissent que de la quinzième à la vingtième année.

2° Toute éminence articulaire composée se forme par

autant de pièces qu'il y a de condyles ou d'éminences distinctes qui la composent. Nous pouvons poursuivre la démonstration dans quelques épiphyses types, comme le fémur et l'humérus. Pour les condyles du fémur, par exemple, on sait aujourd'hui qu'il y a deux pièces osseuses primitives voisines l'une de l'autre dans le cartilage inférieur du fémur : elles sont encore très distinctes dans les premiers mois de la vie. — Les condyles de l'humérus prennent aussi naissance par deux ou trois pièces, et chez l'homme ces épiphyses primitives restent très longtemps séparés. Ainsi le condyle externe ne paraît pas avant la deuxième année, l'interne commence à se montrer vers la quatrième ; ce n'est qu'entre la neuvième et la dixième que la soudure de ces deux pièces s'effectue.

2° *Éminences d'insertion*. — Il est parfaitement démontré aujourd'hui que toutes ces éminences osseuses sont primitivement des points distincts d'ossification, et que cette soudure si exacte que les os nous présentent lors de leur développement ne s'est faite qu'à une époque plus ou moins avancée du développement. L'étude des os des animaux a fourni de précieux renseignements sur ce point.

L'épiphyse *trochantérienne* du fémur n'apparaît que vers la fin de la cinquième année ; de quatorze à quinze ans apparaît une nouvelle épiphyse pour le *petit trochanter*. Les deux *tubérosités* de l'humérus sont dans le même cas : la plus grosse présente un noyau osseux vers la troisième année ; le point d'ossification de la seconde ne commence à paraître qu'à quatre ans ; il se réunit à l'os vers la sixième année, et au premier vers la septième. L'*épicondyle* et l'*épitrochlée* du même os ne s'ossifient isolément que vers la troisième et la treizième année. Il y a donc pour la formation de toutes ces épiphyses juxtaposition de pièces osseuses. La soudure des éminences d'insertion isolées n'offre pas non plus d'exception à cette règle : on connaissait déjà la formation des apophyses *zygomatique*, *styloïde*, *ptérygoïdienne, coronoïde, coracoïde*, parce que leur réunion vers une époque avancée de la vie avait été remarquée par tout le monde ; mais avant le mémoire de Serres on ignorait l'organisation de beaucoup d'autres , parce qu'elles ne laissent que des traces passagères. Ainsi, l'apophyse *mastoïde* , qui paraît dans le courant du quatrième mois, ne se soude au temporal que vers la fin de la vie du fœtus. — L'*olécrâne* se forme chez l'homme par deux pièces : une première , dont l'existence est constante, divise en deux la cavité articulaire du cubitus ; une seconde, superposée à celle-ci, est l'analogue de la pièce olécrânienne proprement dite.

L'*épine du tibia*, qui donne insertion au ligament rotulien , apparaît vers la troisième année , et se soude ordinairement avec une très grande rapidité ; dans quelques circonstances , cette réunion se fait attendre jusqu'à la neuvième ou la dixième année. Il en est de même de l'épine *ischiatique*, qui paraît vers la douzième année, de celle du *calcanéum* pour l'insertion des gastro-cnémiens , que l'on peut rencontrer depuis six jusqu'à quinze ans ; enfin, l'éminence *coronoïde* du maxillaire inférieur , dont l'évolution est si rapide qu'il faut en chercher des traces sur les embryons de deux mois environ pour l'avoir séparée, et qui est le plus souvent confondue d'une manière intime avec le corps de l'os vers le quatrième mois.

Les exemples nombreux que nous venons d'exposer nous ont montré le développement des éminences osseuses, tant de celles d'articulation que de celles d'insertion , soumis à une règle invariable. Des considérations analogues à celles qui avaient fait apprécier cet ensemble ont conduit à la recherche du mécanisme par lequel se forment et se développent à leur tour les cavités articulaires. Serres a fait voir que toutes les explications entassées par les physiologistes tombent devant ce fait, que les cavités articulaires ne sont pas formées dans le principe par un seul os , comme pourrait le faire croire l'examen des os du squelette d'un adulte, chez lequel le nombre primitif des pièces osseuses a considérablement diminué; mais, au contraire, qu'en remontant vers les premières époques de la vie, on trouve toujours deux ou plusieurs os contribuant à l'arrangement des cavités de réception. Nous citerons à l'appui de ce principe les cavités à double facette qui, du côté de la colonne vertébrale, reçoivent les têtes des côtes; la cavité *odontoïdienne* de l'atlas, laquelle, creusée sur la face postérieure du corps de cet os, résulte de la réunion de deux noyaux d'ossification développés latéralement. Cette ossification commence au cinquième mois de la vie utérine; à un an ces pièces ont trois millimètres de diamètre dans tous les sens; à deux, leur volume est doublé; à cinq ans, la soudure n'est pas encore terminée; la cavité articulaire n'est complète que lors de leur pénétration. Les cavités *chondrales* du sternum nous offrent une belle application du mécanisme que nous étudions. Sept côtes viennent se rendre de chaque côté du sternum, ce qui nécessite sept cavités. Chacune de ces cavités résulte, comme celles des parties latérales du corps des vertèbres, de l'union d'une pièce supérieure avec une pièce inférieure : sept pièces sternales étaient donc nécessaires; mais la clavicule venant se juxtaposer à la côte sur la cavité supérieure, il fallait, pour ainsi dire, deux cavités et deux pièces sternales additionnelles. On les rencontre en effet chez l'homme, où ces pièces sont à la vérité rudimentaires (*os épi-sternaux*), mais on les trouve tantôt au-dessous de l'insertion claviculaire, tantôt au-dessus. — Si nous passons aux cavités articulaires des membres, nous voyons toujours la confirmation du mécanisme dont nous avons donné l'énoncé. Soient les cavités articulaires des *phalanges* des doigts; elles sont cartilagineuses jusqu'à la fin de la deuxième année. Vers cette époque, apparaissent dans la partie moyenne du cartilage deux points osseux, l'un à droite,

8.

l'autre à gauche ; ils se réunissent assez promptement ; parfois on y trouve encore un point surnuméraire. L'ossification commence d'habitude sur les premières phalanges, puis sur les secondes, et enfin sur les troisièmes.

Les os du carpe se développent de la même manière ; on voit vers la quatrième année deux points osseux constituer la cavité des *semilunaires*. Le *scaphoïde* du tarse présente trois centres qui ne sont confondus que vers la sixième année. La cavité *digitale* du radius a deux grains osseux qui complètent sa surface articulaire vers la même époque. La cavité *sigmoïde* du cubitus, plus profonde et plus étendue, a des pièces osseuses particulières dont la réunion ne se fait qu'à un âge avancé. La cavité *glénoïde* du scapulum doit son ensemble à deux os, le glénoïde et le coracoïde, dont la soudure n'est parfaite qu'à douze ans environ. Enfin, la cavité *cotyloïde* du bassin résulte de la fusion de l'iléum qui se forme le premier ; de l'ischium, qui apparaît vers le quatrième mois ; du pubis, qui se développe au cinquième. La rencontre et la confusion de ces germes osseux au centre de la cavité n'est souvent pas complète à l'âge de vingt ans, et l'on sait aujourd'hui qu'un quatrième point, rudimentaire de l'os marsupial des didelphes, vient s'y surajouter.

Tels sont les points les plus tranchants qui viennent confirmer, ou plutôt qui ont servi à énoncer les lois si remarquables de l'ostéogénie. Nous avons dû nous borner à une simple énumération, à cause de la multitude des points à étudier, et négliger tout ce qui concerne les pièces analogues du squelette osseux des animaux ; disons seulement que cette étude, généralisée et appliquée à l'ensemble des vertébrés, fournit les exemples les plus frappants de l'exactitude de ces modes de développement, et de l'analogie admirable qui enchaîne sous les mêmes lois l'organisation de tous les êtres.

Analogie des différentes pièces du squelette. — Théorie de la vertèbre. — Sans vouloir entrer dans de très longs développements sur ce point, c'est ici le lieu de faire connaître les analogies que les anatomistes ont cru saisir entre les différents os, et les déductions qu'ils en ont tirées. J. Frank reconnut le premier l'analogie entre le crâne et les vertèbres. Burdin pensait que la tête n'est qu'une vertèbre plus compliquée que les autres. Duméril, étudiant avec soin le crâne de l'homme et des mammifères, conclut que la tête est une vertèbre gigantesque dans toutes ses dimensions, et de la sorte il pressentit véritablement la théorie des homologues ou des analogues. L'anatomie comparée et la méditation conduisirent, vers la même époque, les anatomistes allemands à des résultats semblables. — Gœthe admettait six vertèbres pour la tête, dont trois pour le crâne : l'occipital, le sphénoïde antérieur et le sphénoïde postérieur, et trois autres formant la face : palatin, maxillaire supérieur et inter-maxillaire. Oken, modifiant ces idées, reconnut trois vertèbres céphaliques : l'*auriculaire*, formée de l'occipital, du rocher, sur lesquels l'apophyse styloïde répète le sacrum, et l'hyoïde le bassin. La *maxillaire*, dont le sphénoïde postérieur forme le corps avec les apophyses transverses et obliques, les pariétaux, l'apophyse épineuse, et qui offre de plus la répétition des membres supérieurs et inférieurs, attendu que la portion squameuse reproduit l'omoplate et l'os coxal ; l'apophyse ptérygoïde, la clavicule ; l'os jugal, le bras et l'avant-bras ; le maxillaire supérieur, la main et les doigts ; l'os intermaxillaire, le pouce ; le condyle de la mâchoire, le fémur ; l'apophyse coronoïde, la jambe ; et la partie antérieure de l'os, le pied. L'*oculaire*, composée du sphénoïde antérieur ; elle a son apophyse épineuse dans le frontal : le vomer, l'ethmoïde, les cornets, les palatins, les nasaux s'unissent pour répéter le thorax.

Depuis ce premier travail, Oken a modifié sa manière de voir, et il a porté le nombre des vertèbres céphaliques à quatre. Spix, à son tour, considéra le crâne comme une

seconde formation qui répète toutes les pièces du système
vertébral, de manière que l'être se trouve constitué par deux
tronçons complets, l'un en avant, restreint dans son développement, c'est la tête ; l'autre en arrière et étendu sans obs-
tacle, c'est le tronc. Quant au nombre des vertèbres céphaliques, il en admet trois : la première, crânique ou antérieure ;
la seconde, thoracique ou moyenne ; la troisième, abdominale ou postérieure. Cuvier admit le principe de l'analogie
du crâne et du rachis ; il reconnut trois ceintures (vertèbres) : l'*antérieure*, formée par les deux frontaux et l'ethmoïde ; la *moyenne*, par les pariétaux et le sphénoïde ; la
postérieure, par l'occipital. Meckel proposa de considérer
tout le sphénoïde comme seconde vertèbre, de faire con-
sister la troisième dans l'ethmoïde et le frontal, et de voir
dans les temporaux une vertèbre coupée en deux. A son
tour Bojanus admit quatre vertèbres céphaliques, tandis
que Burdach s'attachait à démontrer qu'il n'y en a que
trois.

Enfin, Geoffroy Saint-Hilaire, dans le but de mettre un
terme à ces variations, voulut commencer par établir d'une
manière rigoureuse les éléments d'une vertèbre. Il démontra
qu'une vertèbre n'est pas simplement un tronçon transversal placé au bout d'autres tronçons, mais un système osseux
composé de neuf éléments qui peuvent être ou ne pas
être soudés ensemble, sans que pour cela l'essence en soit
modifiée. Ces éléments sont un noyau impair et médian, le
cycléal, sur lequel s'appliquent deux anneaux, l'un supérieur, l'autre inférieur, qui contiennent, le premier un
tronçon du système médullaire ; le second, un tronçon du
système sanguin. Chacun de ces anneaux se compose de
quatre pièces, savoir : le supérieur, de deux *périaux* et de
deux *épiaux* ; l'inférieur, de deux *paraaux* et de deux *ca-
taaux*. En général, l'un d'eux s'accroît toujours aux dépens
de l'autre, et quand la prédominance devient extrême, les
éléments du plus petit anneau se présentent sous la forme

de très petites apophyses. De même la différence qui existe
entre les deux extrémités de l'axe central du système nerveux, dont l'une est atténuée, l'autre, au contraire, accrue et
ramassée en boule ; cette différence rend nécessaire non seulement un accroissement des pièces principales en superficie , mais encore, à influence égale, le concours de toutes ,
qui sont alors appelées à intervenir d'une manière uniforme,
sans aucune distraction de parties au-dehors ou de saillies,
c'est-à-dire à devenir simplement pièces d'enceinte , à
fournir le cloisonnement extérieur. C'est ainsi que Geoffroy
Saint-Hilaire explique le défaut de saillies et d'apophyses
qui forment un des caractères des crânes les plus volumineux. Le système osseux n'étant alors affecté qu'au cloi-
sonnage d'une masse médullaire considérable, il conserve
le moins possible de relations au-dehors , tandis que, plus
loin, n'ayant à protéger qu'une très petite masse, la moelle
rachidienne, son extérieur devient tout raboteux, et se compose, sur tous les points superficiels, de fortes saillies pour
chaque partie musculaire.

La tête , abstraction faite du maxillaire inférieur , a été
considérée comme un ensemble de sept vertèbres qu'il est
bon de faire connaître : 1° vertèbre *cérébelleuse* , comprenant : un *basi-sphénal* (portion postérieure du basilaire)
et deux *sur-occipitaux* (occipitaux supérieurs); *stapéaux*
(étriers), *ex-occipitaux* (occipitaux latéraux) , *incléaux*
(enclumes) — 2° vertèbre *auriculaire*, comprenant un
otosphénal (segment antérieur du basilaire et deux *pariétaux* (pariétaux) , *tympanaux* (cercles du tympan) , *ru-
péaux* (rochers), *malléaux* (marteaux) — 3° vertèbre *optique* , comprenant un *hyposphénal* (corps postérieur du
sphénoïde) et deux *cotyléaux* (innominés) , *ptéreaux*
(grandes ailes), *temporaux* (portion écailleuse) , *ser-
riaux* (cadre du tympan)—4° vertèbre *cérébrale*, comprenant un *entosphénal* (corps antérieur du sphénoïde) et deux
ingrassiaux (petites ailes), *orbitaux* (portion orbitaire),

jugaux (malaires), *hérisseaux* (ptérygoïdes internes) — 5°
vertèbre *oculaire*, comprenant un *ethmosphénal* (corps
ethmoïdal) et deux *frontaux adgustaux* (ptérygoïdes externes), *palpébraux* (cartilages tarses), *ethmophysaux*
(cornets supérieurs) — 6° vertèbre *nasale*, comprenant un
rhinosphénal (lame ethmoïdale) et deux *nasaux*, *palataux*,
lacrymaux, *rhinophysaux* (cornets inférieurs) — 7° vertèbre *labiale*, comprenant un *protosphénal* (innominé) et
deux *adnasaux* (intermaxillaires), *coméraux*, *addentaux*
(arcades dentaires), et *protophysaux* (cartilages nasaux).
La mâchoire inférieure est à son tour formée de sept pièces
paires.

Ces considérations philosophiques, qui pourraient paraître superflues au premier abord, sont de la plus grande
importance pour l'étude de l'anatomie comparée : aussi les
zoologistes les ont-ils accueillies avec une grande faveur, et
ont-ils cherché à les perfectionner. Le grand travail de Carus nous en offre un exemple remarquable. La crainte de
nous éloigner des limites de notre sujet nous empêche
d'entrer plus avant dans cette question ; nous nous borne-
rons donc au rapide aperçu par lequel nous avons voulu
exposer l'état de ses phases principales.

<h3 style="text-align:center">OSTÉIDES.</h3>

Sésamoïdes (Bichat). — *Ostéides* (Dutrochet, de Blainville). — *Os des tendons* (Meckel).

Dutrochet a désigné le premier, sous le nom d'ostéides,
les parties du corps qui sont susceptibles de se solidifier par
l'addition de phosphate calcaire. L'observation prouve
qu'il est quelques uns de ces os nouveaux qui font constamment partie du système osseux dans son état de perfection,
les autres sont accidentels ; ces derniers sont séniles ou
morbides. Je ne dois m'occuper que des ostéides proprement dits.

Les ostéides, qui n'acquièrent jamais un volume considérable, puisque la rotule est la plus volumineuse de tous, et que les autres dépassent rarement la grosseur d'un pois, se montrent sur les membres dans le sens de la flexion, excepté encore la rotule, qui, seule parmi eux, est placée dans le sens de la flexion. On n'en connaît pas sur le tronc. On en rencontre communément deux à l'articulation du pouce avec le premier os métacarpien (os sésamoïdes proprement dits). Plus rarement il en existe un sur l'articulation phalangienne du pouce, et sur l'articulation métacarpo-phalangienne de l'index et de l'auriculaire. Ne devrait-on pas ranger le pisiforme parmi cette catégorie?

Les ostéides sont plus nombreux et plus forts aux membres inférieurs : nous trouvons d'abord la rotule ; deux autres existent en arrière du genou dans les tendons des jumeaux. Au pied, il y en a un dans le tendon du jambier postérieur près de son insertion au scaphoïde ; il y en a un autre dans celui du long péronier sous le cuboïde ; constamment il y en a deux sous l'articulation métatarso-phalangienne du gros orteil, parfois même dans les points correspondants des autres doigts.

Ces organes se développent toujours dans le tissu fibreux ; les uns occupent des tendons : la rotule, ceux des jumeaux, du jambier, du péronier ; les autres sont formés dans les ligaments, ainsi les os sésamoïdes des phalanges du pied et de la main.

Bichat s'est occupé avec soin de l'évolution de ces petits corps : nous allons la retracer d'après lui. Les tendons et les ligaments qui doivent un jour servir de base aux ostéides restent longtemps sans en offrir de traces : seulement, après la naissance, il se dépose, dans les points qui doivent plus tard les contenir, un peu plus de gélatine qu'il n'en existe dans les mêmes tissus dans d'autres régions de l'économie. Peu à peu apparaissent des fibro-cartilages analogues, par leur structure, aux fibro-cartilages interarticulaires, à ceux des coulisses tendineuses. Plus tard, ces fibro-cartilages rougissent, sont pénétrés par des petits réseaux capillaires, et l'on voit alors apparaître à l'intérieur une espèce de tissu celluleux analogue à celui des os, tandis qu'une couche mince de tissu compacte en recouvre la superficie. Mais ces os nouveaux restent toujours au milieu d'une base fibreuse dont les fibres semblent se continuer à travers leur trame sans interruption ; par conséquent, ils offrent pour caractère spécial de ne pas être recouverts d'une couche de périoste analogue à celle des os véritables. (Voy. *Fibro-cartilages.*)

La rotule s'ossifie vers la troisième année ; les ostéides du pied et de la main n'apparaissent que de vingt à trente-cinq ans.

SYSTÈME DENTAIRE.

Les dents, comme on le sait, sont, chez l'homme, de trois espèces : les incisives, les canines et les molaires. Chacune d'elles est composée de deux portions principales : l'une cachée dans l'alvéole, c'est la *racine ;* l'autre apparente à l'extérieur, c'est la *couronne.* On distingue encore quelquefois une partie intermédiaire aux deux précédentes, c'est le *collet ;* il est formé par toute la portion de l'organe comprise entre le bord de l'alvéole et celui de la gencive. Ce dernier point, où la gencive s'arrête, est souvent marqué par deux lignes courbes à convexité tournée vers la racine, lesquelles entourent la dent en se rejoignant à angle aigu sur chacun de ses côtés : c'est là que s'arrête la substance vitreuse extérieure. On sait encore que les couronnes des trois espèces de dents sont conformées d'une manière différente, et que leurs racines sont simples ou multiples. Ces racines sont séparées par un espace que Retzius a dénommé *surface alvéolaire,* et creusées par un canal qui aboutit à une dilatation formée dans le centre de la dent ; on appelle ces conduits et cette loge *canal dentaire* et *cavité dentaire*. La seule différence qui existe pour les dents multicuspidées, c'est que chacune des racines de celles-ci présente un canal unique, et que la cavité de la dent communique avec les divers canaux à la fois. Cette cavité présente à peu près la même forme que la dent sur laquelle on l'examine ; elle commence au niveau du collet et se prolonge jusqu'au centre de la couronne. Dans son intérieur est logée la *papille* du follicule dentaire. Si, maintenant, nous passons à l'organisation de la partie osseuse, nous trouvons sur la couronne une couche externe, solide et brillante : c'est l'*émail* ; elle recouvre une autre partie qui est formée par l'*os dentaire* ou l'*ivoire*. Celui-ci persiste dans la couronne et dans la racine à la fois, tandis que sur la racine l'*émail* cesse pour être remplacé par une couche d'une substance qu'on nomme *cément*, laquelle, dit-on, a aussi des rapports avec l'émail. La cavité qui produit la dent et qui entoure toute la racine est appelée *follicule dentaire*.

Structure. — Les anciens se bornèrent à l'étude extérieure des dents sans chercher à découvrir leur structure compliquée. — Il faut, pour ainsi dire, arriver jusqu'à Eustachi pour trouver quelques idées saines sur cette partie de leur histoire. Cet anatomiste décrivit leurs follicules et leurs vaisseaux, et reconnut qu'elles étaient constituées par deux substances particulières, auxquelles Bertin ajouta plus tard une troisième substance centrale. Leeuwenhoek le premier étudia leur structure intime au moyen du microscope, et put acquérir des connaissances un peu exactes sur ce point. Il admit que les dents sont composées de tubes droits, très minces, s'étendant de l'alvéole à la périphérie de l'organe, et se ployant en zigzag dans l'émail. Ses préparations étaient faites sur des dents humaines.

Malpighi se prononça en faveur de la disposition fibreuse. Havers, Reichel et Howship, qui s'aidèrent du microscope, partagèrent l'opinion de Leeuwenhoek, tandis que Sœmmering, Albinus, Scarpa, Bichat et Meckel, qui négligèrent ce puissant moyen d'investigation, se prononcèrent pour la description de Malpighi. Hérissant apprit que l'émail ne laisse pas de cartilages comme les os lorsqu'on le fait dissoudre dans l'acide chlorhydrique. Hunter, marchant sur ses traces, regarda l'émail comme un produit cristallin analogue aux calculs biliaires et urinaires. Il faut encore ici marquer un temps d'arrêt et descendre jusqu'à ces dernières années. L'élan fut donné de nouveau par Purkinje et Fraenkel, auxquels nous devons enfin des connaissances plus positives : ils saisirent le véritable sens des canalicules dentaires. Muller décrivit la matière calcaire déposée dans leur intérieur et dans la substance intermédiaire. Enfin, les travaux de Retzius, de Schwann, de Henle, de Krause, de Serres, d'Owen, de Nasmith, nous conduisirent progressivement aux résultats que nous possédons aujourd'hui.

Follicules dentaires. — C'est la partie qui produit l'ostéide dentaire et qui est un de ses moyens d'union avec l'alvéole. Ces sacs existent en nombre égal à celui des dents ; ils sont placés dans les alvéoles et formés par des dépressions de la membrane muqueuse ; ils sont unis au périoste alvéolaire et s'enfoncent dans toutes les anfractuosités des alvéoles. La paroi externe reçoit les vaisseaux et les nerfs qui lui sont destinés ; son extérieur est rempli par la racine de la dent, à laquelle il adhère intimement : bien entendu que son sac est simple pour les dents unicuspidées, tandis qu'il est divisé par follicules secondaires pour les dents à racines multiples ; son goulot embrasse le col de la dent, et lui adhère aussi ; son fond donne naissance à la papille dentaire.

Glandes gengivales. — Au pourtour du goulot de ce follicule, il existe, selon Serres, une série de petits corps disposés en cercle ; il les a appelés *glandes gengivales*. Selon lui, ces corps, analogues aux glandes dites de Méibomius,

sont de petits follicules destinés à sécréter une matière qui
lubrifie le bord alvéolaire avant la sortie des dents ; plus
tard, ils produisent le tartre. Meckel les regarde comme un
état pathologique de la muqueuse. Emmanuel Rousseau,
qui a constaté l'existence de ces follicules, dit s'être assuré qu'ils disparaissent après la sortie des dents. Blandin
croit, au contraire, pouvoir affirmer qu'il existe des follicules autour du collet des dents de l'adulte ; et au lieu de les
comparer aux glandes de Méibomius, il voit plutôt en eux
des analogues aux follicules qui existent autour du goulot
de la matrice des poils. Fraenkel, Purkinje et Linderer
les ont trouvés dans ces derniers temps. Ces anatomistes et
Raschkow en ont même examiné le contenu à l'aide du microscope, et ils ont trouvé dans un liquide clair de petites plaques polygonales, à noyau arrondi, ressemblant
aux cellules épithéliales aplaties et remplies en partie de
substance grenue.

Papille dentaire.—*Pulpe dentaire.—Portion pul-
peuse ou molle. — Pulpe centrale* (Cuvier). —*Bulbe dentaire.* — Du fond du follicule dentaire s'élève la papille ou
noyau pulpeux ; elle est logée dans la cavité du canal et de la
cavité dentaire ; son volume est en raison inverse de l'âge ; sa
forme est exactement analogue à celle de la dent : elle est
unipédiculée dans les incisives et dans les canines, et mul-
tipédiculée dans les molaires ; son sommet est surmonté
d'éminences égales en nombre aux cuspides de la couronne dans les dents multicuspidées.

Henle dit qu'on la déchire aisément dans le sens de sa
longueur en filaments grêles qui, indépendamment des
nerfs et des vaisseaux, contiennent des fibres claires, à
grains fins, un peu aplatis, ayant le volume et l'aspect
des fibres nerveuses gélatineuses, et sur lesquelles reposent
des noyaux de cellules, tantôt ovales, tantôt allongés en
fibres courtes et minces, onduleuses, obscures. Sur la surface de la pulpe existe un tissu analogue à celui des mem-

branes muqueuses, mais n'ayant pas d'épithélium (voyez *Odontogénie*).

Os dentaire. — *Ivoire.* — *Substance propre.* — *Substance tubuleuse.* — L'ivoire offre une grande analogie de composition avec les os proprement dits. Longtemps on a disputé sur sa structure ; cependant la plupart des travaux récents s'accordent sur les dispositions suivantes, que Retzius le premier a bien indiquées. Selon cet anatomiste, la cavité de l'ivoire est percée sur toute la surface interne d'une foule d'orifices appartenant à de très petits canaux qui traversent obliquement sa substance pour pénétrer jusqu'à sa superficie. Chez l'homme, ces petits tubes sont placés parallèlement les uns aux autres, de manière à représenter une disposition rayonnante vers la superficie de l'organe. Il faut noter que leur trajet n'est pas absolument direct, mais qu'il présente toujours des inflexions que l'on a rapportées à deux ou à trois courbes, la première à partir de la cavité regardant vers la face triturante de l'os. Emploie-t-on un grossissement beaucoup plus fort, on voit que ces grandes inflexions forment des ondulosités secondaires dont on a évalué le nombre à 200 environ. Examinées sous des grossissements de 300 à 600 diamètres, ces ondulosités ont semblé à Nasmith être formées par des vacuoles qui sont placées à la suite les unes des autres comme les fibres moniliformes ou en chapelet. On a aussi remarqué que ces conduits donnent, à mesure qu'ils approchent de la périphérie, des ramifications qui se divisent à leur tour et se portent ainsi vers la surface de l'os sans s'anastomoser entre elles d'abord, tandis qu'arrivées là elles forment une espèce de réseau à lacunes où l'on a cru voir de véritables corpuscules osseux. Krause a trouvé aux tubes un diamètre de 0,0007 à 0,0023 de ligne ; Bruns, de 0,0043 à 0,0016 de ligne ; Henle, jamais plus que 0,001 de ligne : leurs parois sont incommensurables, selon ce dernier. Ces tubes sont ce que l'on appelle les canaux calcaires de l'os ; ils renferment une substance terreuse qui apparaît sous forme de grains grumeleux. Ils n'en sont pas complétement remplis, puisque, d'après Muller et Purkinje, les liquides colorés s'y introduisent. Serres a vu sur plusieurs préparations une série de globules sanguins correspondant au débouchement des canalicules dans la cavité dentaire. On a pu voir un exemple de ce fait sur des dents de cholériques qui sont restées colorées en rose depuis dix ans, et qui à cause de cela n'ont pu être utilisées pour les besoins de l'art du dentiste. La matière calcaire paraît imprégner aussi les parois de ces tubes. Si, au moyen de l'usure ou de certaines coupes, on réussit à entamer la substance osseuse transversalement aux canalicules calcaires, l'os dentaire semble être constitué par une base homogène criblée de petits trous dont les lumières apparaissent selon que la coupe est plus ou moins exacte dans la forme ronde ou ovale : ce sont les orifices des tubes. La structure de cette substance intertubuleuse ou interfibreuse mérite à son tour de fixer l'attention. Fraenkel et Purkinje n'ont pu rapporter à aucune structure régulière la disposition de cette substance fondamentale. Retzius et Muller ont partagé cette manière de voir, et ont dit que les fibres tubulées étaient entourées de substance amorphe homogène : seulement, ils admirent qu'il existait dans son épaisseur des ramifications secondaires des tubes, ce qui fut repoussé par les micrographes. Les choses en étaient à ce point, lorsque des découvertes toutes récentes sont venues modifier les croyances à cet égard. Ainsi, l'examen de la substance de l'ivoire rendue cartilagineuse fit admettre par Henle une structure organisée que nous décrirons plus loin. Nasmith à son tour a fait voir, par un grossissement de 200 à 400 diamètres, qu'il existe entre les fibres de l'ivoire une substance qui forme la trame de cet organe ; elle présente des aréoles nombreuses à parois distinctes, reproduisant assez exactement la disposition que l'on nomme celluleuse, et que

9.

Richard Owen a constatée de son côté. Les commissaires de l'Institut ont pu se convaincre, sur les préparations de Nasmith, que cette substance était formée d'aréoles bornées par des compartiments qui rappellent la disposition cellulaire des autres organismes.

On peut dépouiller l'os dentaire de la substance cartilagineuse au moyen de l'ébullition prolongée dans une solution de potasse caustique; on obtient alors les parties terreuses sous la forme d'une masse composée de granulations agglutinées et se laissant facilement écraser. On peut obtenir le même résultat par la combustion; le tissu noircit, brûle et laisse un résidu analogue à celui que nous venons de mentionner.

Cartilage de l'os dentaire ramolli par les acides. — Lorsqu'on fait macérer l'os dentaire dans l'acide nitrique étendu, la matière calcaire est précipitée, et l'ivoire se transforme en une masse flexible que l'on peut réduire en gélatine par la coction : c'est le cartilage dentaire. Cruveilhier compare sa structure à la disposition des cornets d'oublies superposés. Henle et Krause ont cru voir que sa structure était entièrement formée par des fibres concentriques affectant la même direction que les canalicules déjà décrits dans la substance osseuse, de sorte que chacun d'entre eux paraît marcher entre un faisceau particulier de ces fibres. Je dis faisceau, parce que ces fibres primitives leur ont paru formées de fibres secondaires extrêmement ténues, que les micrographes ont comparées pour les apparences à celles de la tunique jaune des artères, ou bien à celles de la couche externe du cristallin. Henle leur donne 0,0029 de ligne de diamètre. Vers la surface externe et vers les racines, dans les points où nous avons vu les canaux se ramifier, le cartilage perd l'aspect fibreux, et l'on trouve là des lamelles fines non fibreuses, surtout dans les points qui répondent à la racine et à la couronne de la dent. Comme on le voit, cette opinion diffère de celle de Nasmith ;

mais les observations de Henle et de Krause ont porté sur des tranches transversales et verticales de cartilages, et leur manière de voir est fondée sur la comparaison qu'ils en ont faite. Il serait donc curieux de savoir si Nasmith n'a pas opéré exclusivement sur des couches très amincies et transversales, qui pourraient bien alors offrir les apparences qu'il signale. Je serais tenté de le croire; car Serres, qui a vérifié les préparations de Nasmith sous les yeux mêmes de cet anatomiste, a trouvé qu'il avait opéré sur des lames d'une ténuité excessive, et qu'il n'avait jamais pu lui faire saisir, dans différentes épreuves, cette structure aréolaire d'une manière aussi distincte qu'il l'avait figurée dans les planches annexées à son travail.

Analyse. — Berzélius donne la composition suivante à l'ivoire des dents de l'homme : cartilage, 28,00; phosphate et fluorure calciques, 64,30; carbonate calcique, 5,30; phosphate magnésique, 1,00; phosphate et chlorure sodique, 1,40. — Peppys nous a laissé les proportions suivantes: gélatine, 28; phosphate calcaire, 88; carbonate calcaire, 4; eau et perte, 10. Le fluate de chaux trouvé par Berzélius avait été annoncé pour la première fois par Morichini; Fourcroy, Vauquelin, Wollaston, Brandt, l'ont inutilement recherché. La densité de l'ivoire dentaire est considérable.

Émail. — *Substance vitrée.* — *Substance corticale.* — L'émail est d'un blanc laiteux et d'une apparence vitreuse. Suivant les anatomistes, il est borné à la couronne des dents. Bertin seul soutient qu'il s'étend aussi en lame extrêmement mince sur toute la surface de la racine.

Structure. — Eustachi, dès le XVI⁰ siècle, avait vu que l'émail affecte une forme cellulaire qu'il compare aux aréoles d'un rayon de miel; et comme on ne pouvait savoir comment cet anatomiste avait pu faire une semblable observation avant l'invention du microscope, ce fait était resté perdu pour la science. Purkinje d'une part, et

Müller de l'autre, avaient bien, dans ces derniers temps, reconnu la forme élémentaire prismatique de l'émail ; mais la disposition cellulaire retrouvée par Owen et par Nasmith leur avait échappé. On voit ces fibres primitives opposées perpendiculairement sur les canalicules de l'ivoire , et formant par leur association une espèce de voûte supposée d'abord par Hunter, Blake et Schreger, et démontrée depuis par les préparations de Purkinje , de Fraenkel , de Müller et de Raschkow. La face inférieure de cette voûte présente de petites aspérités et des enfoncements qui s'insinuent dans des rugosités correspondantes de la surface de l'ivoire. Leurs extrémités libres , selon que la dent est usée ou polie, sont arrondies, carrées, hexagonales , ce qui tient à la variété des coupes qui ont lieu. Ces prismes présentent des arrangements variés , en zigzags, en tourbillons, selon le volume et la portion de la dent où on les observe. Quoi qu'il en soit , il existe encore dans la structure de l'émail des dispositions dont les micrographes ne se rendent pas un compte satisfaisant , et qui demandent de nouvelles recherches.

Analyse. — La dureté de l'émail est extrême : il fait feu avec le briquet ; il se dissout presque en totalité dans l'acide nitrique ; il laisse pour résidu un tissu mince et membraneux ; si l'acide agit plus longtemps , il ne reste plus qu'une membrane brune que Berzélius croit exister au côté interne de l'émail entre lui et l'ivoire. Au feu , l'émail noircit, devient sec et friable. Peppys le trouva formé de phosphate de chaux, 78 ; carbonate de chaux, 6 ; eau et perte , 16. Berzélius a donné les proportions suivantes : phosphate et fluorure de chaux , 88,5 ; carbonate de chaux, 8,0 ; phosphate de magnésie , 1,5 ; matière organique, alcali et eau , 2,0. Lassaigne a donné une analyse différente : substance animale , 20 ; phosphate de chaux , 72 ; carbonate de chaux , 8.

Cément. — *Os propre.* — *Crusta petrosa.* — *Ce-*

mentum. — Beaucoup d'anatomistes décrivent, tandis que les autres la passent sous silence, une couche d'une substance particulière qui, selon la plupart d'entre eux, ne diffère en rien du tissu osseux sous le rapport de sa structure intime : c'est le *cément*. Il recouvre toute la surface externe des racines, au sommet desquelles il est plus abondant que partout ailleurs, excepté dans l'enfoncement qui les sépare sur les molaires, et que l'on appelle *surface alvéolaire ;* extérieurement cette couche cesse vers le collet dans le point où commence l'émail. Les recherches de Nasmith tendraient à faire penser qu'elles se continuent avec la membrane qu'il a décrit sous le nom de capsule persistante de l'émail. Le cément aurait-il quelque analogie avec la substance que Bertin, E. Rousseau et Blandin ont trouvée dans la cavité dentaire de l'homme et de beaucoup d'animaux en dedans de la couche la plus interne de l'ivoire ? Nasmith n'a pas trouvé de corpuscules osseux dans le cément des dents de l'homme ; Retzius en a vu sur des coupes transversales et apparaissant sous forme d'anneaux concentriques. Lorsqu'on fait ramollir des dents dans l'acide chlorhydrique, on peut détacher le cartilage de cette substance corticale sous forme d'une membrane lamelleuse, moins consistante que celle que l'on obtient par le ramollissement de l'ivoire.

Analyse. — Lassaigne donne pour la composition du cément les chiffres suivants : matière animale, 42,18 ; phosphate de chaux, 53,84 ; carbonate de chaux, 3,98.

Membrane capsulaire persistante. — Cette membrane, découverte par Nasmith, a été décrite par lui de la manière suivante : « J'ai remarqué il y a quelques années, en examinant des dents humaines que j'avais mises dans une solution acide, des portions détachées de membranes qui flottaient à la surface du liquide. Elles étaient si délicates et se détachaient avec tant de facilité, que je restai pendant quelque temps incertain sur la partie de la dent dont elles s'étaient détachées. Cependant j'acquis la conviction, après un long et minutieux examen, qu'elles s'étaient détachées de la surface externe de l'émail, et qu'elles se continuaient avec la membrane qui recouvre la racine, laquelle membrane elle-même pénètre dans la cavité interne de la dent et en tapisse l'intérieur. J'arrivai ensuite à retrouver cette membrane sur toute la surface de l'émail et de la racine de la dent, où elle forme une enveloppe continue; j'ai pu même dans quelques cas la détacher de la surface de la couronne sous forme d'une membrane ou d'une capsule dentaire persistante. Il est donc démontré aujourd'hui que l'émail des dents simples et composées de l'homme et de tous les animaux est recouverte d'une enveloppe distincte. Cette enveloppe était connue depuis longtemps sous le nom de *cément* dans les dents composées de quelques animaux; mais le cément contient toujours des cellules qu'on trouve aussi dans la capsule persistante du bœuf et de quelques autres animaux; jusqu'ici je n'ai pu les découvrir dans celles des dents de l'homme : aussi nous pensons que, dans l'état actuel de nos connaissances sur ce point, on doit désigner cette membrane par un nom particulier, et non la comprendre sous la dénomination générale de cément, bien qu'elle se continue avec cette production, et qu'elle lui ressemble sous tous les autres rapports. »

Selon Serres, cette découverte importante aurait déjà reçu un commencement de confirmation par la découverte que Flourens a faite de la persistance de la membrane capsulaire sur les dents de la vache et du cheval, et par celle de la structure cellulaire de la membrane émaillante faite par Serres, Flourens et Dutrochet.

Développement des dents. — Odontogénie.

Formation du follicule. — Vers le deuxième mois, on trouve dans l'épaisseur des arcades alvéolaires une série de follicules dentaires; ils sont globuleux, opaques, remplis d'une matière jaunâtre visqueuse; ils adhèrent à la gouttière alvéolaire par les vaisseaux, et de l'autre côté à la lame gengivale. Vers le quatrième mois, Serres a trouvé des cloisons fibreuses entre les follicules ; enfin, vers la naissance, le développement des alvéoles les isole complétement les uns des autres. Le fond du follicule est occupé par une grosse papille dont la forme varie selon l'espèce de dents qu'elle formera plus tard ; l'extrémité opposée présente un prolongement que l'on a appelé *iter dentis*, *gubernaculum dentis*. Ce gubernaculum est le goulot du follicule ; on ne s'accorde pas sur sa perméabilité. Fallope le décrit comme un cordon plein. Hérissant assure qu'il est creux, mais qu'il est bouché par la seconde gencive. Serres et Delabarre soutiennent qu'il est creux. Rousseau pense que la cavité est le résultat de la préparation qu'on emploie pour la démontrer.

Structure du bulbe. — Raw, le premier, s'occupa de la structure du bulbe. Il admit qu'il était composé de deux membranes : une d'enveloppe, déjà décrite par Malpighi ; une seconde de composition, qui, par ses duplicatures, constitue la base du bulbe dentaire et le rudiment de la dent. Les mailles de cette dernière contiennent, selon lui, des glandes vésiculaires abondamment fournies de vaisseaux sanguins, et lesquelles sécrètent la matière dentaire. Raw ne put expliquer comment la matière dentaire se dégageait des vésicules pour coiffer le bulbe. Hunter fit sécréter la dent par la surface du germe, et rattacha ainsi la formation des dents à celle des produits inorganiques. Blake, Fox, Bichat et Cuvier partagèrent cette dernière opinion, qui fut combattue par Serres, et plus tard par Flourens et Duvernoy. Les travaux de Purkinje, de Retzius, de Müller, d'Owen, de Nasmith, confirment chaque jour la manière de voir des derniers anatomistes que nous venons de mentionner, et nous ramènent par conséquent aux idées de Raw.

Formation de l'ivoire. — Henle admet que la surface interne du follicule est lisse, comme séreuse. A l'endroit où les vaisseaux y pénètrent s'élève le bulbe : c'est un organe solide, qui se vascularise plus tard. Sa surface est recouverte par une pellicule ferme et transparente, *membrane préformative* qui, dans une base sans structure, contient des grains ronds ou des cavités. Les cellules les plus voisines de la surface deviennent cylindriques, et contiennent un noyau, selon Schwann. A mesure que le germe dentaire croît, de nouvelles couches de cellules rondes passent à l'état cylindrique au-dessous de la surface, se placent en long à la suite les unes des autres, et deviennent ainsi des fibres rayonnantes.

Récemment Nasmith a bien fait voir l'aréolité de la pulpe. Serres, qui a examiné par des grossissements de 300 à 400 diamètres les injections du bulbe faites par l'anatomiste anglais, a vu que les vaisseaux allaient en se divisant et en se subdivisant dans la profondeur du bulbe, et il a distingué la communication des veines et des artères se faisant par des trous aussi volumineux que ceux que l'on distingue de la vingt-cinquième à la quarantième heure de l'incubation du poulet sur la membrane omphalo-mésentérique. Serres a encore constaté, sur des préparations fraîches, la granulation des aréoles signalée par Owen ; sur le porte-objet du microscope, et par l'effet de l'évaporation, ces granulations fraîches s'affaissent et se transforment en aréoles.

Formation de l'émail. — J'arrive à l'histoire de la formation de l'émail, qui a donné lieu à un grand nombre de théories. Toutes ne sont pas également satisfaisantes. Il n'entre pas dans notre plan de les étudier toutes ; nous allons seulement exposer celles qui, d'après les connaissances récemment acquises, paraissent mériter une certaine confiance.

Hunter avait bien entrevu l'organe formateur de l'émail, qu'il avait indiqué sous le nom de *pulpe extérieure*. Purkinge avait bien décrit l'évolution d'un organe qu'il appelle *organon adamantinæ* ; mais les descriptions de ces anatomistes étaient insuffisantes pour faire connaître le point de départ de cette formation. Bichat reconnut que la membrane qui tapisse la face interne du follicule, et qui est repoussée par le bulbe lors de son développement, était analogue aux membranes séreuses. Serres, la trouvant très vasculeuse et produisant un liquide séreux et muqueux en partie, et voyant en même temps qu'elle ne renfermait pas de follicules muqueux, la différencia des séreuses et des muqueuses, et la regarda comme intermédiaire à ces deux ordres de membranes. Mais le sens de la belle observation faite en 1754 par Hérissant était perdu. « Si, disait-il, on détache la membrane du follicule de dessus la couronne, et qu'on examine au même moment sa surface intérieure avec une loupe de trois ou quatre lignes de foyer, on est frappé d'admiration à l'aspect d'une multitude infinie de très petites vésicules qui, par leur transparence, sont assez semblables à celles dont la plante appelée *glaciale* est couverte. Elles sont disposées avec beaucoup d'ordre par rangées qui posent les unes sur les autres. Ces vésicules contiennent en certain temps un liquide clair et limpide ; plus tard il devient laiteux et s'épaissit. On ne peut s'empêcher de juger que, quand cette liqueur sera épanchée sur la dent et épaissie, la partie de la dent sur laquelle elle aura été étendue sera ornée de cet émail qui nous plaît si fort. »

Récemment Nasmith a retrouvé et décrit la membrane persistante de l'émail ; cette découverte aurait pour résultat de remplacer l'hypothèse de la sécrétion extérieure de l'émail par la capsule par celle plus simple de sa transformation intérieure.

Éruption des premières dents. — *Première dentition.* — Vers le milieu de la grossesse commence la formation de la portion dure des dents. Les incisives supérieures se montrent de quatre à cinq mois ; elles sont bientôt suivies : 1° des incisives latérales ; 2° de la première molaire, qui apparaît à six mois ; 3° enfin de la canine et de la deuxième molaire. Les écailles de toutes les dents de la première dentition sont formées à sept mois selon Meckel, à huit mois selon Blacke. A l'époque de la naissance, toutes les dents sont encore contenues dans les alvéoles. Si, à cette époque, on enlève la paroi antérieure de celles-ci, on voit que les dents sont assez développées, mais qu'il n'en est pas une seule de complète. Vers le sixième mois qui suit la naissance commence l'éruption ; elle se fait dans l'ordre suivant : du quatrième au dixième mois apparaissent les incisives moyennes inférieures, puis les moyennes supérieures ; du huitième au seizième, les latérales inférieures, puis les latérales supérieures ; du quinzième au vingt-quatrième, les premières molaires inférieures ; du vingtième au trentième, les canines inférieures, puis les supérieures.

Une foule d'explications ont été imaginées pour rendre compte du mécanisme de l'éruption des dents. Je passe sous silence celles qui ne consistent qu'en des théories plus ou moins rationnelles. Selon Hérissant et Delabarre, la dent est attirée par la rétraction du feuillet interne de la membrane du follicule, par le *gubernaculum dentis*, comme l'appelle Serres. Pour les dents de la seconde dentition, Blandin prétend au contraire que les dents sortent des alvéoles, parce qu'elles ne peuvent plus y demeurer renfermées en raison de l'accroissement qu'elles ont subi. Quoi qu'il en soit, voici le phénomène que l'on peut observer : le tissu gengival est soulevé, la membrane muqueuse se gonfle, rougit, s'enflamme et devient douloureuse, puis elle blanchit. Une ou plusieurs ouvertures apparaissent à sa surface, et la dent s'échappe tantôt en dilatant l'ouverture unique, tantôt en opérant la déchirure des points intermédiaires aux ouvertures multiples. Delabarre pense que cette ouverture n'est rien autre chose que le produit de la dilatation du canal fibreux de l'*iter-dentis*, opinion qui n'est plus généralement admise aujourd'hui.

Éruption des dents permanentes. — Deuxième denti-

tion. — Les follicules des dents de remplacement paraissent successivement à dater du huitième mois de la vie fœtale. Situés d'abord dans les mêmes alvéoles que ceux des dents temporaires, sur lesquels ils sont placés et avec lesquels ils sont unis par leur feuillet externe, ces follicules s'éloignent ensuite de ceux-ci et se placent à leur partie postérieure. Plus tard ils se trouvent renfermés dans des enfoncements alvéolaires formés primitivement aux dépens d'une dépression des premières loges, et peu à peu par une cloison qui se développe et les sépare des dents de la première dentition.

Le mécanisme qui amène l'ébranlement et la chute des dents temporaires a beaucoup occupé les physiologistes. Hunter a invoqué pour l'expliquer une action particulière. Delabarre a parlé de la production d'un organe absorbant spécial. Quelques uns ont songé à l'action mécanique de la nouvelle dent sur l'ancienne. Enfin Delécluse, Ungerbaur et Serres l'ont attribué à la compression et à l'oblitération de l'artère dentaire par l'accroissement du nouvel organe. L'on peut invoquer à l'appui de cette dernière opinion la persistance des premières dents, lorsque la dent de remplacement se dévie ; dans ce cas, en effet, non seulement la dent temporaire persiste, mais encore elle ne présente pas de traces de l'amincissement de la couronne et de la destruction des racines qu'on observe sur les premières dents, lorsque l'évolution se fait d'une manière irrégulière.

Toutes les premières dents s'ébranlent et tombent de la sixième à la dixième année ; leur chute a lieu dans l'ordre de leur apparition. C'est pour l'éruption des dents nouvelles que Serres a supposé un petit canal qu'il appelle *iter-dentis*, et un cordon fibreux, le *gubernaculum*, dont beaucoup d'anatomistes n'admettent pas l'existence. L'ordre d'éruption des dents nouvelles est le suivant selon Cruveilhier : premières grosses molaires vers la septième année ; — incisives moyennes inférieures de six à huit ans ; — incisives moyennes supérieures de sept à neuf ; — incisives latérales de huit à dix ; — première petite molaire de neuf à onze ; — canines de dix à douze ; — deuxième petite molaire de onze à treize ; — deuxième grosse molaire de douze à quatorze ; — troisième grosse molaire de dix-huit à trente ans.

Les dents de l'homme ne sont pas susceptibles d'un accroissement illimité. L'émail s'use sans se reproduire. A l'intérieur, de nouvelles couches d'ivoire sont incessamment sécrétées jusqu'à ce que la cavité des dents se rétrécisse et finisse souvent, dans la vieillesse, par s'oblitérer. Cette ossification est peut-être la cause de la mort et de la chute de la dent.

CONCRÉTIONS PIERREUSES DE L'OREILLE INTERNE.

Otolithes. — *Otoconies* (Breschet). — *Sable auditif* (Lincke). *Pierres auditives.*

On trouve dans le labyrinthe des vertébrés des amas de substance terreuse ou solide ou pulvérulente. Breschet a dénommé les premiers *otolithes*, les autres *otoconies*. Ils sont très petits chez l'homme, au point qu'on en a difficilement déterminé les formes. Breschet dit que chez les mammifères il existe deux otolithes, un dans le sac, l'autre dans le sinus médian du vestibule ; il dit aussi avoir trouvé sur des temporaux desséchés de fœtus humains des amas de matière crétacée déposée près du sommet du limaçon. Huschke a cru remarquer en eux des formes cristallines. Krause leur donne chez l'homme les proportions extrêmes qui suivent : les plus grands de 1,0030 à 0.0025 de millimètre, les plus petits de 0,0004 à 0,0003. Ils sont plus longs que larges et épais. Il a cru remarquer en eux la forme prismatique, et on en trouve, dit-on, d'octaédriques.

Wharton Jones leur refuse une forme cristalline régulière.

Ce que l'on connaît des cristaux otiques plus volumineux de quelques animaux ne suffit pas encore pour nous éclairer sur la structure de ceux de l'homme.

SYSTÈME ARTICULAIRE.

A. — TISSU DES CARTILAGES ET DES FIBRO-CARTILAGES.

Les anatomistes nous offrent des variations infinies lorsqu'il s'agit de bien déterminer les organes qui doivent porter les noms de *cartilages* ou de *fibro-cartilages*.

Bichat admet deux classes : — les *cartilages*, divisés en trois genres : 1° les cartilages des articulations mobiles ; 2° les cartilages des articulations immobiles ; 3° les cartilages des cavités, les uns plats comme ceux du larynx, de la cloison du nez ; les autres longs comme ceux des côtes. — Les *fibro-cartilages*. Dans cette classe entrent : 1° les organes solides qui forment le squelette des oreilles, des ailes du nez, de la trachée, des paupières, etc. ; ils sont dits *membraneux* ; 2° les substances inter-articulaires, qui occupent l'intervalle des articulations mobiles ; il y en a de libres et de fixes, ce sont les fibro-cartilages *inter-articulaires* ; 3° les petites masses solides, élastiques, que l'on trouve dans l'épaisseur des tendons et des gaînes tendineuses, ou fibro-cartilages *sésamoïdes*.

Béclard maintient ces deux classes, mais il bouleverse leurs divisions. Il distingue trois sortes de cartilages : 1° les cartilages *articulaires*, *a. diarthrodiaux*, *b. synarthrodiaux* ; 2° les cartilages costaux, laryngés, nasaux, tarses ou palpébraux, de l'oreille, des narines, de l'épiglotte, de la cloison de la langue, de la trachée, des bronches (fibro-cartilages de Bichat). — Les fibro-cartilages ne sont pour lui qu'une variété du tissu dermeux ; ils se rangent sous deux chefs : les uns , *temporaires* , deviennent osseux , ce sont les corps solides qui se trouvent dans l'épaisseur des tendons et des ligaments : la sclérotique, les ligaments stylo-hyoïdiens et thyro-hyoïdiens avoisinent ce genre; les autres *permanents*, ce sont : *a.* les *ménisques* temporo-maxillaires, sterno-claviculaires, acromio-claviculaires, fémoro-tibiaux, cubito-pyramidaux , tous libres par leurs deux faces ; *b.* les disques qui adhèrent par une de leurs faces, disques calcanéo-cuboïdiens , bourrelets glénoïdiens, cotyloïdiens ; *c.* les lames doublement adhérentes intervertébrales , interpubiennes, inter-iléo-sacrées , etc.

Après Bichat et Béclard , les anatomistes ont sans cesse modifié ces classifications faute de caractères tranchés , et aussi par suite des transitions nombreuses qu'ils rencontraient entre leurs divisions extrêmes. Nous passons ces essais sous silence , puisqu'ils n'ont rien eu de définitif, et nous abordons de suite l'étude des corps désignés sous les deux chefs de cartilages et de fibro-cartilages ; il va sans dire que nous élaguons de ces catégories les cartilages dits *temporaires*, nom vicieux sous lequel on distinguait la trame des os dans les premiers âges de leur développement. (Voy. *Système osseux.*)

I. Cartilages.

Les auteurs qui ont écrit récemment sur l'anatomie de structure, appellent *cartilages vrais* ceux dans le tissu desquels la base fondamentale apparaît sans aucune trace de fibres ; Lintz range dans cette section : les cartilages articulaires , moins ceux qui recouvrent le condyle du maxillaire inférieur et la cavité glénoïde du temporal ; les cartilages des côtes, l'appendice xiphoïde du sternum ; les cartilages de l'appareil respiratoire , moins ceux de Santorini ; les cunéiformes, l'épiglotte, les *corpora triticea* des ligaments hyo-thyroïdiens latéraux ; les cartilages du nez et la poulie de l'œil.

Structure. — Les cartilages examinés au microscope présentent une *base* ou substance homogène ; dans cette substance existent des lacunes diverses de forme et d'étendue que l'on appelle *cavités* des cartilages ; ces cavités sont remplies par des *cellules* ou par des *corpuscules* grenus.

Base. — La base ou substance intermédiaire des cartilages, déjà visible à l'œil nu, offre un aspect limpide ou faiblement grenu, comme un verre mat ; elle est plus ou moins serrée, et formée par des lamelles superposées, disposition qui donne à cette substance quelque analogie avec celle des fibro-cartilages, et pourrait faire croire à l'existence de fibres. Quoi qu'il en soit, Krause admet que cette base des vrais cartilages se compose de fibrilles serrées, non granulées, et raboteuses ; il leur donne 0,002 de ligne de diamètre. Elles vont d'une des faces larges à l'autre, soit en ligne droite, soit en décrivant des flexuosités. Cette apparence est due sans doute aux coupes des diverses couches. Chez l'adulte et dans quelques cartilages, comme les costaux et le thyroïde, apparaissent des stries fines, qui commencent à l'axe pour les cartilages costaux ; ces fibres, d'abord très ténues, augmentent peu à peu, et acquièrent la grosseur des fibrilles du tissu cellulaire ; elles sont jaunâtres, et ne peuvent êtres isolées. Ce développement, qui rappelle la disposition des fibro-cartilages, semble être lié avec la tendance à l'ossification qui caractérise certains cartilages.

Cavités. — Dans cette substance, on trouve des excavations ou petites cavités, variables pour le nombre, la forme, l'étendue. On n'a pas bien établi si ces cavités ont des parois distinctes, ou si elles ne sont que de simples vides.

Cellules, noyaux. — Les masses claires qui remplissent

ces cavités sont des *vésicules* ou *corpuscules*, qui probablement possèdent une enveloppe particulière qu'on ne connaît pas encore ; on distingue dans chacun d'eux un noyau, quelquefois il y en a même deux ou un plus grand nombre. Ces noyaux sont ronds, ellipsoïdes, irréguliers ; ils peuvent être lisses ou offrir des granulations. Ceux qui sont granulés contiennent deux ou trois globules appelés *nucléoles*. Ces cytoblastes varient pour les dimensions entre 0,0060 et 0,003 de ligne. Quelques anatomistes ont reconnu dans ceux d'entre eux qui sont ainsi granulés la présence de gouttelettes de graisse, ce qui avait fait penser que les corpuscules se transformaient tous en vésicules adipeuses. Ces faits demandent à être confirmés ; tout ce que l'on sait, c'est que les cellules graisseuses sont plus abondantes dans les fibro-cartilages, et qu'elles augmentent en nombre dans ceux des cartilages vrais qui subissent la transformation fibreuse.

Propriétés. — Les cartilages vrais font partie des tissus les plus solides de l'économie ; ils sont à peine extensibles et très peu rétractiles. On peut les couper avec facilité ; ils cassent si on les ploie. En couche mince, ils sont transparents ; plus épais, ils sont blancs, opaques, d'un bleu laiteux ; le développement des cellules graisseuses ou des fibrilles dans leur épaisseur les rend jaunâtres. Schuebler et Kapff leur donnent une densité de 1,15 à 1,16. Ils résistent puissamment à la putréfaction ; ils se crispent par l'action du calorique concentré ; la dessiccation les rend seulement jaunâtres, durs, inélastiques, semi-transparents, et le séjour dans l'eau leur rend leur premier aspect. L'ébullition les jaunit d'abord, les ramollit ensuite, puis les dissout. Placés sur les extrémités articulaires, entre l'os et la synoviale, qui est séparée d'eux par une mince couche de tissu cellulaire, les cartilages, chez l'adulte, ne reçoivent aucun vaisseau, si ce n'est les cartilages costaux ; on n'y a pas non plus suivi de filets nerveux : aussi ne sont-ils ni contractiles ni sensibles, quelle que soit l'irritation à laquelle on les soumette. Le tissu cartilagineux ne se régénère pas, et l'absence de vaisseaux a fait penser qu'il se nourrissait aux dépens des organes voisins par imbibition. Il se colore en jaune dans l'ictère, selon Bichat.

Analyses. — Haché et épuisé ensuite par l'eau froide, le tissu des cartilages donne les mêmes matières que la viande, c'est-à-dire de l'albumine, de l'osmazome, de la matière caséeuse et de la matière salivaire : seulement, elles ne sont pas colorées par le sang ; il reste un résidu assez considérable. Si on le soumet à l'ébullition, la base se dissout la première, et les tissus résistent quelque temps ; mais au bout de quinze heures environ, on obtient une dissolution trouble de colle, qui se prend en gelée. — Muller l'appelle *chondrine ;* sa dissolution se comporte comme celle de la gélatine ; mais de plus elle est précipitée par l'alun, l'acide acétique, l'acétate de plomb et le sulfate de fer. — Muller lui assigne la composition suivante : carbone, 50,607 ; hydrogène, 6,578 ; azote, 14,437 ; oxigène, 28,378 ; soufre, 0,18. — Hatchett n'évalue qu'à 0,1 la matière solide des cartilages après la combustion. — Fromherz et Gugert ont trouvé 3,402 pour 100 de matières inorganiques, qu'ils répartissent ainsi pour 100 parties : carbonate de soude, 35,068 ; sulfate de soude, 24,241 ; chlorure de soude, 8,231 ; phosphate de soude, 0,925 ; sulfate de potasse, 1,200 ; carbonate de chaux, 18,327 ; phosphate de chaux, 4,056 ; phosphate de magnésie, 6,908 ; oxide de fer et perte, 0,999.

II. Fibro-cartilages.

Nous venons de voir que certains cartilages vrais présentaient l'apparence de fibres qui établissent ainsi une transition entre les cartilages et les fibro-cartilages. Les corps qui doivent entrer dans cette dernière série sont : les disques intervertébraux, les synchondroses, les cartilages de l'oreille et de la trompe d'Eustache, l'épiglotte, les appendices de Wrisberg et de Santorini, les cartilages et le ménisque sterno-claviculaires, les enveloppes du condyle du maxillaire inférieur et les lamelles de la cavité glénoïde du temporal.

Structure. — La composition des fibro-cartilages est analogue à celle des cartilages proprement dits. Nous retrouvons dans le tissu qui forme leur base des fibres plus fortes, plus apparentes que celles qui se montraient quelquefois à l'état rudimentaire dans la classe précédente; ces fibres sont constantes; elles sont fortes, opaques, et non lisses. Moins développées dans quelques lames (trompe d'Eustache, disques intervertébraux), elles acquièrent une grande force dans d'autres, dans les fibro-cartilages inter-articulaires, par exemple. On a remarqué quelques variétés dans la direction de ces fibres; perpendiculaires dans les disques intervertébraux, elles marchent parallèlement les unes aux autres dans les cartilages temporo-maxillaires, pubiens, sterno-claviculaires; elles sont anguleuses, enchevêtrées dans les fibro-cartilages de l'oreille et de l'épiglotte; dans tous, les cellules sont assez faciles à isoler de leurs anfractuosités, et elles offrent du reste la même structure que celle des cartilages vrais; quant au nombre, ces cellules, rares à la surface des lames inter-articulaires, abondent dans celles de l'oreille, et surtout dans l'épiglotte.

Il faut noter que cette base fibreuse des fibro-cartilages n'a pas d'analogie de structure avec le tissu cellulaire. Cependant il y a quelques transitions que Henle a mentionnées: ainsi, les lamelles du tissu cellulaire, qui unissent la synoviale aux cartilages, contiennent quelques corpuscules cartilagineux; le ménisque de l'articulation sterno-claviculaire est parcouru par quelques faisceaux de tissu cellulaire. Enfin, en revanche, on trouve quelques cellules dans le

disque ligamenteux temporo-maxillaire, et la base cartilagineuse, absente sur les surfaces minces de cette articulation, est remplacée par des lamelles de tissu cellulaire qui
renferment les corpuscules.

Propriétés. — Participant de l'aspect des cartilages,
les fibro-cartilages sont cependant plus opaques, plus jaunâtres; ils sont plus solides, plus flexibles, plus élastiques;
ceux de l'oreille, par exemple, peuvent être fortement
ployés sans se rompre; leur sensibilité est aussi nulle; ils
n'ont ni nerfs ni vaisseaux.

Analyses. — La composition des fibro-cartilages offre
quelques particularités. Moins solubles, il faut maintenir
la coction pendant deux jours pour en obtenir une petite
quantité d'extrait, qui ne se prend pas en gelée comme la
chondrine des cartilages, bien qu'elle se comporte comme
elle sous les réactifs; ces différences tiennent à la plus
grande quantité de cellules et de fibres insolubles.

III. Périchondre.

On appelle de ce nom une membrane qui tapisse certains
cartilages, tels que ceux des côtes, du larynx, du conduit
auditif externe, de la cloison du nez, des ailes du nez, de
l'épiglotte, de la trachée et des bronches; elle n'existe pas
dans les cartilages articulaires. Cette membrane appartient
à l'ordre de celles qui sont formées par le tissu cellulaire
non contractile (tissu fibreux). Analogue par sa structure
et par   disposition au périoste, le périchondre se distingue de celui-ci par une vitalité moins grande, ce qui s'explique par son peu de vascularité, offrant peu de rameaux
et peu de prolongements avec la trame des cartilages; il
est aussi moins adhérent que ne l'est cette membrane, avec
laquelle il a d'ailleurs une grande analogie. (Voy. *Tissus
fibreux.*)

Développement des organes dits cartila-

gineux. — Selon Bichat, les os et les cartilages sont confondus chez l'embryon, et l'on n'observe aucune démarcation entre le cartilage permanent et le cartilage temporaire ; plus tard, l'ossification faisant des progrès, il existe entre la portion osseuse formée et le cartilage une couche vasculaire très facile à distinguer ; peu à peu ce réseau disparaît, ainsi que les anfractuosités et les saillies qui, de part et d'autre, facilitaient la réunion des deux tissus. Weber a trouvé les cartilages des côtes sur un embryon long de 8 lignes 1/2 de l'occipital au coccyx. A la naissance existent bien formés les fibro-cartilages articulaires et les cartilages du nez ; il en est de même de la plupart des autres fibro-cartilages. Ajoutons que, par les progrès de l'âge, des fibres apparaissent presque toujours dans la base de certains vrais cartilages, et que dans les premiers temps, les fibro-cartilages sont plus mous et plus souples qu'ils ne seront plus tard ; leur base fibreuse paraît même homogène. Sur le déclin de la vie, des points osseux apparaissent fréquemment dans leur épaisseur.

Au point de vue de l'histogénèse, nous dirons que l'on a remarqué dans les premiers rudiments des cartilages une masse amorphe ou cytoblastème. On ignore comment les premières cellules se manifestent dans cette base : aussi trouvons-nous inutile de développer les théories qui ont été émises à ce sujet. C'est plus tard que l'on voit apparaître les fibres dans les fibro-cartilages ; leur formation semble due au fractionnement de la substance interne. Ce mode de développement, qui n'a pas encore été étudié d'une manière satisfaisante, tendrait à différencier leur évolution de celle des fibres des tissus cellulaire et élastique.

B. — DISQUES LIGAMENTEUX.

Les organes de cette classe étaient presque tous confondus avec les cartilages et les fibro-cartilages, dont on commence seulement à les distinguer. Il faut ranger parmi eux le ménisque temporo-maxillaire, ceux de l'articulation fémoro-tibiale, le disque qui existe entre le cubitus et l'os pyramidal, les bourrelets glénoïdien et cotyloïdien, le disque calcanéo-cuboïdien, les prétendus fibro-cartilages des gaînes des tendons (cartilages sésamoïdes), le cartilage tarse de la paupière supérieure.

Structure. — Ces disques sont très solides et très élastiques; ils existent dans les points où les surfaces articulaires doivent éprouver des pressions considérables. On peut déchirer ces disques en fibres, qui sont parallèles à leurs bords. Examinés au microscope, ces lambeaux montrent des faisceaux de fibres placées parallèlement, et entrelacées de fibres de noyaux grêles, les unes droites, les autres onduleuses. Coupés verticalement, on peut voir que les faisceaux ont 0,02 à 0,04 de ligne de diamètre; entre les aréoles qu'ils forment, passent les fibres de noyaux.

C. — ORGANES LIGAMENTEUX INÉLASTIQUES.

1° Ligaments articulaires.

Tissu fibreux. — Ligaments. — Ligaments fibreux.

Les ligaments, tant internes qu'externes, des articulations, à l'exception des ligaments jaunes et des ligaments inter-articulaires de la colonne vertébrale, sont formés par des faisceaux de tissu fibreux ou tendineux inélastique ou du moins fort peu élastique. Étendus d'un os à l'autre ou d'un os à un cartilage, ils sont constitués par des faisceaux parallèles de fibres, réunis en bandelettes ordinairement quadrilatères, quelquefois triangulaires.

2° Capsules fibreuses. — Lames fibreuses synarthrodiales.

Les capsules fibreuses articulaires, les lames fibreuses, telles que les membranes osseuses de la jambe et de l'avant-bras, les membranes obturatrices établissent un passage entre les ligaments et les membranes fibreuses proprement dites ; leur structure est la même que celle de ces organes.

Structure et éléments des disques, des ligaments, des capsules fibreuses, des lames fibreuses synarthrodiales. — Tous ces organes, qui entrent dans la composition des articulations, font partie d'une classe de tissus que l'on a désignés tour à tour sous les noms de tissus *fibreux* (Bichat), *non élastique*, *albugineux*, *tendineux*, *ligamenteux*, *scléreux* (de Blainville et Laurent). Les anatomistes qui ont écrit le plus récemment sur la structure des tissus ont éprouvé de l'embarras quand ils ont dû lui assigner une place bien déterminée. Les uns ont conservé la section connue sous le nom de *système fibreux*, ainsi Mandl ; les autres, supprimant cette série, ont considéré ces organes comme une variété particulière du tissu cellulaire organisé sous le nom de *tissu cellulaire non contractile* (Henle).

Il est facile, toutefois, de concilier ces opinions, qui paraissent opposées ; en effet, les tissus dits fibreux ne diffèrent du tissu cellulaire ordinaire que par l'arrangement des éléments qui les constituent. Quant à ces éléments, ils sont semblables, car il serait impossible de distinguer une fibre isolée d'un tissu fibreux d'une fibre de tissu cellulaire également isolée.

Les fibres qui constituent les organes que nous analysons sont grises ou blanches ; elles ont un reflet nacré ; quelquefois entrecroisées en sens divers, elles sont le plus souvent disposées parallèlement dans le sens des mouvements qu'elles subissent. Ces fibres ou faisceaux de fibres se décomposent en fibrilles élémentaires, longues, lisses, cylindriques, uniformes, légèrement ondulées, et qui ne s'anastomosent pas; leur diamètre est de 0,001 de millimètre, selon Mandl; de 0,0010 de ligne, selon Schultz; de 0,0015 à 0,0018 d'après Krause. Elles sont serrées les unes contre les autres parallèlement, en formant des angles arrondis, et leur réunion est rendue intime au moyen d'une atmosphère de tissu cellulaire interstitiel. Mandl indique les caractères suivants pour distinguer ces fibrilles élémentaires de celles du tissu cellulaire interstitiel; les premières conservent, malgré la préparation, une direction régulière, onduleuse, parallèle; les autres ont des ondulations irrégulières ou nulles; elles s'entrecroisent ordinairement dans tous les sens.

On peut encore trouver parmi les fibrilles que nous venons de décrire des traces de noyaux ou des fibres qui proviennent de la transformation de ceux-ci. Ces fibres sont variqueuses; la préparation par l'acide acétique les rend très apparentes. (Voy. *Structure du tissu cellulaire interstitiel.*)

Le reste de la trame des tissus fibreux est constitué par les fibrilles du tissu cellulaire qui sert de gangue aux faisceaux des fibrilles onduleuses. On y rencontre encore des vaisseaux sanguins, variables en nombre; leur direction est parallèle à celle des fibres élémentaires; leurs rameaux s'en détachent à angle aigu, et reprennent ensuite un trajet parallèle à celui des branches desquelles ils émanent. Jusqu'à ce jour, on n'a pas démontré la présence des filets nerveux dans ces organes.

Propriétés. — Ces faisceaux fibreux sont complétement dépourvus de sensibilité et de contractilité. Leur tissu se contracte vivement par l'effet de l'ébullition, puis il gonfle, jaunit, devient demi-transparent, enfin il se dissout si l'ébullition est prolongée. Cette dissolution, louche par l'effet des débris et des petits vaisseaux qu'elle renferme, se prend en une masse, qui est de la chondrine solidifiée. Les acides nitrique et sulfurique ramollissent promptement ce tissu après l'avoir crispé, et réduisent les organes qu'il forme, le premier en une pulpe jaunâtre, le second en une pulpe noirâtre. L'acide acétique le gonfle et le rend transparent et gélatineux. D'après Chevreul, les organes fibreux contiennent 60 pour 100 d'eau, qu'ils perdent par la dessiccation et par le contact avec le chlorure de chaux et la potasse caustique ; plongés dans l'eau, ils reprennent leurs propriétés premières, même après un intervalle de quatre ou cinq années.

Analyse. — Nous avons vu plus haut que l'ébullition prolongée réduit les tissus fibreux en chondrine. L'Héritier a trouvé dans ses analyses de l'albumine, de la fibrine, de la gélatine, de l'osmazôme, des sels constitués par du phosphate de chaux, de l'hydrochlorate de soude, du carbonate de chaux et des traces de fer.

Développement des organes ligamenteux inélastiques. — Dans les premiers temps de la vie embryonnaire, ces organes sont mous, extensibles, gélatineux. Les fibres n'apparaissent que peu de temps avant la naissance, encore sont-elles faibles, et disposées en faisceaux peu volumineux. Plus tard, les ligaments deviennent durs, résistants, secs et jaunâtres, quelques uns même présentent de bonne heure une tendance à l'ossification.

Quant au développement des éléments microscopiques, il est analogue à celui des éléments du tissu cellulaire. (Voy. *Tissu cellulaire interstitiel.*)

D. — ORGANES LIGAMENTEUX ÉLASTIQUES.

Tissu jaune. — *Tissu jaune élastique.* — *Tissu fibreux élastique* (de Blainville). — *Tissu élastique* (Schwann, Henle, Mandl).

On rencontre au milieu de certains ligaments des bandelettes ou même un ensemble de fibres jaunes que plusieurs observateurs ont mentionnées d'une manière spéciale, et qu'ils ont considérées comme étant dues au développement d'un tissu particulier auquel ils ont imposé, à cause de ses apparences, le nom de *tissu jaune*. Les ligaments qui unissent les lames de la colonne vertébrale sous le nom de *ligaments jaunes* sont le type de cette espèce de tissus qui a fait le sujet des recherches de Hunter, de Blainville, de Dupuytren, de J. Cloquet, de Béclard, de Laurent. de Stauff. L'élasticité très grande de ce tissu est celui de ses caractères qui, après la couleur, a le plus fixé l'attention des anatomistes : aussi le dénomme-t-on souvent *tissu élastique.*

1° Ligaments jaunes des vertèbres.

Structure. — Avant toute préparation, si l'on soumet au microscope une portion de ligament jaune, elle paraît formée par une masse homogène, constituée par des fibres qui ne sont pas distinctement séparées. Lorsqu'on les divise, ou lorsqu'on cherche à les réduire en éléments plus ténus, on découvre des fibres très fortes, courbées en forme d'arc ou en S, et qui fournissent çà et là des divisions tantôt contournées de même, tantôt enroulées sur elles-mêmes, tantôt bifurquées ; parfois même ces divisions se réunissent ensuite au tronc d'où elles émanent, en laissant un interstice. Ce mode de disposition a fai

11.

penser à quelques anatomistes, parmi lesquels nous cite-rons Mandl, que ces fibres secondaires n'existent pas dans le principe, et qu'elles ne sont que les conséquences des ruptures que la préparation a produites. Le diamètre des fibres est de 0,0010 de ligne, selon Eulenberg; de 0,0008 à 0,0012 selon Krause; de 0,0018 à 0,0028, selon Gerber; de 0,0024 à 0,0029, selon Henle; enfin, de 0,001 à 0,05 de millimètres, selon Mandl. Le tissu consti-tué par ces fibres élémentaires est entremêlé de faisceaux de tissu cellulaire. On en rencontre encore extérieure-ment, mais sous forme d'atmosphère, sans disposition spéciale.

Propriétés. — Le tissu jaune est extraordinairement élastique; mais il est pourvu d'un degré de cohésion bien inférieur à celui du tissu cellulaire organisé, en un mot, que les ligaments et les tendons. Sa fragilité est même re-marquable, car on peut briser ou déchirer les faisceaux dans le sens transversal, et les fibres isolées sont cassantes, leur déchirure offre une surface nette; ils se détachent assez facilement des os auxquels ils n'adhèrent pas par l'in-termédiaire du tissu cellulaire. La macération augmente l'élasticité du tissu plutôt que de la diminuer. Chauffé, il se fond, se boursoufle, et, après la combustion, il laisse une cendre blanche qui contient une grande quantité de phosphate de chaux. Seize heures d'ébullition lui enlèvent fort peu de colle, qui provient du tissu cellulaire intersti-tiel, selon Berzélius; Eulenberg, au contraire, qui a continué l'ébullition pendant plusieurs jours, en a obtenu une quan-tité considérable, près de 50 pour 100. Les sucs gastriques, l'acide acétique, ne dissolvent pas les ligaments élastiques. La dissolution se fait à froid dans les acides sulfurique, nitrique, hydrochlorique, et dans la solution de potasse caustique.

Analyse. — Chevreul dit que ce tissu contient plus d'eau que le tissu fibreux, 71 pour 100, selon Eulenberg.

Stauff croit qu'il contient une substance analogue à la gélatine ou à l'osmazôme. Ce produit diffère des colles par la réaction des acides, et de la chondrine par le précipité que le sublimé y détermine. Berzélius pense que c'est de la colle altérée par la longue ébullition. (Voy. *Artères*.)

2° Ligaments intercartilagineux des voies respiratoires.

On a reconnu la présence du tissu jaune élastique dans la plupart des faisceaux fibreux des voies respiratoires. De la moitié inférieure de l'angle du cartilage thyroïde part un faisceau qui se porte sur le cricoïde, sur la base de l'aryténoïde, et forme, après avoir reçu un faisceau de fibres de renforcement, le ligament thyro-aryténoïdien inférieur ; de là il se prolonge dans la trachée et les bronches, sous la muqueuse. Une autre couche est extérieure, et fort apparente à partir de la face postérieure du cartilage cricoïde. Ces mêmes fibres élastiques existent dans les ligaments thyro-épiglottique, glosso-épiglottiques et stylo-hyoïdiens.

La structure des lames élastiques présente quelques particularités : ainsi les fibres élémentaires sont grêles, car Eulenberg ne leur a trouvé que 0,0007 de ligne ; elles sont onduleuses et se ramifient rarement ; elles offrent une grande analogie avec les fibres de noyaux du tissu cellulaire, dont elles ne diffèrent que par leur agglomération.

Après l'exposé de ces quelques particularités, nous n'avons rien à ajouter aux descriptions que nous venons de donner. (Voy. *Ligaments jaunes de la colonne vertébrale*.)

Développement des organes fibreux élastiques. — De nombreuses hypothèses ont été proposées pour expliquer le développement des fibres élastiques. Il paraîtrait qu'il doit ressortir de ces opinions diverses, qui sont dues à Schwann, Valentin, Gerber, que certaines fibres élastiques naissent de noyaux de cellules primaires, et que d'autres se produisent dans la substance intercellulaire, à la manière des fibres des organes fibro-cartilagineux.

SYSTÈME MUSCULAIRE

Dans cette série, nous comprenons les muscles dits *volontaires* ou de la vie animale ; nous étudierons ailleurs la structure des organes musculaires soustraits à l'influence de la volonté. Nous avons donc à décrire : les *muscles*, organes du mouvement ; les *tendons*, qui leur servent d'insertion et transmettent le mouvement aux leviers ; les *aponévroses*, organes d'insertion et d'enveloppe ; les *gaînes fibro-séreuses*, les *anneaux*, qui facilitent les mouvements.

I. Muscles.

Les muscles soumis à l'influence de la volonté sont placés extérieurement autour du squelette et aux extrémités des principaux organes intérieurs ; ils forment des faisceaux mous, rougeâtres, contractiles, offrant pour caractère spécial d'être sensibles à l'action du galvanisme.

Structure. — Les muscles peuvent assez facilement être décomposés en faisceaux plus ou moins considérables que la coction réduit en fibres plus ténues, ayant une forme plate ou prismatique (*fascicules*, — *faisceaux secondaires* de quelques anatomistes). Chacun de ces fascicules se divise lui-même en filaments plus fins, encore visibles à l'œil nu dans les muscles de l'homme (*faisceaux primitifs* de Henle, — *fibres* de quelques anatomistes). Ils sont déliés, blancs et assez roides. Isolés et vus au microscope, ces faisceaux primitifs sont tantôt droits, tantôt frisés, tantôt disposés en spirale. Ceux qui sont frisés forment en se réunissant des inflexions qui leur donnent l'apparence en zigzag. La largeur de ces faisceaux paraît variable ; Henle signale des variations entre 0,002 et 0,176 de ligne; leur forme est aplatie. On peut constater autour d'elles l'existence d'une enveloppe ou gaîne amorphe, finement granulée et sur laquelle on trouve souvent des corpuscules fusiformes. Une autre apparence mérite de fixer l'attention, c'est l'existence constante, sur les fibres que nous examinons, de stries transversales, noires, plus ou moins serrées. La compression donne à ces fibres l'aspect de bourrelets, qui avaient fait penser que les fibres musculaires étaient constituées par des disques superposés; ces bourrelets disparaissent lorsque la compression cesse. Les stries, plus ou moins prononcées, remplacées souvent par des points, entrecroisées d'autres fois avec des fibres longitudinales, donnent lieu à des apparences diverses, qui elles-mêmes ont servi de base à des descriptions contradictoires. De là les reproductions de fibres fortement striées, ou seulement ponctuées transversalement, de fibres moniliformes, en chapelet, ou granulées. Selon Mandl, tous ces aspects représenteraient des degrés différents du développement de la fibre musculaire.

Il est une autre question de structure qu'il importe beaucoup d'élucider : l'axe des faisceaux primitifs des muscles est-il occupé par un canal creux ou rempli de substance gélatiniforme? Valentin, Raspail, Skey et Jacquemin se sont prononcés en faveur de cette manière de voir. Henle dit qu'il lui a été impossible d'acquérir la conviction pleine et entière de l'existence d'un canal central, bien que certaines dispositions des faisceaux de l'embryon, non encore parvenus à maturité, puissent être présentées à l'appui de cette opinion.

Les stries que nous venons d'étudier sous leurs différentes formes constituent le caractère différentiel des muscles de la vie animale; c'est ce tissu que les micrographes ont désigné sous les noms de fibres musculaires à *stries transversales*, fibres musculaires *striées, articulées, variqueuses*, à *faisceaux variqueux*. On constate leur présence dans tous les muscles du tronc et des membres, dans les muscles de l'œil, de l'oreille interne, de la langue, de l'hyoïde, du voile du palais, du larynx, du pharynx; dans les peauciers, les sphincters internes, les périnéaux. Sur l'œsophage, les fibres striées peuvent être suivies jusqu'à l'entrée de ce conduit dans le thorax; on en trouve à la partie inférieure du rectum, dans la portion membraneuse de l'urètre; enfin, les fibres musculaires du cœur rentrent dans cette catégorie.

Les vaisseaux des muscles sont nombreux, et en raison directe de leur volume. Les artères suivent d'abord l'enveloppe celluleuse du faisceau total, puis se ramifient en donnant des branches ascendantes et descendantes; leurs rameaux et leurs ramuscules forment des réseaux capillaires qui s'accolent aux fibres, mais qui ne s'anastomosent jamais avec elles. Berres a donné à ce mode de distribution de ces petits vaisseaux le nom de *plexus arteriosus linearis* (voy. *Vaisseaux artériels*). On a trouvé quelques lymphatiques dans ces organes, mais on ne sait encore rien de leur origine. Les nerfs sont nombreux et proportionnés, comme les artères, à la masse totale; ils appartiennent presque tous aux cordons moteurs; leur mode de terminaison sera étudié ailleurs. (Voy. *Nerfs de la vie animale.*)

Propriétés. — Les muscles ne présentent après la mort qu'une solidité peu considérable; pendant la vie, au contraire, il possèdent une force de résistance des plus remarquables. Leur élasticité est presque nulle; leur sensibilité, médiocre à l'état normal, est susceptible de s'exaspérer dans certains états morbides; en revanche, la contractilité vitale ou l'irritabilité, propriété qu'ils possèdent au plus haut degré, les fait distinguer de tous les autres tissus animaux.

Les muscles sont rouges; cette coloration tient à la présence, au milieu de leurs fibres, de vaisseaux capillaires charriant du sang, et à celle d'une matière colorante dont on peut les dépouiller par le lavage ou par le séjour dans l'eau froide ; en faisant sécher ce résidu, il ne reste plus que 17,7 pour 100 de fibre musculaire et d'autres tissus qui entrent dans leur composition. Desséchée au bain-marie, la chair musculaire cède 87 pour 100 de substances non solides ; le résidu se réduit facilement en poudre, et Berzélius a remarqué que cette matière possède l'électricité positive à un tel point, que ses molécules se repoussent et adhèrent avec force aux parois du mortier dans lequel on la pulvérise. Placé dans l'eau froide ou dans l'air, le tissu musculaire se putréfie rapidement. Traité par l'eau, il se crispe, se condense, devient plus résistant d'abord, puis il se ramollit, et perd la propriété de se crisper sous l'influence des acides, de l'alcool, du chlorure de calcium, etc. En même temps que les alcalis caustiques le dissolvent, il y a dégagement d'ammoniaque et formation d'un sulfure alcalin.

Analyses. — Les recherches analytiques ne peuvent porter que sur le tissu musculaire mélangé de tissu cellulaire, de vaisseaux, de nerfs. Thénard y a trouvé une matière extractive, qu'il appelle *osmazôme*. Berzélius, qui la nomme *extrait alcoolique de viande*, pense que c'est un composé dans lequel Chevreul découvre, entre autres, une matière qu'il désigne sous le nom de *créatine ;* enfin Braconnot en signale une autre, qu'il appelle *leucine.*

Jusqu'à ces derniers temps, les analyses n'avaient été entreprises que sur la viande du bœuf ; L'Héritier a comblé cette lacune. Voici les résultats de ses recherches mis en comparaison avec les chiffres obtenus par Berzélius, Braconnot et Schlossberger.

	L'Héritier	Berzélius.	Braconnot	Schlossberger
	Muscles de l'homme.	Muscles frais du bœuf.	Cœur du bœuf.	Muscles du bœuf.
Fibre charnue, vaisseaux et nerfs, tissu cellulaire soluble en colle par la coction	15,80	17,70	18,18	17,05
Albumine soluble et matière colorante	3,40	2,20	2,70	2,02
Extrait alcoolique avec sels . . .	1,20	1,80	1,91	1,05
Extrait aqueux avec sels.	2,50	1,05	0,15	1,03
Phosphate de chaux contenant de l'albumine. . .	»	0,08	»	traces.
Eau et perte . .	77,10	77,17	77,03	77,05
	100,00	100,00	100,00	100,00

Les sels en question sont : le carbonate de chaux, les phosphates de chaux, de soude et d'ammoniaque.

Développement du tissu musculaire. — Chez l'embryon, on rencontre un cytoblastème gélatiniforme, dans lequel apparaissent des cellules qui s'arrangent les unes à la suite des autres, de manière à former, lors de la confusion des parois, des cylindres creux et transparents légèrement coudés dans les points qui répondent à l'union des diverses cellules. On trouve alors dans l'intérieur les noyaux des cellules les uns près des autres. Schwann pense qu'à partir de ce moment les fibres primitives donnent naissance à un dépôt secondaire qui se fait peu à peu sur les parois de la cellule primitive, et en remplit le vide. Selon Valentin, au contraire, la cavité centrale persiste toute la vie. Mandl pense que la rangée de noyaux forme une fibre primitive, qui se transforme en fibrilles, lesquelles s'étendent suivant toute la longueur du cylindre. Autour de la fibre primitive se développe une paroi particulière, pourvue de noyaux (*sarcolème* de Bowmann). On voit que ce point d'histogénèse demande de nouvelles études.

II. Tendons.

Les tendons sont tantôt unis aux muscles par deux points de leur étendue, *tendons intermédiaires*; tantôt, et plus souvent, une de leurs extrémités se continue avec le muscle, et l'autre s'attache sur un os, quelquefois et rarement sur un cartilage : ce sont les *tendons terminaux.*

Structure. — Les anciens anatomistes avaient fait du tissu des tendons une division particulière, qu'ils appelaient tissus *tendineux ;* d'autres l'ont rangé parmi les organes fibreux proprement dits; enfin, dans ces derniers temps, il a été classé parmi les organes formés par le tissu cellulaire revêtu d'une forme et non contractile. Ils sont composés de faisceaux parallèles, réunis en masses plus ou moins considérables, très serrés les uns contre les autres, et séparés par des couches minces de tissu cellulaire. Entre ces faisceaux primitifs, existent des fibres de noyaux non développées, ayant la forme de noyaux allongés ; plus rarement de filaments en spirale. Le diamètre des fibres élémentaires est de 0,005 de millimètre environ. (Voyez *Ligaments inélastiques.*)

Les vaisseaux des tendons sont fort peu nombreux ; on n'y a pas suivi de nerfs.

Propriétés, analyse. — Les tendons sont d'une couleur blanche nacrée, chatoyants, secs, inextensibles, d'une vitalité presque nulle; leur structure extrêmement serrée les rend très rebelles à la macération et à la putréfaction ; ils sont ainsi difficilement pénétrés par les agents chimiques; ils contiennent 62,03 pour 100 parties d'eau, d'après Chevreul. Les analyses chimiques donnent les mêmes résultats que celles faites sur les ligaments. (Voy. *Syst. articulaire.*)

Mode d'adhérence des tendons aux muscles et aux os. — Les faisceaux primitifs des muscles de la vie animale semblent s'étendre d'une extrémité à l'autre de la masse totale. Leur union avec les tendons paraît avoir lieu au moyen d'un intrication intime, dans laquelle, selon Valentin, Gurlt, Gerber, les faisceaux musculaires se terminent par des extrémités rétrécies ou arrondies. Ils se continueraient même avec les faisceaux des tendons, selon Ehrenberg ; mais cette opinion paraît définitivement abandonnée. Quant au mode d'implantation des fibres musculaires sur le tendon, il varie selon la forme du muscle sur lequel on l'étudie.

L'insertion des tendons sur les os a lieu au moyen d'une base large qui se confond avec le tissu du périoste. Parfois on trouve dans leur épaisseur des corps fibro-cartilagineux ; ils existent dans les points où ceux-ci exercent des frottements sur des parties dures. (Voy. *Fibro-cartilages sésamoïdes.*)

III. Aponévroses d'insertion.

Les aponévroses d'insertion, ou tendons membraniformes, offrent la même structure que les tendons funiculaires ; ils n'en diffèrent que par leur disposition en lames. Parmi les aponévroses d'insertion, nous signalerons celles des muscles de l'abdomen et celle que l'on appelle centre aponévrotique du diaphragme. Leurs éléments sont les mêmes que ceux des autres lames fibreuses : seulement elles diffèrent de celles-ci par leur étendue et par l'intrication de leurs fibres. L'étude de ces dispositions appartient du reste au domaine de l'anatomie descriptive.

IV. Gaînes fibreuses des tendons.

Ces gaînes existent aux extrémités des membres, là où des tendons allongés glissent ou se réfléchissent autour des articulations; elles forment des demi-canaux, dont les os, garnis de périoste, forment l'autre moitié; leurs bords libres s'attachent aux crêtes des os. Elles sont épaisses, solides, et formées de fibres transversales fort apparentes, excepté au voisinage des articulations, où elles sont minces et formées de fibres obliques qui s'entrecroisent. On dit généralement qu'elles sont tapissées par un refoulement d'une membrane synoviale, que des cloisons fibreuses intermédiaires divisent souvent en plusieurs loges. Henle dit que cette manière de voir provient de l'attachement que les anatomistes professent pour le système qui admet que la synovie est contenue dans des membranes séreuses, et que ces membranes séreuses sont closes de toutes parts. Je ne puis, dit-il, apercevoir cette disposition dans les parties saines; par l'insufflation, les gaînes synoviales se comportent de la même manière que tout autre tissu cellulaire : seulement leurs mailles sont plus grandes.

V. Aponévroses d'enveloppe.

La transition des couches de tissu cellulaire amorphe qui enveloppent certaines masses musculaires aux lames organisées qui constituent les aponévroses d'enveloppe se fait d'une manière insensible. Elles constituent des couches solides, fibreuses, dans lesquelles des faisceaux de fibres se dirigent en divers sens; quelques uns de ces faisceaux prennent même la forme de bandelettes épaisses, auxquelles on a donné le nom de *ligaments* (ligament commun du carpe, ligament croisé et ligament transverse de la cuisse). Ces lames ont fréquemment des connexions avec les tendons des muscles (biceps, deltoïde, grand fessier, tenseur du *fascia lata*); celles qui occupent les couches profondes des membres se fixent sur les os par l'intermédiaire du périoste; les plus superficielles se fixent à leur tour sur celles-ci; il en résulte que le système des gaînes d'enveloppe des muscles prend le squelette pour point d'appui. Enfin, des fibres de tissu cellulaire amorphe réunissent les aponévroses aux muscles, et parfois même des fibres musculaires s'implantent sur leur face interne.

On ne trouve pas toujours la fibre celluleuse pour seul élément anatomique des aponévroses d'enveloppe. Dans un certain nombre d'entre elles on rencontre des fibres de tissu élastique, disposées parfois en si grand nombre qu'elles constituent des lames, des bandelettes considérables : ainsi, la partie interne de l'aponévrose *fascia lata*; l'aponévrose superficielle et le ligament suspenseur de la verge, l'aponévrose du muscle grand pectoral, celles du bras, du dos de la main, du coude-pied. Ordinairement les fibres élastiques de ces lames sont fines et sans ramifications ; cependant on en rencontre quelques unes à ramifications, comme il en existe dans les ligaments jaunes du rachis, et d'autres à anses anastomotiques, comme celles qui constituent la tunique élastique des vaisseaux sanguins.

Développement du système musculaire. — Au commencement de la vie intra-utérine, les muscles ne présentent qu'une masse homogène, blanchâtre, dans laquelle il est impossible de suivre la trace de fibres. Les tendons ne peuvent être distingués des muscles. Vers le troisième ou quatrième mois, la structure fibreuse commence à se manifester, et peu à peu on saisit la différence qui existe entre la portion musculaire et la partie tendineuse. Pendant tout le cours de la vie fœtale, les muscles restent grêles, pâles, d'une teinte particulière; leurs tendons ont, proportionnellement, la forme et le volume qu'ils affecteront plus tard. Moins développés que les muscles de la vie organique, les faisceaux charnus formés par les fibres musculaires striées perdent leur irritabilité avec une rapidité remarquable dès que la vie a cessé; tel est du moins le résultat des expériences de Bichat, dont Meckel a contesté l'exactitude. Le cœur apparaît de très bonne heure, mais on n'a pas beaucoup de détails sur sa structure.

Pendant l'enfance, les muscles restent pâles, mous et peu fibrineux; néanmoins, il faut noter qu'à cette époque de la vie les mouvements sont plus prompts et plus faciles que dans les âges suivants. Chez l'adulte, les muscles atteignent leur maximum de force, de coloration, de composition fibrineuse. Enfin, ceux du vieillard pâlissent, acquièrent de la dureté et de la roideur.

SYSTÈME VASCULAIRE.

Organes de la circulation. — Appareil circulatoire.

Nous devons étudier successivement les tissus et les membranes qui entrent dans la composition des organes dont l'ensemble forme le système vasculaire. Parmi ceux-ci nous trouvons:

Le *cœur*, organe central d'impulsion, et ses *enveloppes*.

Les *vaisseaux*, tubes membraneux, disséminés à l'infini et parcourus par les liquides destinés à la nutrition et aux sécrétions. Ces vaisseaux sont de deux ordres:

1° Les vaisseaux qui communiquent directement avec le cœur, et qui sont parcourus par un liquide rouge: on les appelle *vaisseaux sanguins*. Le liquide en circulation s'appelle *sang*. Les vaisseaux sanguins se divisent à leur tour en:

a. Vaisseaux artériels qui partent des ventricules du cœur, pour distribuer partout le sang rouge.

b. Vaisseaux veineux, qui rapportent aux oreillettes du cœur le sang noir qui a servi à la nutrition de tous les organes.

c. Vaisseaux capillaires, canalicules intermédiaires entre le système artériel et le système veineux.

2° Les vaisseaux qui ne se terminent pas dans le cœur, et qui communiquent avec le système vasculaire par un grand nombre de points ; ils sont remplis d'un liquide blanc-jaunâtre. On les appelle *vaisseaux lymphatiques.*

a. Les uns, répandus par tous les organes, forment les *vaisseaux lymphatiques proprement dits ;* le liquide qui les parcourt se nomme *lymphe.*

b. Les autres, émanant seulement du tube intestinal ; ce sont les *lymphatiques abdominaux,* ou *vaisseaux chylifères ;* ils sont remplis par le *chyle.*

I. CŒUR.

Plusieurs tissus différents entrent dans la composition du cœur, organe central de la circulation.

A. — Fibres musculaires.

Les parois des ventricules et des oreillettes sont constituées par des couches de fibres musculaires. Bien que celles-ci ne soient pas soumises à l'influence des nerfs de la vie animale, elles n'appartiennent pas moins, par leur structure, à l'ordre des muscles à faisceaux striés (voyez *Muscles de la vie animale*) : aussi quelques anatomistes modernes ont-ils proposé d'établir deux divisions parmi les fibres charnues des organes de la vie végétative : dans la première, ils placent les fibres musculaires du cœur de l'origine de l'aorte et de l'artère pulmonaire ; et dans la seconde, celle des autres viscères.

Quoi qu'il en soit, les faisceaux musculaires des oreillettes et des ventricules du cœur présentent des fibres striées ; la seule différence qui existe entre eux et ceux des muscles du squelette, c'est que ces fibres sont étroitement accolées les unes aux autres et dépourvues des gaînes du tissu cellulaire amorphe qui accompagnent les autres. Notons encore qu'il existe vers les faces interne et externe des couches dont nous parlons, des faisceaux de fibres faiblement grenues, à la façon des fibres musculaires lisses, et lesquelles décrivent des flexuosités, comme les fibres du tissu cellulaire. Cette observation de Henle a quelques rapports avec celle de H. Deschamps, qui prétend qu'entre l'endocarde et la couche musculeuse du cœur, il existe une membrane élastique particulière, continuation immédiate de la tunique moyenne de l'artère pulmonaire et de l'aorte. Theile nie l'existence de cette couche, qui doublerait l'endocarde. Purkinje et Raeuschel n'ont pu trouver de fibres élastiques dans la cavité des ventricules ; mais ils ont trouvé dans les oreillettes et sous l'endocarde une couche distincte de fibres élastiques, entremêlées à des fibres de tissu cellulaire d'autant plus nombreuses qu'elles se rapprochaient davantage de la couche musculaire.

B. — Anneaux des orifices, tendons et valvules du cœur.

Les cercles qui existent aux orifices auriculo-ventriculaires et ventriculo-artériels sont formés par le tissu cellulaire non contractile, très condensé, analogue à celui qui forme les disques ligamenteux (voy. *Disques ligamenteux*). Parfois, à la suite des progrès de l'âge ou sous des influences morbides, ce tissu se transforme en tissu fibro-cartilagineux. Les tendons des muscles des ventricules, les valvules elles-mêmes sont également formées par le tissu fibreux ou albugineux, c'est-à-dire par des fibres de tissu cellulaire condensé et inélastique. Purkinje et Raeuschel ont trouvé une couche de fibres de tissu élastique sur les valvules auriculo-ventriculaires ; ces fibres manquent, selon ces mêmes anatomistes, sur les valvules semi-lunaires ; cependant il paraîtrait qu'on en trouve quelques unes sur leur bord libre, vers les tubercules qui sont constitués par de petits cartilages.

C. — Péricarde.

Le péricarde est une membrane d'enveloppe, dont les attaches, fixées d'une part sur l'aponévrose du diaphragme, et de l'autre sur les gros troncs vasculaires qui émanent du cœur, forment une poche sans ouverture. — Sa structure n'offre rien de spécial ; il est formé par des fibres entrecroisées dans tous les sens ; elles appartiennent au tissu qui a été dénommé tissu fibreux, tissu albugineux, et que nous avons décrit sous le nom de tissu cellulaire condensé non contractile. Sa face interne est tapissée, ainsi que la face externe du cœur, par une prétendue lame séreuse, sur laquelle nous reviendrons en traçant l'histoire des surfaces dites *séreuses*. (Voy. *Séreuses.*)

D. — Endocarde.

Cette membrane a été rangée jusqu'à présent dans l'ordre des membranes séreuses. Sa couche la plus interne est formée par un épithélium analogue à celui que l'on rencontre dans l'intérieur des vaisseaux (voy. *Épithélium vasculaire*). Au-dessous existe une série de fibres très déliées et très confuses, semblables à celles de la couche striée que nous décrirons pour les vaisseaux ; enfin, on trouve encore une couche de fibres élastiques, tantôt condensées, tantôt mélangées de fibres de tissu cellulaire. Un tissu cellulaire grêle, analogue à celui qu'on retrouve entre les fibres musculaires du cœur, la sépare de la couche musculaire proprement dite. Il faut noter que la couche de tissu strié et que celle de tissu élastique manquent dans certains points, et qu'alors l'épithélium repose sur la couche celluleuse. (Voy. *Membrane interne des vaisseaux.*)

II. VAISSEAUX SANGUINS.

A. — Artères.

Structure. — Les auteurs d'anatomie descriptive et les chirurgiens reconnaissent dans les parois des artères trois membranes cylindriques superposées :

1° L'*externe* (*tunique celluleuse*). — Elle est formée par du tissu cellulaire dense, serré et blanchâtre, dont les fibrilles sont entrecroisées diagonalement à la direction du vaisseau. Cette couche est garnie extérieurement de tissu cellulaire lâche ou amorphe, qui se continue avec celui des parties voisines, et auquel on a donné le nom de *gaine artérielle.*

2° La *moyenne* (*membrane moyenne,* — *tunique moyenne,* — *fibreuse,* — *tunique propre, tunique élastique.*). Cette tunique est formée de fibres à peu près circulaires dont l'axe n'est pas exactement parallèle à celui du vaisseau, et lesquelles sont disposées par couches faciles à séparer. On a admis assez généralement qu'elle était formée par le tissu jaune élastique; nous verrons plus loin ce qu'il faut admettre relativement à cette opinion.

3° L'*interne* (*membrane commune*). — Elle est ainsi appelée, parce qu'elle se continue dans les cavités du cœur et dans tous les vaisseaux; elle n'offre pas l'apparence de fibres; elle est blanchâtre, diaphane, fragile.

4° Quelques anatomistes admettent une quatrième membrane interne, qu'ils appellent *membrane* ou *pellicule :* c'est l'épithélium.

Henle a donné une description des tuniques artérielles qui est plus exacte et plus en accord avec les progrès de la science ; il reconnaît dans les artères six membranes distinctes.

Première couche.—Epithélium.—Nous décrirons cette couche lorsque nous étudierons les divers revêtements épidermiques. (Voy. *Epithélium.*)

Seconde couche. — *Tunique striée* ou *fenêtrée.* — C'est une membrane extrêmement fine, claire comme de l'eau, cassante, dont les bords s'enroulent. Elle offre des stries longitudinales, anastomosées ensemble, et appliquées sur une de ses parois : Henle n'a pu savoir sur laquelle. Quand leur bord libre se trouve vers l'œil, on peut s'assurer qu'elles sont aplaties, qu'elles ont une épaisseur de 0,0006 de ligne environ, et que leur largeur, ainsi que l'épaisseur de la membrane, est encore moindre. On découvre, épars entre les fibres, des trous de dimensions variables, la plupart arrondis. Quelquefois cette lame est formée de couches superposées, et, dans ce cas, le tissu des fibres anastomotiques existe seul, car il paraît que la base membraneuse est résorbée. Cette membrane forme souvent dans les artères des couches nombreuses dont les fibres s'entrecroisent.

Troisième couche. — *Tunique à fibres longitudinales.* — Elle est caractérisée par des stries longitudinales qui existent en petit nombre dans les vaisseaux d'un faible calibre, tandis qu'elle est fort apparente dans ceux d'une capacité un peu considérable. Dans un vaisseau large de 9 millimètres, le diamètre de ces fibres est de 0,002 de millimètre ; la membrane qui les sépare forme des fibres plates, ayant un diamètre de 0,01 à 0,015 de millimètre. Cette couche n'a été décrite ici que pour mémoire, parce qu'elle manque généralement dans ces artères.

Quatrième couche. — *Tunique à fibres annulaires.* — C'est d'elle que dépend principalement l'épaisseur des parois des vaisseaux artériels. Elle est caractérisée par des noyaux ovales qui alternent sur des lignes transversales parallèles, distantes les unes des autres de 0,0027 à 0,0039 de ligne. L'examen de cette tunique dans les grosses artères permet de distinguer des fibres plates, claires et grenues, ayant 0,0024 à 0,0036 de ligne de largeur, se divisant en fragments plus petits avec assez de facilité. Purkinje et Raeuschel les ont vues contournées en spirale. Il paraîtrait que les parois des artères sont formées de plusieurs tours ainsi superposés ; Raeuschel en a compté quarante-quatre dans l'aorte, vingt-huit dans la carotide, et quinze dans l'axillaire. Ils ne sont pas réunis par du tissu cellulaire, mais bien par une substance amorphe, selon les uns ; par des fragments de tunique striée, selon les autres. Cette membrane, qui répond à la couche moyenne des anatomistes, donne aux parois des artères la couleur grisâtre qu'elles possèdent ; c'est par elles aussi qu'elles restent béantes à l'état de vacuité.

Cinquième couche. — Tunique élastique. — Elle n'existe à l'état de membrane cohérente que dans les artères d'un grand calibre. Elle possède toutes les propriétés du tissu élastique, et, comme lui, est formée de fibres fortes, obscures, ramifiées, réunies souvent en membranes réticulaires. C'est à cette tunique élastique qu'il faut rapporter l'élasticité des canaux artériels ; il ne faut pas oublier non plus que, confondue avec le tissu cellulaire de la gaîne adventice, elle forme la couche celluleuse ou externe des chirurgiens, ce qui explique fort bien la solidité et la résistance de cette couche après la section des autres tuniques vasculaires.

Sixième couche. — Couche cellulaire, — adventice. — Dégénère en fibres de tissu cellulaire amorphe ; elles sont onduleuses, et suivent une direction longitudinale ; parmi elles existent un assez grand nombre de noyaux de cellules et de petites fibres de noyaux.

Vaisseaux et nerfs des artères. — (Voy. *Veines.*)

Propriétés. — Les artères sont élastiques au plus haut

degré ; par suite de cette propriété, elles restent béantes après avoir été ouvertes, et chassent après la mort le sang qu'elles contenaient. Elles possèdent encore une remarquable faculté d'extension et d'allongement, en un mot, elles sont fort élastiques : aussi Henle dit que l'aorte du cochon, allongée de deux tiers, revient à ses dimensions primitives ; selon Schwann, le même vaisseau, soumis à la pression de 160 millimètres de mercure, s'allonge de trois onzièmes et se distend de cinq quatorzièmes. Il résulterait de cette expérience que la cavité augmenterait dans cette épreuve de quatre tiers, et que la résistance dans le sens de la longueur serait quatre fois moindre que celle dans le sens de la circonférence. Ce sont les fibres de la tunique longitudinale, les fibres dites annulaires et celles de la tunique élastique qui jouent le rôle principal dans ces phénomènes remarquables, lesquels persistent encore après que les artères ont été soumises à l'ébullition et ont séjourné dans l'alcool. La sensibilité des artères a été niée par quelques physiologistes. L'irritabilité ou contractilité animale, contestée par Haller, Bichat, Magendie, a été prouvée par les expériences d'un grand nombre d'observateurs, parmi lesquels nous citerons Hunter, Parry, Sœmmering, Schwann, Flourens.

Plusieurs propriétés du tissu des artères ont été fort bien exposées par Bichat : ces vaisseaux se dessèchent à l'air ; leur couleur se fonce ; elles atteignent alors la dureté des cartilages, et se brisent dans les gros troncs avec un craquement caractéristique. Replongées dans l'eau, elles reprennent en partie leur conformation naturelle. La putréfaction les détruit fort lentement. Lorsqu'on les soumet à la coction : 1° un peu d'écume grisâtre s'élève avant que l'eau ait atteint la température de l'ébullition ; 2° au moment de l'ébullition, racornissement marqué, plus sensible dans le sens des diamètres que dans celui de l'axe, endurcissement concomitant du racornissement, teinte jaunâtre du bouillon ; 3° permanence de cet état pendant une demi-heure et plus, l'ébullition continuant toujours ; 4° ramollissement successif, mais en même temps teinte grisâtre succédant à la couleur jaunâtre ; défaut d'adhérence entre les fibres à mesure que l'ébullition avance, et faisant qu'elles se rompent avec facilité ; 5° quelque prolongée que soit l'ébullition, jamais le tissu artériel ne se réduit, comme le fibreux et le cartilagineux, en une pulpe gélatineuse et jaunâtre : les fibres restent telles qu'elles sont ; 6° le bouillon produit par la coction est insipide, fade même, preuve du peu de sels neutres que le tissu renferme.

Analyses. — Elles concernent principalement la tunique à fibres annulaires. Cette membrane perd, selon Eulenberg, 71 pour 100 d'eau par la dessiccation. Le même chimiste, après en avoir fait bouillir 150 centigrammes avec de l'eau, à trois reprises différentes, la première fois pendant quarante-huit heures, les deux autres pendant trente-six, a obtenu 55 centigrammes d'une substance sèche, qui était soluble dans l'eau, et faisait gelée avec elle. — 95 centigrammes d'épithélium et de membrane striée, bouillis pendant trente-quatre heures, ont donné des résultats analogues ; ils produisirent 10 centigrammes de colle sèche. En résumé, la tunique à fibres annulaires est soluble dans l'acide nitrique, insoluble dans l'acide acétique ; elle donne de la colle, et sa dissolution acide ne précipite pas, ou précipite à peine par le cyanure ferrosopotassique.

B. — Veines.

Structure. — Comme pour les artères, on a distingué jusqu'à ces derniers temps trois couches dans les parois des veines :

1° *Membrane externe,* — *celluleuse.* — Formée de fibrilles obliques et entrecroisées.

2° *Membrane moyenne* ou *propre.* — Formée de fibres

presque toutes longitudinales, qui deviennent incomplète-
ment circulaires et musculaires dans le voisinage du cœur.

3° *Membrane interne.* — Mince, transparente, extensible, filamenteuse, résistante à la distension.

Voici comment on doit comprendre aujourd'hui cette
structure, en la comparant avec la description que Henle
a donnée des parois des artères, et que nous avons repro-
duite plus haut (voy. *Artères*).

L'*épithélium* est analogue à celui des artères.

La *tunique striée* ne présente pas non plus de différence.

La *tunique à fibres longitudinales*, presque nulle dans
les artères, est ici très développée; elle offre les caractères
que nous lui avons assignés. Il faut noter que souvent la
membrane intermédiaire disparaît et que, dans ce cas,
les fibres saillantes s'unissent par un grand nombre de
branches latérales qui présentent des dispositions variées.
Ce réseau possède alors une force considérable : seulement
ses mailles sont plus larges que dans les tuniques élastiques, avec lesquelles elle a de l'analogie. Dans d'autres
circonstances encore, cette lame forme une couche épaisse,
analogue soit au tissu cellulaire, soit à la quatrième couche des artères.

La *tunique à fibres annulaires* est ici fort mince. Au
lieu de fibres granulées, on y trouve des faisceaux de tissu
cellulaire analogue à celui de la peau, du dartos, etc.,
c'est à-dire contractile. A l'origine cardiaque des veines,
il est remplacé par du tissu musculaire qui suit la veine
cave supérieure jusqu'auprès de la clavicule, l'inférieure
jusqu'au diaphragme, et les veines pulmonaires jusqu'à
leurs divisions.

La *tunique élastique* manque, si ce n'est dans les très
gros troncs, où on en trouve une faible couche. Quelques
fibres de cet ordre, analogues aux grosses fibres de noyaux,
existent parmi les fibres de la tunique externe.

La *tunique celluleuse* existe comme dans les artères.

Vaisseaux et nerfs des vaisseaux (*vasa vasorum*). — Les vaisseaux sont pourvus dans leurs parois de vaisseaux plus ténus, que l'on rencontre déjà dans des artères et des veines, ayant un diamètre inférieur à 0,5 de ligne. Jamais ces ramuscules ne proviennent immédiatement de la cavité du vaisseau qu'ils parcourent, mais bien des branches qu'il fournit, ou d'artérioles voisines. Ordinairement le même tronc fournit des réseaux à l'artère et à la veine adjacente. Pour ce qui est des petites veines, elles rampent sans accompagner les ramuscules des artères, et se jettent directement dans la cavité du tronc des tuniques duquel elles rapportent le sang. Divisées et anastomosées dans la gaîne celluleuse des vaisseaux, ces petites branches forment des réseaux serrés, à longues mailles carrées. Selon E. Burdach, il n'en pénètre qu'un petit nombre dans la couche à fibres annulaires des artères, et comparativement, cette tunique des veines en offre davantage. La membrane interne en est dépourvue. L'existence des *lymphatiques* n'a pas été démontrée dans les parois des vaisseaux. Quant aux *nerfs*, ils appartiennent presque tous au système ganglionnaire. Les dissections de Wrisberg, de Ribes, de Pappenheim, font preuve qu'il s'en distribue dans les parois des tuniques artérielles, et l'on peut voir, à l'aide du microscope, des filets nerveux, composés de deux ou trois fibres élémentaires, entourant en spirale des capillaires de 0,5 à 0,05 de millimètre de diamètre. Les veines en paraissent dépourvues.

Propriétés. — Les parois des veines sont blanchâtres, demi-transparentes, et quatre à cinq fois plus minces que les artères d'un calibre correspondant; elles s'affaissent sur elles-mêmes dès qu'elles cessent d'être distendues, ou lorsqu'elles ont été ouvertes. Leur extensibilité est plus grande que celle des artères, et on les voit souvent se distendre à un point considérable. Elles jouissent d'une sensibilité obtuse, et leur contractilité se manifeste souvent dans les gros troncs d'une manière remarquable.

Analyses. — Les caractères et la composition chimique des veines n'ont pas été étudiés d'une manière spéciale. Nous renvoyons aux analyses que nous avons données pour le tissu des artères.

C. — Vaisseaux capillaires.

Les ramifications les plus fines des vaisseaux communiquent ensemble par une foule d'anastomoses qui forment dans toutes les parties du corps un immense réseau. Ce réseau constitue ce que l'on appelle les capillaires. Nous devons étudier et ces vaisseaux et les mailles qu'ils constituent.

Ramuscules capillaires. — Au-dessous du diamètre de 0,01 à 0,02 de ligne, il est impossible de distinguer les ramifications des artères de celles des veines. On les désigne sous le nom de vaisseaux capillaires. Leur diamètre varie selon qu'on les observe dans les divers organes : ainsi, ils atteignent 0,008 de ligne dans les *vasa vasorum*, 0,0065 à 0,0025 dans le cerveau, 0,0020 à 0,0070 dans les reins, 0,0065 dans les procès ciliaires. Le calibre du moindre de ces tubes est en raison du diamètre des corpuscules du sang. Les plus grêles ont encore assez de largeur pour laisser passer ces corpuscules à la suite les uns des autres, de manière que leur diamètre n'est pas de beaucoup inférieur à 0,003 de ligne. Il est vrai que quelques observations tendraient à faire penser qu'il existe des vaisseaux trop grêles pour admettre dans leur cavité la matière colorante du sang, et on a proposé pour eux le nom de vaisseaux séreux, c'est-à-dire ne laissant passer que le sérum ; mais cette question n'est pas encore résolue et demande de nouvelles recherches difficiles à accomplir à cause des sources nombreuses d'erreurs qui se présentent. Les plus petits de ces vaisseaux sont aperçus sous forme de traînées claires, homogènes ou finement granulées. Ils consistent en une membrane dépourvue de structure, et n'offrant ni stries ni fibres. On y trouve une série de corpuscules faisant saillie, tantôt au-dehors, tantôt au-dedans de leurs parois. Ces corpuscules sont analogues aux noyaux ordinaires des cellules, et ils ont des diamètres qui varient entre 0,0026 et 0,0042 de ligne. Dans les très petits conduits, ces noyaux sont espacés et forment une série simple; plus tard, dans les conduits de 0,0054 de diamètre, ils se réunissent au pourtour du tube. Nulle part on n'aperçoit des traces de pores ou de pertuis. A mesure que le diamètre du vaisseau devient plus considérable, les membranes se dessinent : ainsi, on trouve d'abord une membrane interne pourvue de corpuscules longitudinaux, puis une autre à corpuscules transverses, enfin du tissu cellulaire. Lorsque ces vaisseaux atteignent les dimensions que nous avons indiquées plus haut, on reconnaît presque constamment les membranes à fibres longitudinales et transversales, puis à 0,2 de ligne de diamètre, la tunique striée; mais la tunique élastique n'existe pas, et l'épithélium manque assez souvent.

Réseaux et mailles capillaires. — Les petits vaisseaux forment des réseaux plus ou moins serrés dont on a étudié les mailles d'après leur diamètre absolu et d'après la forme qu'elles adoptent. En général, ces mailles sont d'autant plus larges que les vaisseaux capillaires sont plus fins, et d'autant plus serrées que la quantité de sang contenue est plus considérable. Quant à la forme, on distingue : Les mailles rondes, qui sont les plus communes; on les trouve dans les poumons, les glandes, le derme, les muqueuses; parfois elles se rapprochent de la forme du carré. Les mailles oblongues, dont un des diamètres peut être dix fois plus grand que l'autre; on peut les observer dans les nerfs, dans les muscles, etc. Ces mailles peuvent se modifier, et former une variété en anses que l'on retrouve à la face palmaire des doigts et dans les grosses papilles de la langue.

13.

Enfin on a admis une forme intermédiaire aux deux précédentes : ce sont des mailles à interstices ronds, oblongs, triangulaires, carrés, polygones ; elles sont fréquentes dans les organes peu vasculaires.

Cette forme des interstices compris par les ramuscules capillaires a donné lieu à des classifications. Ainsi, Berres distingue les petits vaisseaux en *capillaires artériels et veineux*, et en *capillaires intermédiaires* placés entre ces derniers. Il distingue parmi eux les formes suivantes :

A. — Capillaires artériels et veineux.

I. *Plexus vasculosus linealis.* Artères de 0,0012 à 0,0048 de ligne, parallèles aux fibres, anastomosées çà et là.
  a. — *Cruciatus* (dans les muscles de la vie animale).
  b. — *Pectinatus* (muscles de la vie organique).

II. *Plexus vasculosus erectilis.* Artères de 0,006 à 0,0216 de ligne.
  a. — *Linealis* (iris, corps ciliaire).
  b. — *Penicilliformis* (rate, placenta, corps caverneux).

III. *Plexus vasculosus longitud.* Artères de 0,008 à 0,0012 de ligne.
  a. — *Solidus* (nerfs).
  b. — *Cellulosus* (centres nerveux).
  c. — *Reticulosus* (membranes).

IV. *Plexus vasc. maculoso-long.* (membranes fibreuses).
V. *Plexus vasculos. dendriticus.* (membranes séreuses).

VI. *Plexus vascul. excentricus.* (Glandes, conduits excréteurs).
  a. — *Ramosus* (parotide, poumons, foie).
  b. — *Sarmentosus involvens* (glandes surrénales).
  c. — *Radiatus* (reins).

B. — Capillaires intermédiaires.

I. *Rete vasculosum maculosum.* | Glandes, nerfs, muscles.

II. *Rete vasculosum ansatum.* { Organes des sens : organes de la digestion, organo-génito-urinaires (*passim*).

III. *Rete vasc. maculoso-ansatum* | Séreuses, muqueuses, chorium.

Nous n'insisterons pas sur ce sujet, qui demanderait l'aide du dessin pour être bien exposé. Disons seulement que Mandl rapporte qu'il a vu Berres déterminer les tissus et les organes seulement par l'inspection des vaisseaux injectés. On sait aussi que cet habile anatomiste a publié d'admirables figures des divers réseaux capillaires ; mais il faut dire que ses injections et que ses divisions, fort exactes et fort remarquables comme travaux de fine anatomie, n'ont pas la même valeur quand on examine la classification qu'il a voulu en déduire, parce que sa distinction en vaisseaux capillaires proprement dits et en capillaires intermédiaires n'est pas d'accord avec les faits.

Capillaires érectiles (*tissu érectile* de Béclard). Il est une forme particulière de vaisseaux capillaires que l'on trouve dans l'intérieur des corps caverneux de l'urètre, du pénis et du clitoris. Quelques auteurs en ont fait un tissu particulier sous les noms de *tissu caverneux*, *tissu érectile*, etc. — Le caractère de ce tissu vient de ce que les artères et les veines, au lieu de s'aboucher par l'intermédiaire d'un réseau de petits capillaires, communiquent brusquement. Les anatomistes ne s'accordent pas encore relativement à ce mode de communication. Ainsi, J. Muller admet deux espèces de rameaux de l'artère pénienne profonde : les uns se continuant avec les veines, après s'être ramifiés dans les lamelles des corps caverneux ; les autres formant des rameaux contournés en vrille et termi-

nés en culs-de-sac dont l'extrémité libre , percée d'ouvertures , fait saillie dans les cellules du corps caverneux ; il
appelle ces rameaux *artères hélicines (arteriæ helicinæ)*.
Valentin soutient , au contraire , qu'elles ne sont qu'un
produit de l'art , et qu'elles sont formées par des trabécules
du corps caverneux du pénis détachées d'un côté. Krause
et Erdlt sont de l'opinion de Muller. Hyrtl dit avoir trouvé
des vaisseaux analogues dans les organes érectiles de la tête
du dindon. Henle ne sait à laquelle de ces opinions il doit
se ranger.

SANG.

Le sang est le liquide rouge en circulation dans les vaisseaux sanguins dont nous venons d'étudier la structure.
On distingue le sang *artériel* et le sang *veineux*. Nous indi-
querons les différences qui caractérisent ces deux variétés.

Propriétés. — Le sang , tel qu'il circule dans les vaisseaux , et c'est seulement sous cette forme , c'est-à-dire
à l'état de vie , que nous devons l'étudier , se présente
sous la forme d'un liquide (*liquor sanguinis*) qui contient en suspension des corpuscules rouges , solides , de
forme déterminée , que l'on appelle *globules*. Le sang artériel est d'un rouge vermeil , le sang veineux d'un brun
foncé. — Sa pesanteur spécifique , qui est variable , a
été estimée à 1,041 par Boyle et Thackrah ; à 1,050
par Davy et Scudamore ; à 1,053 par Ure ; à 1,030 — 1,155
par Prout ; à 1,050 par Blumenbach et Turner ; à 1,056
par Fourcroy ; à 1,054 par Jurine ; à 1,055 par Whiting ;
à 1,053 par Henry ; à 1,059 par Denis ; à 1,050 — 1,059
par Mandl. Le sang artériel est plus léger que le veineux : la différence est de 1 à 3 sur 1,000. Examiné
dans les vaisseaux , sa chaleur égale celle du corps ,
c'est-à-dire de 38° c. ou 31° R. Presque tous les observateurs ont trouvé que le sang artériel est plus chaud que le

sang veineux de 1,2° à 1,5° c. Les expériences de Becquerel et de Breschet ont fait voir que ce liquide, comparé à lui-même dans des vaisseaux du même ordre, inégalement éloignés du cœur, offrait aussi des différences : ainsi, le sang de la veine jugulaire l'emportait de 0,3° c. sur celui de la veine crurale. On s'accorde à reconnaître à ce liquide une odeur *sui generis* ; il peut, en outre, se charger de matières odorantes qui lui sont étrangères. — Selon Dœllinger, le sang donne à l'électromètre des indices d'électricité qu'il conserve pendant vingt-quatre heures. — Sa quantité a été diversement appréciée : Harvey l'estimait à 10 livres, Young à 40, Haller à 28 ou 30, Keill à 100. Valentin donne pour rapport de son poids avec celui du corps le chiffre de 1 à 4,25. Il ne manifeste aucun signe de sensibilité ou d'irritabilité.

Tant que le sang circule dans les vaisseaux du corps vivant, ses éléments restent parfaitement mélangés ; mais aussitôt après sa sortie des vaisseaux, il se prend en masse et se sépare en deux parties distinctes : l'une liquide, c'est le *sérum* ; l'autre solide, c'est le *caillot* (*cruor*, *insula*, *crassamentum*). Chez l'homme, la coagulation commence, terme moyen, après trois ou quatre minutes ; dix minutes suffisent ordinairement pour la compléter. Ce phénomène est accéléré par une température de 100°-110°-120° à 130°, et retardé à 40°-50° Fahr. L'agitation modérée favorise la coagulation du sang ; l'agitation violente la prévient peu. L'air atmosphérique n'est pas l'agent qui détermine la coagulation du sang hors des vaisseaux, seulement il paraît la favoriser lorsque le liquide est en repos ; le refroidissement n'est pas non plus l'agent de ce phénomène.

Un assez grand nombre de corps ont la propriété de retarder ou d'accélérer la coagulation du sang, d'autres ont peu d'influence sur elle. Voici leur nomenclature, selon L'Héritier :

Substances qui retardent ou préviennent la coagulation.

— Magnésie, carbonate de magnésie, tartre stibié, tartrate de potasse, muriate et nitrate de baryte, borax, hydrochlorate et carbonate d'ammoniaque, sous-carbonate de soude, alcalis caustiques, sulfate de zinc, de cuivre, vinaigre distillé, jalap, cachou, rhubarbe, ipécacuanha, extraits de quinquina, de belladone, de digitale, d'aconit, de ciguë, de salsepareille, etc.

Substances qui accélèrent la coagulation. — Acide tartrique, chlorate de potasse, chaux, calomel, acides minéraux, oxides métalliques, etc.

Substances sans action. — Chlorure d'argent, sulfure rouge de mercure, soufre, iode, acide hydrocyanique, camphre, acide boracique, gomme arabique, amidon, cantharides, essence de térébenthine, carbonate de chaux, etc.

Les gaz azote, oxigène, oxide nitreux, acide carbonique, n'activent ni ne retardent la coagulation du sang.

Examen microscopique. — Lorsqu'on examine au microscope le sang récemment sorti des vaisseaux, sans le soumettre aux mélanges et aux préparations employées par quelques observateurs, on trouve plusieurs espèces de corpuscules nageant dans un liquide.

1° *Corpuscules rouges* (*globules sanguins*). — Chez l'homme, on les rencontre sous la forme de petits disques ronds, aplatis, ayant un diamètre de 0,0025 à 0,0032 de ligne environ, et une épaisseur surpassant leur longueur du quart à la moitié à peu près. Leurs faces sont tantôt planes, tantôt concaves et réunies par un bord obtus; assez souvent ces disques sont courbés sur leur plat, ce qui les fait paraître concaves; vus de côté, ils ressemblent à de petits bâtons plus ou moins grêles, droits ou aigus (Henle); à l'état frais, ces corpuscules paraissent pour la plupart simples et homogènes. Dans quelques uns d'entre eux, on aperçoit de suite ou peu de temps après leur sortie des vaisseaux, une tache centrale obscure qui n'a été bien

étudiée qu'en l'examinant sur les globules plus gros des animaux vertébrés inférieurs : c'est le *noyau*. Il occupe habituellement le centre du *globule* ; il est probablement incolore,
et la plupart des observateurs s'accordent pour penser que
sa présence est due à la coagulation de la fibrine contenue
dans les vésicules sanguines. Quelle est maintenant la structure des globules ? Les uns ont pensé qu'ils étaient constitués par un noyau central couvert d'une vésicule transparente ; d'autres ont repoussé cette idée. On a encore admis
qu'ils étaient formés par une cellule remplie d'un liquide
particulier, ou bien par une trame uniforme imbibée de
produits divers. Je ne m'arrêterai pas à faire l'histoire
de ces opinions, qui sont extrêmement nombreuses. Dans
l'état actuel de la science, on s'accorde assez généralement
à penser que les globules sanguins sont formés par une
seule substance occupant toute l'épaisseur du corpuscule,
colorée d'une manière continue et imbibée nécessairement du liquide sanguin dans lequel elle nage.

Les globules se décomposent très vite, surtout pendant
l'été ; l'eau les gonfle et les arrondit en les décolorant.
L'acide acétique les décolore ; les bases alcalines et les
acides les déforment et les dissolvent ; l'éther les rend pâles,
petits, et finit par les dissoudre ; il en est de même de la
bile et de l'urée. L'albumine délayée agit sur eux à peu
près comme l'eau pure, mais les déforme davantage ; l'oxigène les rend transparents, le gaz acide carbonique, opaques.

On a cherché à isoler et à analyser les corpuscules du
sang ; pour cela on traite le caillot par l'eau, ou en le mê-
lant avec quatre fois son volume d'une dissolution concentrée de sulfate de soude ; dans le premier cas, on entraîne
l'hématine qui se dissout dans l'eau, dans le second on
n'a que les corpuscules. Le magma qu'ils forment s'appelle *cruor* ; il se compose de la matière colorante du sang,
hématine, pour cinq ou six parties, et de *globuline* pour

quatre-vingt-quatorze. La globuline est composée, selon Henle, d'albumine mêlée à des enveloppes de corpuscules dont la nature chimique est inconnue.

2° *Cospuscules blancs* (*globules séreux*). — Müller les a signalés le premier : ce sont de petits corpuscules incolores finement granulés, insolubles dans l'eau. Selon Mandl, il y en a de deux espèces : les uns ronds, renfermant deux ou trois granules : ce sont des *globules de lymphe ;* les autres ronds, quelquefois oblongs, finement granulés; ils semblent formés d'une foule de petites molécules de 1/1200 à 1/1500 de millimètre dont on trouve aussi quelques unes isolées; ils sont le produit de la coagulation de la fibrine, et il les appelle *globules fibrineux.*

3° *Liquide sanguin* (*plasma*). — C'est le liquide dans lequel sont contenus les corpuscules; il est limpide quand on l'a débarrassé de la fibrine, ou bien il offre une teinte jaunâtre, verdâtre, jaune-rougeâtre, due à de petites quantités d'hématine ou de pigment biliaire tenues en solution; on y trouve encore des molécules d'*albumine coagulée* et des *gouttelettes de graisse.*

Quand le sang est sorti des vaisseaux, la fibrine contenue en dissolution dans le plasma se dépose, et l'on observe le phénomème appelé coagulation du sang. Le tableau suivant donne une bonne idée de la composition du liquide sanguin et des particularités qui se produisent lors de sa coagulation.

$$\text{Sang liquide}\begin{cases}\text{liquide sanguin}\begin{cases}\textit{sérum}\dots\dots\\\textit{fibrine}\end{cases}\text{caillot}\\\textit{globules sanguins}\dots\end{cases}\text{sang coagulé.}$$

Analyses du sang. — Denis a déduit la moyenne des principes constituants du sang d'après 83 analyses.

Voici ses chiffres :

	Hommes.		Femmes.
Corpuscules	14,9	—	12,77
Fibrine	0,27	—	0,26

Albumine..   5,7   —   5,90
Eau. 76,7   — 78,70

Denis a donné les chiffres suivants pour la composition du sérum sur 1000 parties :

Eau. 900,000
Albumine   80,000
Soude   0,500
Chaux (traces de magnésie).   0,200
Sulfate potassique.   0,800
Sulfate sodique.   0,800
Phosphate sodique   0,400
Chlorure sodique.   4,000
Oxalate sodique. . . . . ⎫
Margarate sodique. . . . . ⎬ 3,000
Acide gras volatil (butyrique uni à de la ⎪
   soude). . . . . ⎭
Phosphate calcique.   0,300
Substance jaune biliaire , et traces de substance
   bleue.   3,000
Séroline.   1,167
Cérébrine et cholestérine.   5,833

Voici les chiffres de Lecanu :

Eau. 90,600   — 90,100
Albumine.   7,800   —   8,120
Matières extractives.   0,379   —   0,460
Chlorure sodique et potassique. .   0,600   —   0,552
Carbonate sodique avec phosphate
   et sulfate sodiques.   0,210   —   0,200
Carbonates calcique et magnésiq. ⎫
Phosphates calcique et magnésiq. ⎬   0,071   —   0,087
Graisse   0,220   —   0,320
                                    ————————   ————————
                                     99,900   — 99,859

Voici maintenant les chiffres qui concernent la composition du sang entier. Ce tableau a été donné par Mandl, qui a emprunté les chiffres trouvés par Lecanu comme représentant les termes moyens pour le sang veineux de l'homme.

1. EAU. 790,3707
2. SUBSTANCES ORGANIQUES.
    a. Combinaisons de protéine.
        α. Albumine. 67,8040
        ε. Globuline. 126,6273
        γ. Fibrine. 2,9480
        Traces de caséum.
    b. Matières colorantes.
        α. Hématosine. 2,2700
        ε. Matière colorante jaune. . . . .
    c. Graisses. . . . .
        α. Trois acides gras, à l'état de savon.
        ε. Trois acides gras libres. . . . . . .
    d. Matières extractives. . . . .
        α. Solubles dans l'eau. . . . .
        ε. Solubles dans l'alcool ou dans l'é-
           ther. . . . .
           Traces d'urée et de ptyaline.
3. SUBSTANCES ANORGANIQUES.   10,9800
    a. Quatre à sept combinaisons de soude
        et de potasse, peut-être aussi d'am-
        moniaque avec les acides chlorhy-
        drique, acétique, carbonique,
        phosphorique et sulfurique. . . . .
    b. Combinaisons de chaux et de magné-
        sie avec les oxides phosphorique,
        carbonique et sulfurique. . . . . .
    c. Traces d'acide silicique. . . . .
    d. Des gaz. 1,000

Les éléments chimiques sont : l'oxigène, l'azote et le carbone, la soude, la potasse, le calcium, le magnésium, le chlore, le phosphore, le soufre, le fer, la silice et des traces de manganèse.

Michaëlis a déterminé la proportion de ces divers éléments dans les deux espèces de sang, l'artériel et le veineux.

	Carbone.	Azote.	Hydrogène.	Oxigène.
Albumine veineuse.	52,652	15,505	7,359	24,484
— artérielle.	53,009	15,562	6,993	24,436
Cruor veineux.. . .	53,231	17,392	7,711	21,666
— artériel. . . .	52,382	17,253	8,354	23,011
Fibrine veineuse. .	50,440	17,267	8,228	24,065
— artérielle. .	51,374	17,587	7,254	23,785

Chez les mammifères le sang est noir avant la naissance, et brun-rougeâtre quelque temps après que la respiration s'est établie. Selon Wagner, la grandeur des corpuscules est très variable, et dépasserait celle des corpuscules de l'adulte; au dire du plus grand nombre des observateurs, ils sont globuleux dans les premiers jours, et s'aplatissent ensuite. Quant au développement des éléments proprement dits, malgré un grand nombre de travaux entrepris sur ce point par Henle, Wagner, Nasse, Baumgaertner, Schultz, Schwann, Mandl, nous ne possédons encore que des hypothèses tellement vagues, qu'il nous paraît inutile de les exposer ici.

Développement. — 1° *Formation des organes qui constituent l'ensemble du système vasculaire sanguin.* —On a entrepris de longues recherches pour bien connaître l'évolution du système sanguin. Les difficultés nombreuses qui s'opposent à l'étude de l'œuf des mammifères ont conduit les anatomistes à préluder à cette étude par l'observation du développement de l'embryon des oiseaux. Il ne convient pas que nous nous arrêtions sur ces détails;

exposons seulement ce que l'on connaît du système sanguin de l'embryon humain.

Nous manquons, a dit Meckel, d'observations exactes,
chez les hommes et chez les mammifères, relativement à
l'antériorité de formation d'une partie quelconque du système vasculaire. Cependant on peut admettre, presque en
toute assurance, que les veines se forment avant les artères,
et même que les premières à paraître sont celles de la vésicule ombilicale, car il est prouvé que chez les oiseaux
les veines vitellines, et en particulier les omphalo-mésentériques, sont les premiers de tous les vaisseaux qui se développent. Or la vésicule ombilicale de l'homme correspond
au sac vitellin des oiseaux. Il est cependant probable que
le tronc artériel principal, l'aorte, naît au moins en même
temps, peut-être même auparavant dans le corps de l'embryon humain.

Vers la troisième semaine du développement de l'embryon humain, on reconnaît déjà le cœur, qui a l'apparence d'une hernie et se trouve être formé d'une oreil-
lette et d'un ventricule; sa pointe est dirigée en avant. Les
vaisseaux omphalo-mésentériques, formés par une branche
de l'aorte et par une racine de la veine cave, se répandent
sur la vésicule ombilicale et sont remplis de sang rouge. Le
foie reçoit une grande partie de la veine omphalo-mésentérique. — Vers la sixième semaine, la cloison interventriculaire commence à se former, celle des oreillettes ne se
manifeste pas encore. L'aorte et l'artère pulmonaire naissent par un tronc commun et se partagent en deux troncs
qui se réunissent à la hauteur du diaphragme pour former
l'aorte descendante. — La cloison des ventricules est complète vers la huitième semaine, celle des oreillettes commence à se former; la veine cave est plus grande que l'aorte,
dont la division pulmonaire commence à diriger quelques
rameaux vers les poumons.

Pendant le cours du troisième mois, le bord droit du

cœur se renfle, ce qui rend cet organe plus conique. En même temps il se place obliquement, la base à droite et la pointe à gauche. Les oreillettes sont fort grandes, la moitié droite de l'organe a plus de volume que la gauche. La valvule du trou ovale commence à se développer, et celle dite d'Eustache est déjà considérable. L'artère pulmonaire s'unit avec la crosse de l'aorte; les artères iliaques, qui ne fournissent que de très petites branches aux membres inférieurs et à l'excavation du bassin, se terminent en formant les artères ombilicales.

Vers le quatrième mois, le cœur devient plus oblique; les oreillettes ont perdu leur prédominance, elles sont plus petites, plus minces. Le trou ovale est plus petit et à moitié couvert par la valvule. L'artère pulmonaire est plus forte, tandis que le canal artériel est plus étroit et se porte presque horizontalement en arrière.— Au cinquième mois, la veine cave est placée plus haut, et il passe moins de sang par le trou ovale. — Au sixième, le cœur a diminué de volume, comparativement aux proportions que le corps a acquises. Les changements qui surviennent ensuite n'offrent que des modifications peu importantes.

La capacité du système vasculaire n'est pas toujours la même : ainsi le nombre et le diamètre des vaisseaux sont plus considérables dans les premiers temps de la vie que dans les périodes suivantes. Par exemple : le cœur est d'autant plus gros en proportion du reste du corps qu'on l'observe à une période plus rapprochée de sa formation. La même observation s'applique aux petits vaisseaux. Il faut noter cependant que les veines échappent à cette règle, et que leur ampleur est à peu près la même dans les premiers temps que dans ceux qui suivent.

Après la naissance, les artères prédominent par leur développement plus considérable et par le nombre de leurs ramifications. Leurs parois augmentent d'épaisseur et de densité pendant toute la période d'accroissement, et ensuite

14.

leur densité augmente seule pendant tout le reste de la vie.

Quant au système veineux, sa capacité, moindre d'abord que celle des artères, devient peu à peu plus grande à mesure que le sujet avance vers la vieillesse. Mais en revanche on observe peu de changements dans les parois de ces vaisseaux, et leur ossification sénile est fort rare.

2° *Formation des membranes des vaisseaux sanguins et du sang.* — Il est très difficile d'observer la première formation du sang, des corpuscules sanguins et des vaisseaux. Les observations recueillies sur les embryons de mammifères, d'oiseaux et de grenouilles font voir cependant que le sang se développe de très bonne heure : ainsi les premiers rudiments du système sanguin se manifestent par l'apparition du feuillet, que Pander a appelé *feuillet vasculaire*. Valentin a vu que ce feuillet était constitué par une masse transparente au milieu de laquelle existent des granulations très serrées les unes contre les autres, et ayant environ 0,0121 de ligne de diamètre. Chez le poulet, ces cellules se modifient vers la vingtième heure, et il paraîtrait que vers cette époque il se fait une formation simultanée de parois vasculaires solides et de contenu liquide par le changement de la masse primordiale en un solide extérieur et un liquide intérieur. De la sorte, une partie des cellules semble se transformer en corpuscules sanguins, et alors le noyau de la cellule serait peut-être la base du noyau des corpuscules sanguins; une autre partie des cellules forme les parois vasculaires. A la fin du second jour et vers le commencement du troisième, on voit, suivant Wagner et toujours sur l'embryon de poulet, que les parois du cœur consistent en cellules polyédriques, confondues ensemble, et dans le milieu desquelles on peut reconnaître un point plus obscur, qui est le noyau de la cellule qui existait auparavant. Le sang est d'abord incolore, et au commencement du second jour, lorsque les ondulations du cœur se manifestent, il forme quelques cou-

rants limités ; vers cette époque , il commence à se colorer
en jaune d'abord , puis en rouge.

Les recherches de Schwann et de Valentin s'accordent
pour faire admettre que la membrane primaire des capillaires est identique avec les parois des cellules , et que
leur lumière correspond à la cavité de celle-ci ; mais, pour
Schwann , les corpuscules du sang seraient de jeunes cellules produites dans les cellules-mères , tandis que , pour
Valentin , ils seraient seulement des nucléi de cellules. Sa
membrane épithéliale serait due à une génération endo-
gène (voy. *Épithélium*). A l'intérieur des vaisseaux primitifs on peut suivre des nucléi granulés , pâles , qui se
confondent en fibres et constituent la seconde membrane.
Le cytoblastème de la troisième et de la quatrième couche
est primitivement limpide. Plus tard , des noyaux ou corpuscules apparaissent dans son épaisseur , et , en se confondant , donnent naissance à des fibres courtes , qui se prolongent ensuite , tandis que la base se fractionne à son
tour en fibres plates. Dans la couche la plus interne de la
tunique à fibres longitudinales des veines , la base peut
être résorbée ou bien se modifier en tissu cellulaire vers les
couches les plus extérieures. — La génération des fibres
élastiques et celluleuses qui constituent la cinquième et la
sixième couche a été exposée ailleurs. — Ces recherches sont
très difficiles sur l'embryon, et beaucoup d'anatomistes pro-
posent de prendre une idée de la génération des membranes des vaisseaux en comparant chez l'adulte la structure
des plus petits conduits avec celle des plus considérables.

III. VAISSEAUX LYMPHATIQUES.

A. — Lymphatiques vrais.

Sous le nom de *lymphatiques* vrais ou proprement dits ,
on entend l'ensemble des vaisseaux blancs qui , naissant

dans les différentes parties du corps, viennent se rendre dans les veines. Ceux du tube digestif en sont exceptés.

Structure. 1° *Vaisseaux lymphatiques.*—Nous n'avons pas à nous occuper ici de la distribution des vaisseaux lymphatiques, nous dirons seulement qu'ils existent dans le plus grand nombre des organes. Malgré les nombreuses tentatives faites pour étudier leur origine, on ne possède encore sur ce sujet que des hypothèses et des faits peu concluants. Ceux d'entre eux qui ont été le mieux étudiés sous ce point de vue sont les lymphatiques chylifères de l'intestin, auxquels nous devons consacrer le chapitre suivant.

Ce n'est que dans ces derniers temps qu'on a examiné au microscope les membranes des vaisseaux lymphatiques. Les anciens anatomistes leur accordaient une membrane interne, lisse, qui se déchire la première par l'effet de l'extension, et une autre externe, que l'on a crue musculeuse ; ce point demande de nouvelles recherches. Nous renvoyons à l'histoire des lymphatiques-chylifères pour faire connaître le mode d'origine des vaisseaux lymphatiques. (Voy. *Chylifères.*)

2° *Gros troncs et canal thoracique.* — Ces canaux sont plus parfaits que les autres, car on ne peut supposer que tous les vaisseaux lymphatiques ont une structure aussi compliquée que les conduits principaux.

Première couche. — Elle est la plus interne. Un épithélium analogue à celui des vaisseaux sanguins la constitue ; elle se présente parfois sous la forme d'une membrane homogène parsemée de corpuscules qui sont les noyaux des lamelles de l'épithélium. (Voy. *Epithélium vasculaire.*)

Seconde couche. — C'est elle qui supporte l'épithélium, avec lequel on peut la détacher sous forme de filaments très minces ; elle se rompt avec facilité, et constitue avec la précédente la membrane interne des anciens anatomistes. Ses fibres sont longitudinales, et quant à leurs éléments, présentent une grande analogie avec les faisceaux du tissu cellulaire; leur couche la plus intérieure est garnie de fibres de noyaux déliées, non ramifiées, mais fortement onduleuses.

Troisième couche. — C'est la membrane externe des anciens anatomistes. Elle est formée par des anneaux circulaires ou transverses, formés aussi par des fibres de tissu cellulaire : seulement ces fibres forment quelquefois des faisceaux rubannés complétement annulaires, et séparés les uns des autres par des intervalles aussi larges qu'eux.

Extérieurement, les tuniques se confondent avec le tissu cellulaire ambiant par une transition insensible. On peut constater l'existence de quelques fibres élastiques dans les points où la tunique externe devient plus lâche : on y rencontre aussi des vésicules adipeuses.

Valvules. — Les valvules sont formées par des fibres de tissu cellulaire, comme les parois : seulement il existe dans leur point d'insertion quelques fibres circulaires moins extensibles que la paroi elle-même; l'épithélium les recouvre.

3° *Ganglions lymphatiques.* — On a pensé que les glandes lymphatiques avaient des cellules dans lesquelles les vaisseaux afférents apportaient la lymphe, et que des vaisseaux efférents la prenaient ensuite à travers les parois de ces cellules. Werner et Feller ne virent dans chaque glande qu'une cavité; Malpighi et Cruikshank n'aperçurent que des espaces celluleux vides, qui pouvaient être remplis par les troncs. D'autres ne virent en elles que des paquets de vaisseaux. Mandl pense que les ganglions lymphatiques ne diffèrent en rien par leur structure des autres glandes parmi lesquelles il les range avec la charge de sécréter la lymphe. Ils sont entourés, dit cet observateur, de tissu cellulaire dense parcouru de fibres élastiques. Leur parenchyme cohérent est composé de corpuscules primitifs, grands de 0,004 à 0,005 millimètre, et de cellules peu développées.

Ce parenchyme est contenu dans des renflements en forme de cœcum , qui communiquent directement avec les rameaux lymphatiques de la glande , lesquels sont pelotonnés comme les canalicules de plusieurs autres glandes. Les vaisseaux lymphatiques qui unissent les glandes entre elles et ceux qui communiquent avec le système vasculaire sont les conduits sécréteurs de ces glandes.

On peut constater la présence de vaisseaux sanguins dans l'épaisseur des membranes des vaisseaux lymphatiques : ce sont des rameaux artériels et veineux destinés à leur nutrition. Ils sont plus abondants pour les ganglions lymphatiques que pour les conduits eux-mêmes. On doute encore de l'existence des nerfs dans leurs parois. Beaucoup d'anatomistes ont suivi des rameaux qui s'y rendaient ; mais pour les uns ces branches ne font que traverser les ganglions lymphatiques pour se rendre ailleurs , tandis que quelques autres admettent qu'elles s'y distribuent.

Propriétés. — Les parois des lymphatiques sont transparentes , minces, mais beaucoup plus résistantes que celles des rameaux sanguins. Mandl dit que cette force est à celle des artères comme 10 à 3. Ils peuvent supporter sans se déchirer le poids d'un colonne de mercure assez considérable. Leur extensibilité est grande : un lymphatique à peine visible , lorsqu'il est vide , acquiert en se dilatant un diamètre égal à un millimètre. Leur sensibilité n'a pu encore être constatée que dans les cas d'inflammation ; quant à leur contractilité , elle est très prononcée , et se maintient même assez longtemps après la mort.

LYMPHE.

La lymphe est le fluide contenu dans les vaisseaux lymphatiques. Pour l'obtenir pure ou à peu près il faut faire jeûner pendant quelques jours les animaux sur lesquels on la recueille , sans quoi on la trouverait dans le canal thoracique mêlée à une égale quantité de chyle.

Propriétés. La lymphe de l'homme est claire, généralement incolore ou légèrement jaunâtre, tirant sur le vert. Elle a, dit-on, le goût légèrement salé de la sérosité du sang. Elle est neutre, selon Brande, alcaline, selon l'Héritier. Sa pesanteur spécifique est de 1022,28, selon Magendie; de 1,037, selon Marchand et Colberg; de 1,045, selon Krimer.

Une fois sortie des vaisseaux qui la contiennent, la lymphe se coagule au bout de dix à quinze minutes; il se forme alors un caillot filamenteux, peu résistant, incolore, suspendu dans un liquide jaunâtre.

Le liquide ou *sérum* se concrète par l'action de la chaleur et verdit le sirop de violette. L'alcool, l'acide nitrique, le nitrate d'argent et le perchlorure de mercure y déterminent un précipité caillebotté. Le *caillot* se gonfle, se ramollit et se dissout comme la fibrine sous l'action de l'acide acétique et de la potasse caustique; il rougit dans l'oxigène et devient rouge pourpre dans l'acide carbonique.

Examen microscopique. — Étudiée sous le microscope, la lymphe se présente sous l'aspect d'un liquide incolore, transparent, dans lequel nagent des corpuscules, dont le nombre et la taille sont comparativement moins considérables que ceux des globules du sang. Ces globules sont blanchâtres, sphériques; Berres leur a trouvé un diamètre de 0,0005 à 0,002 de ligne. Mais il ne faut pas oublier que les difficultés qui s'opposent à ce que l'on trouve la lymphe sans mélange ont empêché jusqu'à ce jour les observateurs dans leurs études, ou bien ont donné lieu à des appréciations différentes.

Analyses. — Le sérum de la lymphe se compose en grande partie d'eau, 92 à 96 pour 100. Il contient de l'albumine , quelques autres substances animales, un peu de graisse, des chlorures, des phosphates, des sulfures, des carbonates, des lactates alcalins et de l'oxide de fer. Le caillot exprimé s'élève à 0,08, d'après Emmert; desséché, à 0,52, selon Marchand et Colberg; à 0,66, selon Nasse. La quantité de fibrine augmente selon que l'on prend la lymphe à l'origine des lymphatiques ou près des vaisseaux sanguins. Tiedemann et Gmelin en ont trouvé 0,25 dans la lymphe du plexus lombaire, et 0,42 dans celle du canal thoracique.

Leuret et Lassaigne, puis Chevreul, nous ont donné des analyses quantitatives de la lymphe, que nous transcrivons ici.

1° Lymphe du cheval, retirée des vaisseaux du cou par Leuret et Lassaigne :

Eau.	925,00
Fibrine	3,30
Albumine	57,36
Chlorure sodique	
Chlorure potassique.	
Soude	14,34
Phosphate calcique	
	1000,00

2° Lymphe du cheval, analysée par Chevreul :

Eau.	926,4
Albumine	361,0
Fibrine	4,2
Chlorure sodique.	6,1
Carbonate sodique	1,8
Phosphate calcique	
Phosphate magnésique.	0,5
Carbonate calcique	
	1000,0

Voici maintenant des analyses de la lymphe de l'homme.

1° D'après Gmelin :

Eau	96,10
Albumine	2,75
Fibrine	0,25
Chlorure sodique	
Carbonate sodique.	
Phosphate sodique.	0,21
Matière analogue à la salive (ptyaline). . .	
Extrait de viande	
Lactate de soude.	0,69

$$100,00$$

2° D'après Marchand et Colberg :

Eau	96,926
Albumine	0,424
Fibrine	0,520
Matières extractives et perte	0,312
Graisse solide et liquide	0,264
Chlorures sodique et potassique	
Carbonate et lactate sodiques	
Phosphate et sulfate calciques.	1,544
Oxide ferrique	

$$1,00000$$

Développement. — La science ne possède que des hypothèses insuffisantes sur ce sujet.

Origine des lymphatiques. — Dans l'état actuel de nos connaissances anatomiques, nous sommes réduits à conjecturer que les commencements des vaisseaux lymphatiques sur les membranes forment des réseaux. Tantôt ce réseau vasculaire est extrêmement serré ; tantôt ses mailles ont une étendue assez considérable, si on les compare aux tubes qui les circonscrivent. Les réseaux vasculaires sont caractérisés par des rameaux d'une grosseur partout égale. Leurs contours sont coudés à angles presque droits, et leurs grands diamètres alternent en se croisant dans les réseaux de couches différentes. Toujours les réseaux les plus fins sont les plus voisins de la surface.

Les vaisseaux lymphatiques des parenchymes sont encore plus difficiles à démontrer. On sait qu'ils naissent du tissu cellulaire amorphe, des glandes, des muscles, des viscères, et même des os. On n'en a pas encore démontré dans les dents, dans les cartilages, dans les tissus cornés, dans le cristallin, dans la substance du cerveau et de la moelle épinière, dans l'œil, dans l'oreille interne, dans le placenta. Cependant il n'est pas prouvé que plusieurs de ces parties n'en contiennent pas.

B. — Lymphatiques chylifères.

Les vaisseaux chylifères sont les lymphatiques du mésentère, destinés spécialement au transport du chyle. Leur structure est absolument identique à celle des autres vaisseaux de cette classe, il faut seulement signaler quelques particularités relatives à leur origine.

Origine des lymphatiques chylifères. — Leeuwenhoek vit le premier que les villosités intestinales étaient parcourues par un canal central. Après lui, Lieberkuhn pensa que chaque villosité recevait un vaisseau chylifère pourvu de valvules, lequel s'amplifiait sous forme d'ampoule. Mais ces anatomistes avaient employé un grossissement peu considérable, et Hewson, vérifiant leurs observations, les déclara inexactes, et prétendit reconnaître que les chylifères commençaient dans l'intestin sous l'apparence d'un plexus rétiforme. Cruikshank admettait des ouvertures multiples. Rudolphi revint au canal central, et son observation fut confirmée par celles de A. Meckel, de J. Muller. A son tour

Henle, saisissant mieux diverses apparences fournies par l'épithélium et par la trame même des villosités intestinales, reconnut que les lymphatiques de l'intestin formaient entre les couches de cet organe et dans les lames du tissu cellulaire interstitiel, des réseaux qui pénétraient jusqu'à la face externe de la membrane muqueuse. Une couche existe entre la tunique séreuse et la musculeuse, une seconde entre la musculeuse et la muqueuse. La première est formée de vaisseaux ramifiés en long, assez gros et anastomosés entre eux; la seconde est composée de rameaux plus fins, formant des réseaux à mailles allongées, dont le grand diamètre est transversal à l'axe de l'intestin. De la face externe de chacune de ces couches partent des troncs qui vont se rendre dans les ganglions du bord concave de l'intestin. Quant à la face intestinale du réseau interne, elle donne des ramifications fines ayant environ 1,12 de ligne de diamètre, lesquelles vont gagner la cavité de l'intestin, où elles fournissent des ramuscules qui vont former le canal central de plusieurs villosités, tandis que le tronc principal se termine lui-même de la sorte. Mais Krause va plus loin, et ferait douter que ces ramuscules soient dans chaque villosité le commencement des chylifères. En effet, ce lymphatique communiquerait dans le milieu de la villosité avec plusieurs petits rameaux qui commencent en partie par des extrémités libres et communiquant en partie ensemble par des réseaux. Enfin, tout récemment, Gruby et Delafond ont décrit l'appareil lymphatique des villosités intestinales comme il suit : chaque cellule d'épithélium serait pourvue d'une cavité centrale dont l'orifice interne est parfois plus ou moins exactement fermé. Ces cellules ont ensuite un conduit profond et effilé, qui les fait communiquer avec le canal chylifère unique placé au centre de chaque villosité.

Comme on le voit, ces diverses opinions ne s'accordent pas parfaitement; nous aurons occasion de revenir sur ce sujet en étudiant la structure des villosités intestinales et de l'épithélium des muqueuses.

Développement des vaisseaux lymphatiques. — Nous ne savons que peu de chose relativement à la formation première des vaisseaux lymphatiques et chylifères. Valentin a vu des troncs lymphatiques au cou des embryons longs de dix centimètres. Chez les embryons de cette grandeur, les ganglions lymphatiques étaient, d'après le même observateur, formés par des paquets de vaisseaux lymphatiques, non encore réunis par le tissu cellulaire condensé qui doit les agglomérer plus tard. Il est probable que le développement de leurs membranes se fait comme celui des vaisseaux sanguins, car l'analogie de structure qui existe entre eux et ces derniers vient à l'appui de cette opinion.

CHYLE.

Presque toutes les recherches faites pour éclairer la constitution de ce liquide ont été accomplies sur le chyle de divers animaux. Il faut pour cela le recueillir dans les lymphatiques chylifères de l'intestin, car, lorsqu'on examine celui qui a été pris dans le canal thoracique, on voit qu'il est déjà mélangé avec une grande quantité de lymphe.

Propriétés. Le chyle des carnivores est blanc ou rosé ; il est opaque, onctueux au toucher, d'une odeur spermatique, d'une saveur un peu sucrée. Il est neutre suivant Marcet, Macaire, Ramdohr et Reugger ; il est alcalin suivant Vauquelin, et il happe légèrement la langue. Sa pesanteur spécifique est de 1021 à 1022, d'après Marcet.

Abandonné à lui-même, le chyle se sépare en trois parties, l'une liquide, *sérum*, l'autre demi-solide, *coagulum* ; la troisième forme une couche très mince à la surface du liquide, *matière grasse.*

Le sérum du chyle se comporte comme celui du sang,

il tient en suspension l'albumine et les sels. Le coagulum est constitué par de la fibrine ; mais déjà Vauquelin avait remarqué qu'elle était imparfaitement organisée. La présence de la graisse a donné lieu à des expériences et à des explications nombreuses et contradictoires.

Examen microscopique. Le chyle, examiné sous le microscope, renferme un assez grand nombre de globules de graisse, dont le diamètre est environ de 0,0055 de ligne ; les autres, qui ont été diversement considérés, varient, selon Krause et Mayo, entre 0,0009 et 0,015 de ligne ; selon Nasse, entre 0,0024 et 0,0036. Il y en aurait de deux espèces, les uns clairs, les autres obscurs ; les premiers plus gros, les seconds anguleux. Ces corpuscules changent vite de forme, car on ne peut distinguer les globules du chyle de ceux de la lymphe dans le liquide que l'on prend dans le canal thoracique. Gruby et Delafond ont avancé récemment que le chyle des cellules de l'épithélium a les caractères physiques d'un corps gras, divisé en globules de 0,01 à 0,001 de millimètre de diamètre, aussi bien chez les herbivores que chez les carnivores. Le chyle purifié, tel qu'il existe dans les chylifères, sortant du tube digestif, renferme des molécules très petites, tenues en suspension dans un liquide salin, albumineux, spontanément coagulable ; les molécules sont elles-mêmes constituées par de la matière grasse contenue dans une enveloppe albumineuse : elles sont mêlées de quelques globules de la lymphe ordinaire, qui ont été souvent confondus avec les globules du chyle.

Analyses. Les proportions du sérum du caillot formé par le chyle sont susceptibles de variations. 1000 parties de chyle ont donné à Reuss et Emmert 0,089 de sérum et 0,018 de fibrine. — 100 parties ont donné à Tiedemann et Gmelin 96,99 de sérum et 3,01 de caillot humide. Le sérum fut réduit par la dessiccation à 7,39 et le caillot à 0,78.

15.

Analysé par Gmelin, le résidu du sérum du chyle retiré du canal thoracique du cheval a fourni pour 100 parties :

Graisse brune enlevée par l'alcool.	15,47
Graisse jaune enlevée au sérum.	6,35
Extrait de viande. . . . . }	
Lactate et chlorure sodiques . . . . }	16,02
Matière extractive soluble dans l'eau . . . . }	
Carbonate et phosphate sodiques . . . . . . }	2,76
Albumine	55,25
Carbonate et phosphate calciques.	2,76
Perte	1,39
	100,00

En 1832, Marcet fils et Macaire ont publié les analyses élémentaires suivantes faites au moyen de l'oxide noir de cuivre.

	Chyle de chien.	Chyle de cheval.
Carbone.	55,2	55,0
Oxigène.	25,9	26,8
Hydrogène. . . .	6,6	6,7
Azote.	11,0	11,0

SYSTÈME NERVEUX.

Les organes qui constituent la partie centrale, et ceux qui forment la partie périphérique du système nerveux, offrent une grande analogie dans leur structure. Ils sont essentiellement formés par deux tissus que l'on appelle, l'un *fibres nerveuses*, l'autre *corpuscules nerveux*.

Les *fibres nerveuses* sont isolées ; elles n'offrent pas de bifurcation ou de division quelconque dans leur trajet ; elles semblent délimitées par une membrane très délicate ; leur intérieur est comblé par une substance molle particulière. Les *corpuscules* ont pour caractères communs un nucléole solide ou plein, un noyau transparent et vésiculeux, ayant les dehors d'une cellule primitive, un contenu grenu, et sans doute une membrane délimitante très fine.

Nous allons poursuivre l'étude de ces tissus et de leur arrangement dans les diverses portions du système nerveux.

I. ORGANES NERVEUX PÉRIPHÉRIQUES.

Dans cette section sont rangés les *nerfs* dont on connaît deux espèces bien distinctes : les nerfs encéphalo-rachidiens ou nerfs blancs, et les nerfs ganglionnaires ou nerfs gris.

A. — Nerfs blancs.

Nerfs durs. — Nerfs de la vie animale (Bichat). *— Nerfs encéphalo-rachidiens ou cérébraux-spinaux.*

Structure. — Ces organes nous présentent à étudier la membrane ambiante ou protectrice des cordons, le *névrilème*, et le tissu intérieur, *tubes nerveux périphériques.*

1º *Névrilème. — Nevrilema. — Gaîne névrilématique. — Gaîne celluleuse.* — Le névrilème est constitué par une gaîne compacte qui limite les cordons nerveux. Son épaisseur et sa force sont en raison de leur calibre. Extérieurement il est en contact avec une couche de tissu cellulaire amorphe qui accompagne les nerfs; en dedans il reçoit des prolongements qui, de plus en plus ténus, cloisonnent le rameau nerveux, le séparent en faisceaux, et ceux-ci en fascicules secondaires. De la sorte, le névrilème constitue une enveloppe générale que l'on peut débarrasser de la substance médullaire au moyen d'une dissolution alcaline et de la pression, et l'on peut alors injecter ces lacunes artificielles avec le mercure.

Le névrilème, par sa structure intime, appartient à l'espèce du tissu cellulaire organisé que l'on a appelé tissu fibreux ; il en est du moins ainsi pour ses parties extérieures dans lesquelles on trouve çà et là des fibres élastiques et des fibres de cellules rapprochées en faisceaux sur les gros troncs, et en réseaux sur les petits, comme dans le système vasculaire. Quant aux divisions intérieures, elles ont plus d'analogie de structure avec le tissu cellulaire encore incomplétement développé, ou bien elles expriment un état de structure transitoire entre celui du tissu cellulaire amorphe et des épithélium.

2° *Tubes nerveux.* — *Fibres nerveuses.* — *Fibres blanches.* — *Fibres à doubles contours.* — *Fibræ nervosæ.* — Après avoir exprimé des cordons nerveux la matière molle pultacée que renferment les cloisons du névrilème, on voit, en examinant cette substance au microscope, qu'elle est composée de fibres transparentes, à bords parallèles, un peu ondulés, sans plis ni globules, et ne s'anastomosant jamais. Ce sont ces fibres qui ont reçu le nom de *fibres élémentaires* ou *primitives des nerfs*, de *fibres à doubles contours*. Leur diamètre est invariable. Il est de 0,008 de ligne, selon Raspail ; de 0,008 à 0,006, selon R. Wagner ; de 0,004 à 0,008, selon Ehrenberg ; de 0,006 à 0,010, selon Remak ; de 0,001 à 0,003, selon Krause ; de 0,0012 à 0,0060, selon Bruns ; de 0,0008 à 0,0074, selon Henle. Lorsqu'elles sont encore transparentes, en outre de la ligne externe qui indique leurs limites, elles laissent voir une seconde ligne plus interne, qui est plus ou moins rapprochée de la première, et varie de position. Viennent-elles à se dessécher, on voit apparaître des plissures transversales, leur transparence se perd, la fibre paraît distendue par un produit grumeleux, coagulé ; elle s'étrangle par places et devient moniliforme.

On n'est pas encore d'accord pour interpréter la disposition de ces doubles lignes. Les uns ont cru que la ligne interne représentait le pourtour de la matière contenue, d'autres pensent qu'elle représente l'épaisseur de l'enveloppe; d'autres enfin qu'il y a deux enveloppes distinctes. Mandl prétend que le contour interne n'indique jamais l'épaisseur de l'enveloppe; d'un autre côté Henle fait remarquer que l'on rencontre encore deux lignes sur des fibres nerveuses dont le contenu a été exprimé complétement.

Quelle est la structure de ces gaînes? Schwann et Rosenthal ont vu des noyaux celluleux ovales disposés en long. Henle dit qu'il n'a pu parvenir à vérifier cette disposition; mais il a vu entre les deux lignes indiquées une substance très pâle à grains fins. Valentin a vu cette tunique homogène et quelquefois fibreuse lorsque l'observation était accompagnée de circonstances favorables. Ces fibres seraient cylindriques, homogènes et longitudinales.

Je dois encore signaler une observation dont l'explication est tout-à-fait du domaine de l'hypothèse; ainsi Gerber, Remak, Valentin, ont vu quelquefois sur la face interne de la gaîne interne des fibres nerveuses d'un animal vivant ou mis à mort depuis peu, des traces de mouvements vibratoires. Ces anatomistes en ont conclu qu'il existe peut-être sur la face interne de la gaîne un épithélium vibratile. Les microscopes actuels sont insuffisants pour trancher cette difficulté.

3° *Moelle nerveuse. — Contentum nervorum.* — Cette substance est renfermée dans les tubes qui forment les fibres; elle est molle et visqueuse, et on peut la faire sortir par la pression dans les nerfs frais; elle est parfaitement homogène, mais elle s'altère avec une grande rapidité au contact de l'air ou des liquides non albumineux. Un phénomène qu'elle manifeste constamment, c'est la coagulation. Celle-ci marche de l'extérieur à l'intérieur, mais on a remarqué que le plus fréquemment elle n'altère pas l'axe du tube nerveux, et qu'il reste alors au milieu de la substance médullaire une strie claire analogue à un cylindre qui la parcourrait dans toute sa longueur. Il semblerait que chaque fibre est formée de deux substances, l'une médullaire et l'autre corticale, ayant des propriétés différentes. Quoi qu'il en soit, c'est ce que l'on appelle le *cylindre de l'axe*, *cylinder axis* de Purkinje. On connaît ce fait sans pouvoir l'expliquer d'une manière satisfaisante, car, jusqu'à ce jour, plusieurs causes d'illusions ont empêché les observateurs d'arriver à une appréciation certaine.

B. — Nerfs gris.

Nerfs mous. — Nerfs de la vie végétative (Bichat). — *Nerfs ganglionnaires. — Nervi molles.*

Structure. — Pour bien étudier la structure de ces nerfs, il faut choisir les branches qui accompagnent l'artère carotide, selon Valentin et Henle. — Mandl préfère le sympathique et les thoraciques.

1° *Névrilème.* — La solidité de cette enveloppe est remarquable dans les cordons nerveux de cette classe; mais cette membrane ne fournit pas, comme on le voit pour les nerfs blancs, des divisions ou cloisons secondaires nombreuses et solides. Le cloisonnement existe à peine dans les nerfs mous, et leurs fibres longitudinales sont presque toutes serrées les unes contre les autres.

Quant à sa structure intime, le névrilème est analogue à celui des nerfs de la vie de relation; il est comme lui formé de fibres propres de tissu cellulaire, et de fibres obscures de noyaux. On rencontre aussi dans son épaisseur des fibres rameuses, ayant des plexus et des capillaires très ténus. Ces fibres sont disposées en deux couches : l'une, plus externe, est formée de faisceaux longitudinaux; l'autre est constituée par des fibres annulaires très denses. Celles-ci sont plates, claires, larges de 0,002 à 0,003 de ligne, avec de nombreux noyaux de cellules, ronds et ovales, posés à plat et régulièrement espacés.

2° *Fibres nerveuses.* — Les auteurs ne sont pas encore bien d'accord sur l'organisation de ces fibres. Remak signala des fibres organiques à corpuscules allongés, réunis par des filets minces. Henle admit deux ordres de fibres longitudinales : les unes très déliées, devenant parfois variqueuses, ressemblant aux fibres blanches les plus grises; les autres ont une grande analogie avec les fibres longitudinales du névrilème. Il y aurait cinq ou six de ces fibres pour une de la première espèce. Pour Valentin, ces fibres constitueraient une sorte de gaîne aux fibres nerveuses primitives. A son tour, Mandl admet des fibres à simples contours, ayant 0,002 à 0,005 de millimètre de diamètre; elles sont réunies par deux ou trois à la fois; leur couleur tire sur le gris; ce sont elles qui ont été confondues avec les fibres blanches minces; il les appelle *fibres grises*. A ces fibres se joignent un certain nombre de fibres blanches analogues à celles des nerfs blancs; mais jamais cet anatomiste n'aurait pu trouver parmi les fibres des nerfs involontaires, les fibres indiquées par Remak et par Henle.

C. — Ganglions nerveux.

Corpuscules nerveux du système nerveux périphérique.
— Ganglions. — Ganglia sensu strictiori.

Ces renflements nerveux existent en grand nombre; on sait combien leur forme et leur volume peuvent présenter de différences. Quoi qu'il en soit, l'identité de leur structure est remarquable.

1° *Enveloppe ou névrilème.* — Chaque ganglion est entouré d'une couche assez dense de tissu cellulaire. Cette enveloppe se continue exactement avec la membrane externe des nerfs qui communiquent avec les ganglions, et fournit dans l'épaisseur de celui-ci des cloisons, fractionnant leur intérieur en manière de lobules qui rappellent la disposition des glandes sécrétoires.

2° *Corpuscules gris.* — *Globules ganglionnaires.* — *Corpuscules ganglionnaires.* — Au-dessous de la gaîne celluleuse, on rencontre parmi les éléments qui entrent dans la composition des ganglions, des corpuscules grisâtres auxquels on a donné le nom de *globules ganglionnaires.* Leur volume et leur forme sont variables. Il y en a de globuleux, d'ovalaires, de prismatiques, d'angulaires, etc., etc. Ces derniers sont les moins superficiels; tous supportent au moins un prolongement en forme d'épine. Les mesures qu'on a données pour leurs diamètres ne concernent que les globules des animaux; je cite seulement comme les plus externes les diamètres de 0,009 à 0,083 de ligne. Ces globules sont de couleur jaune rongeâtre; ils sont mous comme la cire et susceptibles de conserver des empreintes; leur surface paraît grenue. Dans tous il existe quelquefois deux corpuscules ronds, ayant un diamètre de 0,001 à 0,0015 de ligne, et renfermant une ligne concentrique claire, exactement circulaire. Henle pense que la substance extérieure du globule répond à la cellule, la vésicule claire au cytoblaste, le corpuscule brillant au nucléole. Une seule plainte s'élève contre cette interprétation : c'est que l'acide acétique dissout à la fois la totalité du corpuscule. Mandl, au contraire, considère les corpuscules internes que nous venons de décrire comme éléments. Il les appelle *corpuscules ganglionnaires,* à l'exemple de Valentin, qui les a dénommés *corpuscules nerveux;* et toute la portion extérieure opaque constitue pour lui une couche de substance ambiante, à laquelle il donne le nom de *substance grise amorphe.*

3° *Fibres nerveuses.* — Les faisceaux nerveux qui pénètrent dans les ganglions présentent diverses dispositions. Les uns marchent en ligne droite, d'autres se divisent en fibres primitives, qui forment autour des globules ganglionnaires des anses et des arcades. Quelques uns des rameaux étendus en ligne droite se décomposent aussi, et forment des intrications plexiformes. Il existe encore, selon Henle, dans les ganglions, des *fibres gélatiniformes*, lesquelles sont réunies en faisceaux qui embrassent tantôt un globule, tantôt une série de globules, et figurent ainsi des rangées de perles. Ces fibres, que Mandl a dénommées *fibres grises*, et dont nous avons déjà parlé à propos de nerfs, ne sont peut-être, selon Henle, que des fibres celluleuses destinées à mettre les globules ganglionnaires en communication.

C'est ici le moment de mentionner une opinion énergiquement soutenue par Bischoff et par Valentin. Ces histologistes prétendent que, dans son état parfait, l'ensemble du sympathique et les ganglions ne contiennent, en fait de fibres, que des cylindres primitifs, semblables à ceux des nerfs rachidiens ; que ces tubes, comme ceux de ces derniers nerfs, communiquent avec le cerveau et la moelle épinière, marchent également les uns à côté des autres, traversent les ganglions sans se ramifier ni s'anastomoser, et présentent seulement cela de particulier que, dans les ganglions surtout, ils ont entre eux des globules gris munis d'un noyau et d'une gaîne, c'est-à-dire des globules ganglionnaires. Valentin prétend encore que les prétendues fibres organiques ne sont qu'une formation épithéliale qui entoure en façon de gaîne les cylindres primitifs et les globules ganglionnaires.

Origine, trajet et expansions des cordons nerveux blancs et gris. — 1° *Racines des nerfs.* — Les dispositions que les racines des nerfs

16

affectent à leur origine ne doivent pas nous occuper, nous avons seulement quelques mots à dire de leur structure. Parmi les anatomistes, les uns ont vu dans ces racines des tubes nerveux du même volume; les autres, au contraire, ont remarqué que les tubes grêles prédominent dans les racines postérieures.

2° *Trajet des fibres nerveuses.* — Les fibres nerveuses ne se ramifient jamais dans le trajet des troncs ni des branches; en un mot, elles ne subissent aucune division. Quant aux faisceaux secondaires, ils échangent souvent leurs fibres entre eux, et il en résulte des intrications telles, que dans certains troncs on ne peut suivre aucun cordon au-delà de quelques millimètres. Quelques observations de Wolkmann et de Gerber tendraient à faire croire que certaines fibres peuvent s'inosculer dans les troncs nerveux, et former ainsi des anses qui n'auraient point d'expansion périphérique. Arnold avait déjà remarqué quelque chose d'analogue ; il appelle ces fibres *fibræ arcuatæ.*

3° *Disposition des fibres dans les ramifications nerveuses.* — Dans les cas de ramification du cordon nerveux, les tubes primitifs abandonnent sans se diviser ou se ramifier le cordon principal, mais cette décomposition se fait de diverses manières : ainsi, tantôt les fibres, continuant à suivre leur direction primitive, passent les plus externes dans le rameau externe, les internes dans le rameau interne (nerfs des muscles); tantôt des fibres alternantes s'échappent de leur rang pour se porter en dehors du tronc principal, et forment un rameau (divisions antérieure et postérieure d'un nerf rachidien à sa sortie de l'entrecroisement commun des racines); tantôt enfin les fibres émanant du tronc s'échappent sans ordre et au hasard (rameaux des portions ganglionnaires thoraciques du grand sympathique).

Quand le nombre des tubes qui s'échappent du tronc

principal est peu nombreux comparativement au nombre de ceux qui poursuivent leur cours, on dit qu'il y a *ra-mescence simple*, *ramificatio simplex;* au contraire, quand leur nombre est assez considérable, ou quand le cordon principal se divise à la fois en plusieurs ramifica-tions, on dit qu'il y a *scission* ou *division des nerfs*, *divisio nervorum.*

4° *Disposition des fibres nerveuses dans les associations plexiformes.* — Une branche nerveuse peut envoyer un faisceau de fibres primitives à un autre nerf ou à d'autres branches nerveuses; dans ce cas, il y a un simple échange de fibres primitives, et l'un des cordons augmente de la quantité de fibres dont l'autre est amoindri : c'est là le *plexus simple*, ou *anastomose simple de deux troncs*, *anastomosis simplex*, *plexus simplicissimus.* — Dans d'autres cas, la branche anastomotique est formée par la réunion des fibres primitives émanant de deux troncs différents : c'est l'*anastomose réciproque*, *anastomosis mutua;* le *plexus ramiforme*, *plexus ramiformis.* Mais dans ce cas, la branche anastomotique est formée uniquement par les tubes de communication, et leur entrecroisement n'a lieu qu'à la rencontre de l'un des deux cordons primitifs. Quelquefois, au contraire, cet entrecroisement des fibres primitives se fait en un point moyen du trajet qu'elles parcourent, et par conséquent sur la continuité du cordon anastomotique : c'est l'*anastomose par décussation*, *anastomosis decussata.* Il est bien entendu que dans les points d'émergence et d'immergence, les fibre nerveuses peuvent affecter les trois dispositions que j'ai décrites en étudiant le mode de ramification des fibres dans les nerfs.

5° *Plexus nerveux.* — Quand ces branches anastomotiques sont multiples et forment un réseau, on a alors ce que l'on appelle un *plexus nerveux*, *plexus nervosus.* Les mailles qu'il présente peuvent être remplies par du

tissu cellulaire ou par des vaisseaux sanguins qui les traversent : c'est alors un *plexus nerveux vide*, *plexus
nervosus vacuus.* — Au contraire, les mailles peuvent
renfermer des fibres primitives, des corpuscules nerveux
accumulés ou d'autres formations particulières ; dans ce
cas, c'est un *plexus nerveux plein*, *plexus nervosus
repletus.*

6° *Terminaison des nerfs.* — Arrivés à la périphérie,
les faisceaux des nerfs, qui ne consistent plus qu'en un
nombre proportionnellement très petit de fibres primitives, produisent une infinité de plexus appelés *plexus terminaux*, *plexus terminales.* Alors les fibres primitives s'y
joignent deux à deux ou bien plusieurs à la fois, en forment des arcades qu'on appelle *anses terminales* ou d'*inflexion*, *ansæ terminales.*

Les plexus de terminaison des nerfs présentent une
grande analogie avec les réseaux formés par les vaisseaux
capillaires sanguins, et, comme eux, ils prennent des caractères spéciaux dans chaque partie, dans chaque tissu.
Il est encore un autre point de ressemblance entre ces
deux ordres de ramuscules terminaux, c'est que les ramifications des nerfs, de même que les capillaires sanguins,
ne répondent pas à chaque portion extrêmement petite de
tissu, mais bien à un groupe plus ou moins grand de ces
parties. Nous allons étudier ce mode de terminaison pour
les différents nerfs.

A. *Expansion des nerfs sensitifs* — *a. Nerf optique.* —
(Voy. *OEil*, *Rétine*, *Membrane de Jacob.*)

b. Nerf olfactif. — (Voy. *Membranes muqueuses.*)

c. Nerf glosso-pharyngien. — (Voy. *Membranes muqueuses.*)

d. Nerf auditif. — Breschet a figuré les entrecroisements plexiformes des fascicules du nerf ampullaire et des
petits troncs qui passent de la columelle à la lame spirale ;
ces rameaux nerveux finissent par former des anses en

s'anastomosant deux à deux. Henle a vu des fibres en arcade, mais il ne saurait décider si tous les tubes ont la même disposition, car on voit, selon cet anatomiste, non seulement des anses, mais aussi des extrémités libres. Ce point demande de nouvelles recherches.

e. Nerfs cutanés. — (Voy. *Peau.*)

f. Nerfs des membranes muqueuses. — (Voy. *Membranes muqueuses.*)

g. Nerfs des vaisseaux. — (Voy. *Structure des vaisseaux.*)

B. *Expansion des nerfs moteurs dans les muscles de la vie animale.* — Les recherches de Prevost et Dumas, d'Emmert, de Burdach, de Gerber et de Henle sur l'expansion des nerfs des muscles, s'accordent pour nous apprendre que lors de leur entrée dans ces organes ils se divisent comme à l'ordinaire, et suivent parallèlement les faisceaux musculaires en s'anastomosant fréquemment. Les tubes nerveux, lâchement unis, quittent un, deux ou plusieurs à la fois le cordon commun, passent obliquement ou transversalement sur les muscles, et se recourbent pour former des anses assez larges qui embrassent des faisceaux musculaires. Ces anses et ces arcades sont si irrégulières, qu'on ne peut indiquer la largeur des réseaux qu'elles circonscrivent; il n'y a donc pas ici de terminaison proprement dite. Dans tout leur trajet ces fibres conservent leur forme normale, seulement elles perdent un peu de leur volume, qui est primitivement considérable; car les tubes des nerfs des muscles sont au nombre des plus gros que l'on connaisse : ainsi de 0,008 de ligne par exemple, on les voit descendre à un diamètre de 0,005; les plus grêles atteignent même 0,0250.

16.

II. — ORGANES NERVEUX CENTRAUX.

Centres nerveux. — Centre cérébro-spinal. — Encéphalorachidien. — Partie centrale du système nerveux de la vie animale. (Bichat.)— Systema nervosum centrale.

Le système nerveux central est formé par quatre portions principales en rapport de continuité les unes avec les autres; ce sont : la *moelle épinière*, la *moelle allongée*, le *cervelet* et le *cerveau*.

Structure. — Nous retrouvons dans la composition des organes nerveux centraux les mêmes éléments que dans les organes nerveux périphériques, ainsi : les *fibres* et les *corpuscules nerveux;* les premières appartiennent à la *substance blanche*, les autres à la *substance grise*.

1° *Substance médullaire, blanche, centrale.* — Cette substance se trouve être formée en entier par des fascicules de tubes ou de fibres semblables, dont le volume semble augmenter depuis la partie inférieure de la moelle épinière jusque dans le cerveau. Elles sont réunies en faisceaux ou cordons qui marchent, les uns parallèlement à l'axe longitudinal de l'organe, les autres disposés transversalement sous forme de commissures. Ces fibres semblent être en communication directe avec les fibres analogues qui entrent dans la composition des nerfs; du moins les observations de Tréviranus, Henle, Ehrenberg, Valentin, s'accordent pour le prouver. Il resterait à déterminer si les centres nerveux contiennent d'autres fibres que celles que l'on voit se prolonger ainsi. Selon Valentin, cela n'aurait pas lieu, et l'on ne pourrait apercevoir ni commencement ni fin aux fibres nerveuses de la substance blanche. Mandl partage cette manière de voir. On ne peut non plus, ni dans la moelle, ni dans l'intérieur du cerveau, trouver des extrémités libres, des bifurcations ou des transitions de fibres les unes aux autres. — Leur terminaison a également occupé les anatomistes, et on l'a étudiée sur le cerveau, dans les points où les deux substances, la grise et la blanche se limitent réciproquement. Valentin a cru voir dans ces points les fibres les plus déliées fournir des anses et des arcades terminales en s'abouchant les unes avec les autres ; Carus a fait une observation analogue. Tous les autres histologistes se sont tus sur cette particularité, et semblent avoir reculé devant sa vérification.

Ces fibres élémentaires que l'on désigne sous les noms de *fibres nerveuses centrales*, *fibres blanches*, *fibræ nervosæ primitivæ*, *centrales*, sont inférieures en diamètre aux fibres nerveuses primitives que nous avons décrites dans les organes périphériques ; elles vont en diminuant de volume à mesure qu'elles approchent de la substance grise : ainsi leur diamètre est de 0,01 de millimètre environ vers leur entrée dans l'encéphale ; il n'est plus que 0,001 de millimètre vers la substance grise. Elles sont molles, faciles à rompre, et présentent, comme celles des nerfs, les doubles contours. Cependant cette apparence n'est manifeste que pour les plus grosses ; une fois qu'elles sont inférieures à 0,002 ou 0,0016 de millimètre, il est impossible d'en distinguer la structure. La coagulation est manifeste dans les tubes d'un fort calibre ; elle marche comme pour les tubes des nerfs de la circonférence au centre. Les plus grêles se coagulent aussi, mais alors ils se réduisent en globules qui leur donnent l'apparence variqueuse.

2° *Substance corticale, grise, périphérique, spongieuse* de Rolando. — La substance grise des centres nerveux est analogue à celle des ganglions (voy. *Ganglions*) ; son étude est difficile, et elle a donné lieu à des interprétations bien différentes. Récemment Mandl en a donné une description qui est plus précise que celle que nous possédions jusqu'alors. Ainsi cet anatomiste distingue dans la substance grise des centres nerveux : — *a*. Une *substance grise amorphe*, semi-liquide, composée de molécules unies ensemble. — *b*. Une substance *blanche amorphe* qui n'a pas encore été décrite, et qui existe en abondance dans le cervelet ; elle est tenace, élastique, et prend la forme de gouttelettes qui, en se comprimant mutuellement, deviennent polygonales. — *c*. Un troisième élément, constitué par des *corpuscules gris*, consiste en des corpuscules ronds ou allongés, à contour simple, qui sont parfaitement transparents ; les plus petits, qui n'atteignent que 0,003 de millimètre de diamètre, ne laissent pas voir de noyau, tandis que les plus gros, qui ont jusqu'à 0,01 de millimètre, en ont un excentrique et fort distinct. Dans l'état normal, ces corpuscules sont plongés au milieu de la substance grise qui se consolide autour d'eux. — *d*. Enfin la substance corticale contient encore des fibres grises semblables à celles que nous avons mentionnées parmi les éléments des nerfs mous ; elles sont d'une ténuité extrême, et l'on ne peut distinguer leurs terminaisons. Ce sont sans doute ces fibres que Lauth, Tréviranus, Remak, Valentin, ont prises pour des fibres de substance médullaire.

Variétés. — On sait que la coloration des deux substances nerveuses principales, la grise et la blanche, a servi pour les différencier et pour fixer leurs dénominations habituelles. Mais il existe certains points des centres nerveux dans lesquels ces substances offrent un aspect particulier qui a fait établir des variétés dites substance jaune, rouge, noire, etc. Nous devons dire quelques mots des particularités que les deux substances principales paraissent présenter dans ces régions spéciales.

1° *Substance jaune — substantia flava.* — On désigne sous ce nom la couche la plus interne de la substance grise des hémisphères cérébraux : on la retrouve encore dans la composition des lames du cervelet ; sa disposition a été assez bien étudiée, mais il n'en est pas de même de sa structure. Les anatomistes ne paraissent pas s'en être occupés d'une manière spéciale. Valentin semble croire que cette substance doit son apparence au mode de répartition des fibres primitives. Henle affirme que dans ce point les vaisseaux sont moins abondants, et que les globules sont mêlés avec des tubes primitifs, ce qui occasionne la différence de coloration.

2° *Substance rouillée — rouge brun — substantia ferruginea*. — Celle-ci n'est qu'une modification de la substance jaune : on la trouve dans l'angle antérieur des ventricules cérébraux, dans l'angle des pédoncules du cervelet. La substance jaune des lobules du cervelet revêt fort souvent et d'une manière instantanée la coloration rouillée par suite de son exposition à l'air. Les uns attribuent les apparences de la substance rouillée à des granules de pigment vasculaire ; Valentin, au contraire, pense qu'il faut invoquer la disposition spéciale des noyaux de cellules. Ces noyaux sont arrondis, et dans leur intérieur existent des nucléoles. Ils sont tellement pressés qu'au premier abord on n'aperçoit pas la cellule enveloppante ; quelquefois il sont contenus dans des cellules simples, doubles ou triples, et la plus extérieure renferme une substance composée de forts petit grains.

3° *Substance noire — substantia nigra — stratum nigrum*. — En pratiquant une incision qui divise les pédoncules cérébraux derrière le point d'émergence des nerfs de la troisième paire, on tombe sur une couche de substance noire disposée en fer à cheval et séparant la base du pédoncule de la coiffe. Cette apparence est due à un pigment dont la disposition ne paraît aucunement liée à la présence de vaisseaux sanguins. Porkinje a remarqué que dans ce point les corpuscules nerveux étaient pourvus de prolongements qui se bifurquent et présentent même quelquefois un plus grand nombre de divisions. Ces globules ganglionnaires sont couverts, dans certains points de leur surface, par du pigment ou par des amas de très petits granules colorés. La plupart des granules laissent sur un côté ou dans le milieu du corpuscule un point transparent, à travers lequel on peut distinguer son noyau. Quelques points de la lame spirale de la corne d'Ammon offrent une structure analogue.

4° *Substance gélatineuse — substantia gelatinosa.* — Remak et Rolando ont étudié cette substance, que l'on rencontre, selon eux, sur les cornes postérieures du noyau gris de la moelle, entre les deux commissures de la moelle, à la pointe du *calamus scriptorius*, dans les hémisphères cérébraux, à la partie terminale de la moelle, etc. On trouve dans ces points des corpuscules ronds et ovales, quelquefois d'une couleur jaune-rougeâtre avec un noyau à leur surface et de minces tubes primitifs qui les enlacent. Henle pense que ce sont des noyaux de cellules de la pie-mère et de l'arachnoïde.

Glande pituitaire.

Selon Valentin, lorsqu'on examine au microscope une tranche de la masse laiteuse qui semble constituer la glande pituitaire, on rencontre des corps arrondis, ayant 0,000425 à 0,000700 de pouce de diamètre et renfermant des granulations, quelquefois même un noyau et des nucléoles. Une masse de grains fins les sépare : celle-ci possède des noyaux arrondis pourvus de nucléoles avec des cellules enveloppantes; elle paraît jouer le rôle d'un contenu de cellules.

Glande pinéale.

La glande pinéale est formée par un plexus lâche de

fibres nerveuses qui lui arrivent par ses pédoncules ; dans l'intervalle de celles-ci existent des corpuscules grenus et nucléaires qui ont beaucoup d'analogie avec la substance de la glande pituitaire : on y rencontre encore des dépôts de granules de pigment arrondis.

Sable de la glande pinéale.

Sable cérébral — acervulus cerebri — concrementa pinealia.

La substance de la glande pinéale présente des cavités qui renferment des globules cristallins isolés et confondus plusieurs ensemble : on commence à les rencontrer chez les enfants de six à sept ans et chez les adultes. Valentin, qui les a examinés avec soin, a vu que ces concrétions avaient une forme sphéroïdale, qu'elles étaient marquées de lignes rayonnantes à leur surface, et quelquefois réunies plusieurs ensemble de manière à former un amas. Plus rarement on trouve des corpuscules cristallins ; ils représentent de petits prismes quadrangulaires adhérents à la surface des globules de la glande.

John a fait l'analyse de ces produits ; il s'est assuré qu'ils sont composés de phosphate de chaux, de phosphate de magnésie et d'une matière animale de nature indéterminée.

Propriétés des diverses substances du système nerveux.

— La pesanteur spécifique de la substance nerveuse cérébrale est de 1030 à 1034. — Quant aux autres propriétés, il en est qui sont communes à la fois aux deux substances, tandis que d'autres ne concernent que l'une d'elles. Toutes deux sont extensibles, surtout si l'action mécanique agit avec lenteur ; dans des circonstances semblables, elles se laissent aussi affaisser et réduire à un moindre volume; la contractilité propre de tissu leur manque; elles possèdent l'élasticité, mais à un faible degré. — Enfouies sous terre, les substances cérébrales se condensent, se ratatinent et forment à la longue une masse de savon ammoniacal qui a beaucoup d'analogie avec le *spermaceti*. — La putréfaction dans l'air les rend diffluentes et marche avec beaucoup de rapidité. Par l'action réunie de l'air et de l'eau, elles acquièrent de l'acidité et se colorent en vert, tandis qu'à l'état normal elles n'ont aucune action sur les couleurs bleues végétales. — Broyées avec l'eau, elles peuvent former une émulsion qui a d'abord de l'analogie avec le lait, mais qui se précipite ensuite par le repos et par la chaleur à cause de la coagulation de l'albumine. — L'alcool, l'huile bouillante, les acides, les alcalis concentrés, le sel marin, la coction, augmentent leur consistance; mais aucune de ces substances ne les durcit aussi bien que les dissolutions de deutochlorure de mercure. Mais l'action de ces agents prolongée pendant un certain temps finit par produire des phénomènes différents : ainsi l'acide nitrique les jaunit, les charbonne et détermine la formation d'ammoniaque et d'acide oxalique; l'acide sulfurique, qui les durcit d'abord, les ramollit et les désorganise ensuite. Les alcalis concentrés les fluidifient aussi et en détruisent une partie, par exemple la potasse caustique les dissout en formant une liqueur brune et en dégageant de l'ammoniaque. — Par la coction on ne leur enlève pas de gélatine; chauffées de manière à brûler, elles donnent 0,01 de cendres. — Ces deux substances sont d'excellents conducteurs du fluide électrique, et jouissent de la singulière propriété de coaguler le sang.

Les physiologistes ont cherché depuis longtemps à connaître si la substance cérébrale est sensible. Lecat et Lorry refusent la sensibilité à l'encéphale, tandis que Haller l'admet pour les couches profondes; pour lui la substance grise et les couches blanches superficielles seraient insensibles. Boërhaave, Caldani, Foville, ont une opinion absolument inverse. Mais d'autres expériences contredisent celles qui ont servi à établir ces opinions ; ainsi Saucerotte enlevait les lobes cérébraux sur les chiens ; Flourens coupait des tranches sur les hémisphères ; Calmeil piquait, déchirait, brûlait le cerveau et le cervelet sans exciter aucune sensation de douleur : quant à la sensibilité de la moelle, personne ne la conteste.

Si nous passons aux caractères qui peuvent appartenir à chacune des substances cérébrales en particulier, il en est quelques uns qui méritent d'être signalés. Ainsi la couleur blanche appartient en propre à la substance médullaire, tandis que la substance corticale est grise : nous avons indiqué quelques modifications de ces deux teintes qui sont spéciales à divers points de l'encéphale et de la moelle, et qui ont donné lieu à la distinction des substances noire, cendrée, jaune, rouillée, etc. — L'élasticité de la substance grise est moins grande que celle de la blanche ; il en est de même de sa consistance, cette dernière l'emportant en solidité par suite de la structure fibreuse que l'autre ne possède pas. — Soumise à la dessiccation sous forme de tranches minces, la substance blanche jaunit, devient consistante et demi-transparente ; la substance grise devient plus fragile et facile à pulvériser ; la coction la durcit aussi, et lui donne une teinte terne et grisâtre. — La substance grise se décolore au contraire un peu par la macération dans l'eau froide. — L'action des alcalis, qui fluidifie avec beaucoup de rapidité la substance grise, attaque plus lentement la substance blanche, dont une certaine quantité reste constamment insoluble.

La pesanteur du cerveau était de 1,41 chez un aliéné ; celle de la moelle épinière est, selon Krausse, de 1,0343 en moyenne.

17

Les nerfs cérébro-spinaux ont une couleur blanche légèrement mélangée de rose ; ils résistent à la rupture à cause de la puissance de leur gaîne névrilématique ; leur contractilité et leur élasticité sont médiocres ; à la longue ils se laissent déformer et aplatir ; à l'air libre ils jaunissent, se crispent et deviennent roides ; la putréfaction a peu de prise sur eux. En général, c'est à la structure de leur enveloppe fibreuse qu'il faut attribuer leur solidité et leur résistance plus grandes que celles des tissus nerveux centraux. Les acides concentés, et l'acide nitrique entre autres, dissolvent le névrilème et mettent la substance nerveuse à nu, tandis que les dissolutions alcalines détruisent celle-ci et laissent le névrilème intact. — On n'observe dans ce genre de nerfs aucun indice de contractilité vitale ; ils sont sensibles au plus haut degré ; ils manifestent cette propriété sous l'influence des stimulants mécaniques, chimiques, sous celle de la chaleur et de l'électricité.

Les nerfs ganglionnaires sont blanchâtres lorsqu'ils se rendent des ganglions aux nerfs cérébro-spinaux ; ils sont moins foncés et moins résistants que ces derniers ; leur élasticité est nulle. Ceux qui servent de communication entre les ganglions sont plus foncés, moins consistants et moins tenaces. Ceux qui vont aux viscères sont rougeâtres, très mous et fragiles. A l'état sain, ils ne sont pas sensibles, et les irritations auxquelles on les soumet n'amènent pas de contractions ; quelquefois, dans l'état de maladie, ils sont le siége d'un sentiment douloureux particulier.

Les ganglions sont d'un gris rougeâtre ; cette couleur domine surtout dans les ganglions du grand sympathique : ceux-ci sont aussi plus durs que les autres. La coction et l'action des acides les resserre, puis les ramollit, et à la longue elle finit par les dissoudre. Leur solubilité dans l'acide nitrique est surtout remarquable. Lobstein a constaté que le séjour prolongé dans l'eau les faisait passer à l'état gras : ils résistent longtemps à la putréfaction. — La sensibilité que les ganglions spinaux manifestent est assez remarquable, si l'on en juge par la sensation douloureuse qui accompagne leur irritation mécanique ou chimique ; les autres ganglions ne donnent pas lieu à la même perception, et cette faculté leur a été tantôt niée, tantôt concédée. Une difficulté embarrasse cette question, c'est qu'ils contiennent toujours des filets blancs, et par conséquent sensibles. Ni les uns ni les autres de ces ganglions ne manifestent de contractions vitales.

Vaisseaux des organes nerveux. — Les vaisseaux du cerveau et de la moelle épinière sont d'une ténuité extraordinaire ; leurs troncs, après avoir fourni une multitude de divisions sur l'enveloppe celluleuse tant extérieure qu'intérieure (**Pie-mère — Plexus choroïdes**), envoient dans la substance nerveuse elle-même des ramuscules extrêmement ténus, qui ont pour parois la membrane vasculaire primordiale.

Dans les nerfs, les ramuscules capillaires marchent parallèlement aux fibres nerveuses, entre les éléments du tissu cellulaire du névrilème. Vides, ils ont un diamètre de 0,001 de ligne environ. Leurs parois se composent de la membrane primaire des vaisseaux avec des noyaux de cellules ovales en long et alternant entre eux. D'autres rameaux longitudinaux longent les faisceaux secondaires. Leurs anses anastomotiques embrassent les faisceaux nerveux. (Voy. *Artères — Veines — Capillaires — Plexus choroïdes — Pie-mère.*)

Il n'y a pas de vaisseaux lymphatiques dans les organes centraux ; leurs enveloppes seules en possèdent.

Analyses des diverses parties du système nerveux. — Nous commencerons par donner l'analyse élémentaire de la substance cérébrale.

Carbone 0,5348
Hydrogène 0,1689
Azote. 0,0670
Oxygène 0,1849
Phosphore 0,0108
Soufre et sels. 0,0336

L'eau constitue à peu près les quatre cinquièmes de la substance cérébrale. Denis a obtenu 89 pour 100 d'eau du cerveau d'un nouveau-né — 86 pour 100 de celui d'un enfant de trois ans — 78 pour 100 de celui d'un homme de vingt ans et 76 pour cent de celui d'un vieillard de soixante-dix-huit ans. Le résidu qui reste après son évaporation, traité par l'éther et par l'alcool chaud, abandonne des graisses. L'eau lui enlève du chlorure de sodium et une matière animale, de l'acide acétique, de l'albumine et des phosphates. Ce qui reste sans être dissous est formé par un mélange d'albumine coagulée, par des restes de vaisseaux, par des gaînes nerveuses et des fibres de tissu cellulaire. Les chiffres suivants donneront une idée des proportions dans lesquelles se montrent ces diverses substances dans la masse cérébrale entière.

Vauquelin les a donnés pour le cerveau de l'homme :

Eau.		80,00
Albumine.		7,00
Graisses {	stéarine.	4,53
	élaïne.	0,70
Phosphore		1,50
Extrait de viande		1,12
Acides, sels, soufre.		5,15
		————
		100,00

Voici les résultats de Denis :

	Homme de 20 ans.		Homme de 70 ans.
Eau.	78,00	—	76,00
Albumine.	7,30	—	7,80
Graisse phosphorée.	12,40	—	13,30
Osmazome et sels	1,40	—	2,50
Perte.	0,90	—	0,40
	100,00		100,00

Lassaigne aussi a donné une analyse de la substance cérébrale prise en masse :

Eau	77,00
Albumine.	9,60
Graisse incolore	7,20
Graisse rouge	3,10
Matières extractives , acide lactique et sels . .	2,00
Phosphates.	1,10
Magnésie et oxide de fer.	traces
	100,00

Lhéritier a recueilli les moyennes suivantes après cinq analyses de cerveaux pris dans chacune des catégories que j'indique. Il a préféré s'attacher à la méthode de Vauquelin pour faciliter la comparaison des résultats obtenus.

17.

MATIÈRE CÉRÉBRALE.

	Enfants.	Adolescents.	Hommes.	Vieillards.	Idiots.
Albumine	7,00	10,20	9,40	8,65	8,40
Graisse cérébrale	3,45	5,30	6,10	4,32	5,00
Phosphore	0,80	1,65	1,50	1,00	0,85
Osmazome et sels	5,96	8,59	10,19	12,18	14,82
Eau.	82,79	74,26	72,51	73,85	70,93
	100,00	100,00	100,00	100,00	100,00

Depuis les analyses de Vauquelin, Couerbe, étudiant les matières phosphorées de la substance cérébrale, admit qu'il y en avait quatre différentes pour lesquelles il a proposé les noms de *cérébrote, stéaroconote, céphalote, éléencéphalote*. Les trois premières sont solides ; la dernière est une huile rougeâtre, d'une saveur désagréable, soluble dans l'éther, les huiles grasses et l'alcool chaud, et susceptible de dissoudre les trois autres.

Thénard et Berzélius admettent que le phosphore existe dans la matière cérébrale à l'état de combinaison avec ses éléments.

Frémy a trouvé que la composition de la matière cérébrale est plus simple que Couerbe ne l'avait admis. Selon ce chimiste, elle est formée d'acide *cérébrique*, d'acide *oléophosphorique*, de *cholestérine*, de traces d'*oléine*, de *margarine* et d'*acides gras*.

Quant aux différences que peut présenter la composition des diverses divisions des centres nerveux ou même ses deux substances principales, nous ne possédons encore rien

de bien positif. Frémy admet que la substance blanche
renferme la presque totalité des matières grasses, et que
la substance grise n'en contient que des traces. Une fois
ces matières grasses éliminées, les deux substances offrent,
dit-il, la plus grande analogie.

Lassaigne a aussi comparé la composition de la substance
cérébrale blanche et de la substance grise. Il opérait sur
l'encéphale d'un sujet aliéné. Voici ses chiffres :

	Substance grise.	Substance blanche.
Albumine.	7,5 —	9,9
Graisse incolore.	1,0 —	13,9
Graisse rouge.	3,7 —	0,9
Extrait de viande, acide lactique et sels	1,4 —	1,9
Phosphate	1,2 —	1,3
Eau	85,0 —	73,0

Déjà Vauquelin avait déclaré que la moelle épinière contient plus de matière grasse et plus d'albumine que le cerveau. Lassaigne avait vérifié l'exactitude de cette opinion.
Lhéritier, poursuivant cette étude, a donné les moyennes
suivantes :

	Cerveau.	Moelle épinière.
Albumine.	9,40 —	7,30
Graisses	6,10 —	8,25
Phosphore	1,80 —	1,90
Osmazome	10,19 —	11,50
Eau	72,51 —	71,05
	100,00 —	100,00

On sait peu de chose sur la composition chimique de la

substance nerveuse des nerfs. Lassaigne a publié une analyse du nerf optique. La voici :

Eau.	0,7036
Albumine.	0,2207
Stéarine	0,0440
Osmazome. . . . . }	
Chlorure de sodium }	0,0044
Gélatine.	0,0275

Cette dernière substance provient évidemment du névrilème.

Les ganglions se distinguent par une quantité plus considérable d'albumine et d'osmazome et par moins de matières grasses (Wutzer et Lassaigne). Leur substance est plus soluble dans l'acide nitrique et résiste davantage à la putréfaction.

III. — ENVELOPPES DES CENTRES NERVEUX.

A. — Dure-mère.

La dure-mère, qui est la plus externe des membranes destinées à envelopper et à protéger les centres nerveux, appartient à l'ordre des membranes dites fibreuses par les anatomistes. Henle l'a rangée parmi les membranes dues à l'organisation en lames du tissu cellulaire non contractile.

Cette membrane est composée de fibrilles et de faisceaux de fibres denses, entrelacés en sens divers, qui se divisent et s'anastomosent ensemble, parfois aussi s'écartent en rayonnant les uns des autres ; on peut observer cette disposition sur sa face externe. Ces faisceaux sont tantôt transversaux, tantôt radiés, souvent aussi ils sont disposés sans aucun ordre. Sur la face interne, on les voit souvent s'étendre d'avant en arrière. Ces gros faisceaux sont tous isolés et réunis par des couches de tissu cellulaire plus lâche. Après les avoir traités par l'acide acétique, on aperçoit entre les faisceaux primitifs et à leur surface beaucoup de granulations ovales, souvent disposées en nombre plus ou moins considérable à la suite les unes des autres, sous forme de filaments et de véritables fibres de noyaux. La couleur des filaments de la dure-mère varie du jaunâtre au jaune rougeâtre ; ils ont, d'après Valentin, un diamètre équivalent à 0,00050 de pouce.

Nous devons constater ici un fait anatomique fort curieux : Purkinje et Pappenheim sont parvenus à observer des fibres nerveuses microscopiques dans le tissu de la dure-mère, en rendant cette membrane transparente par le moyen de l'acide acétique. (Voy. *Membranes fibreuses.*)

B. — Arachnoïde.

Nous traiterons de cette enveloppe lorsque nous étudierons la structure des membranes séreuses. (Voy. *Membranes séreuses. — Épithélium.*)

C. — Pie-mère. — Plexus choroïdes.

Entre la pie-mère et le cerveau, dit Henle, existe le même rapport qu'entre le périoste et les os ; les plexus choroïdes, à leur tour, peuvent être comparés à la moelle de ces derniers. Cette membrane, dont les plexus choroïdes ne sont que les expansions ventriculaires, est formée en entier par une couche de tissu cellulaire qui se compose de fibres à noyaux aplaties et non susceptibles de se diviser en fibrilles. Les noyaux sont très prononcés, et rarement ils se prolongent en fibres de noyaux. Dans l'intérieur de cette couche se ramifient les vaisseaux sanguins renfermant des réseaux d'une extrême ténuité, et qui affectent en général une marche analogue à la forme extérieure des plexus, c'est-à-dire en grappes, et qui, vers leurs extrémités, se décomposent en réseaux, principalement vers les points qui ont l'apparence de petites villosités. Nous aurons l'occasion de revenir sur l'épithélium qui tapisse cette membrane. (Voy. *Membranes séreuses. — Epithélium.*)

Sable des plexus choroïdes.

Concrétions choroïdiennes. — Acervulus plexuum choroïdeorum.

Dans certains cerveaux, les plexus choroïdes, et surtout ceux des ventricules latéraux, présentent des amas, tantôt appréciables par la vue et par le toucher, tantôt microscopiques, de corpuscules cristallins. On en trouve aussi sur la toile choroïdienne supérieure, principalement sur la région de la commissure postérieure, qui sont tout-à-fait libres et qui représentent là des grains de sable situés pour ainsi dire à nu. Ce sable consiste en des concrétions, formées de couches concentriques, ayant souvent l'aspect d'une mûre, fréquemment réunies plusieurs ensemble, et se présentant à l'œil nu sous forme de grains arrondis, qui ont en général un diamètre de 0,02 à 0,04 de ligne. Traités par l'acide acétique concentré, ils dégagent une faible quantité de gaz acide carbonique ; ce dégagement est bien plus considérable par l'action des acides minéraux. Une fois le carbonate calcaire dissous, il reste une base organique qui reproduit exactement la forme des globules et leur stratification concentrique. Cette base se dissout à son tour dans les alcalis et dans les acides concentrés.

Selon Valentin, ces concrétions contiennent du carbonate et du phosphate de chaux; du carbonate de potasse selon Van Ghert, et du phosphate ammoniaco-magnésien, selon Stromeyer. Remak a découvert dans les globules qui forment la trame organique un noyau rougeâtre, ponctiforme. Ces concrétions cérébrales seraient donc primitivement des cellules épithéliales ou des globules ganglionnaires encroûtés de sels calcaires.

Développement des éléments histologiques des organes nerveux. — 1° *Nerfs blancs*. — Les nerfs de l'embryon sont gris et transparents lorsqu'on commence à pouvoir les distinguer. Ils consistent en des cordons formés par une substance plus ou moins étirée selon sa longueur, offrant des corpuscules arrondis, rangés en long et séparés par de faibles distances. Raspail, le premier, a décrit leurs noyaux. Par les progrès du développement, les stries sont remplacées par des fibres longitudinales présentant toujours des corpuscules sur leurs bords. La gaîne blanche n'apparaît que plus tard, quand ces corpuscules disparaissent. Les fibres nerveuses seraient donc formées par des cellules primaires à noyaux, surajoutées les unes aux autres, et dont les parois se souderaient pour se rendre ensuite dans les points de contact. Quant à la formation de la gaîne blanche et du contenu des fibres, Schwann pense qu'il s'effectue plus tard sur la paroi interne de la cellule secondaire un dépôt qui donne naissance à la gaîne, tandis que le contenu continue à former celui du cylindre nerveux. Valentin partage cette manière de voir.

Selon Bischoff, Henle et d'autres, le développement des nerfs ne marcherait pas de l'encéphale à la périphérie ou de celle-ci vers le centre, mais les cellules qui les forment seraient dès l'origine mêlées aux autres cellules dans chaque portion d'organe. Bischoff a vu sur un fœtus d'un mois les cylindres des nerfs rachidiens développés ainsi que leurs gaînes ; ils étaient délicats dans les nerfs vagues, sans gaîne apparente, isolés les uns des autres, et pourvus d'une multitude de noyaux.

La gaîne des nerfs ou le névrilème étant formée par des fibres celluleuses, nous n'avons pas à nous occuper de son développement, qui a été décrit dans un autre chapitre.

2° *Nerfs gris.* — Il n'est pas vraisemblable, dit Bischoff, que les fibres des nerfs gris se développent autrement que celles des nerfs cérébraux et rachidiens. Tout ce qu'il a pu voir sur les embryons le confirme dans l'idée qu'ils doivent naissance à des cellules disposées en lignes à la suite les unes des autres et confondues ensemble. Il faut noter que le développement est plus tardif dans ces cordons que dans les nerfs blancs : aussi les anatomistes ont trouvé souvent chez les embryons dont les nerfs rachidiens étaient développés, les filets du grand sympathique offrant encore une apparence striée, et laissant apercevoir les noyaux des cellules confondues.

3° *Ganglions.* — Schwann considère les globules ganglionnaires comme des cellules primaires, leur contenu grenu comme un contenu de cellule, et leur noyau avec ses nucléoles comme un noyau de cellules. Valentin pense que la masse grise-rougeâtre qui entoure les cellules constitue une substance intercellulaire.

4° *Substance encéphalo-rachidienne.* — On a beaucoup discuté pour établir laquelle des deux substances encéphalo-rachidiennes paraissait la première. Gall prétendait que la substance grise se forme la première et qu'elle sert de matrice à la substance blanche. Tiedemann a suffisamment démontré que cette opinion n'est aucunement fondée : ainsi sur la moelle épinière il n'a pu saisir la différence entre les deux substances qu'à partir du huitième mois. Sur le cerveau, les deux substances n'ont pu être distinguées pendant la vie embryonnaire, et, suivant lui, ces différences ne se manifestent qu'après la naissance. Valentin prétend, de son côté, que cette distinction est possible vers le troisième mois, non pas par suite de la couleur différente des deux substances, car leur teinte est encore la même, mais par la configuration de leurs cellules élémentaires. La substance cérébrale apparaît donc sous forme de petites cellules très fines, ayant un noyau jaunâtre ou gris d'un diamètre de 0,0002 de ligne, et pourvu d'un nucléole; leur contenu est clair ou transparent : ce sont là les cellules primaires. Dans le développement ultérieur, il se dépose autour des cellules, dans les points où plus tard doit exister la substance blanche, une masse finement granulée; la couleur grise des éléments passe peu à peu au blanc de lait. A mesure que cette substance granulée enchaîne ensemble les cellules, les parois se résorbent et les tubes sont constitués. Quant à la formation de la substance grise, et toujours d'après les recherches de Schwann, les cellules primaires se développeraient dans les points où cette substance doit exister; la membrane de la cellule deviendrait l'enveloppe des globules ganglionnaires; leur contenu passerait à l'état de la masse obscure de ceux-ci; le noyau serait une tache claire; enfin les points visibles sur cette tache, les nucléoles.

Valentin, qui ne s'est pas rangé à cette manière de voir, prétend que les globules ganglionnaires seraient des formations secondaires. La science attend de nouveaux documents sur ce point difficile.

Développement du système nerveux en général. — Les travaux embryogéniques de Serres ont prouvé que le feuillet le plus externe des sacs germinateurs, ou feuillet séreux, était celui qui ouvrait la marche des développements. C'est de lui que l'on voit sortir successivement la moelle épinière et l'encéphale d'abord, puis les vertèbres, puis le crâne, les organes des sens et leurs dépendances. Les observations faites par Baër sur l'embryon du poulet confirment l'opinion de Meckel, qui avait avancé que le cerveau ne doit être considéré que comme un renflement de la moelle épinière.

Eléments morphologiques. — Selon Bischoff, le canal du tube médullaire s'élargit en haut peu de temps après sa clôture, et prend la forme de trois dilatations desquelles doivent se développer les portions principales de l'encéphale ; ce sont les *cellules cérébrales* dont l'antérieure apparaît la première. En poursuivant le développement de ces cellules, on voit bientôt que la cellule cérébrale antérieure et la postérieure se cloisonnent. Il en résulte cinq cellules dont Baër a donné la description suivante : la moitié antérieure, déprimée sur la ligne médiane de la cellule antérieure, forme le *cerveau antérieur* ; la moitié postérieure, restée impaire, forme le *cerveau intermédiaire* ; la seconde cellule primitive constitue le *cerveau moyen* ; enfin la troisième, divisée en deux, donne naissance en avant au *cerveau postérieur*, en arrière à une portion finissant en pointe, et s'unissant à la moelle épinière : c'est l'*arrière-cerveau*.

Ces diverses parties poursuivent leur évolution : ainsi le *cerveau antérieur* se bilobant et se développant constitue les hémisphères cérébraux qui plus tard recouvriront le cerveau moyen et le postérieur. A cette partie se rattache le développement de la *cloison transparente*, des *ventricules latéraux*, du *corps calleux*, de la *voûte à trois piliers*, de la *corne d'Ammon*.—Le *cerveau intermédiaire* se transforme en *couches optiques*, le *troisième ventricule* s'organise par la division qui s'opère dans sa masse et par l'apparition des commissures.—Le *cerveau moyen*, qui d'abord occupait la région la plus élevée de l'encéphale, est bientôt couvert par le développement des hémisphères. Sa cavité se remplit de bas en haut, et forme les *pédoncules*, et bientôt il ne reste plus dans leur masse qu'un canal étroit, l'*aqueduc de Sylvius.* — Par un développement ultérieur, le *cerveau postérieur* constituera le *cervelet.* Enfin l'*arrière-cerveau*, restant ouvert à son côté supérieur, sur lequel s'allonge le cervelet, donne naissance au *quatrième ventricule* et à la *moelle allongée.*

a. Epoques de l'apparition des diverses parties de l'encéphale. — Selon Tiedemann, on ne trouve pas sur l'embryon humain la matière organisée dans la cavité céphalo-rachidienne avant la troisième semaine. — De la troisième à la quatrième apparaît un liquide d'une couleur blanche-grisâtre qui, coagulé par l'alcool, n'offre aucune trace de fibres. — Vers la cinquième semaine en voit la moelle allongée qui a un volume double de celui de la moelle épinière. A cette époque Rolando a trouvé que le cordon rachidien était formé de deux lames blanchâtres, qui répondent aux faisceaux antérieurs de la moelle, et qui s'entrecroisent au niveau de l'extrémité inférieure des pyramides. — A la sixième semaine, la moelle épinière est toujours ouverte en arrière jusqu'au quatrième ventricule; le cervelet est représenté par deux petites plaques; les lamelles qui formeront plus tard les tubercules quadrijumaux et les hémisphères sont ébauchées. La dure-mère existe dans le crâne et dans le rachis; la portion crânienne est déjà cloisonnée; la pie-mère la tapisse. — A sept semaines, et vers le commencement du troisième mois, la moelle descend dans le canal rachidien jusqu'à l'extrémité du sacrum; elle est encore ouverte sur la partie supérieure, et formée en entier de substance médullaire. Tiedemann ne l'a vue formée complétement que vers la fin du troisième mois, tandis que Serres soutient que le rapprochement, marchant de bas en haut, est complété du cinquante-quatrième au cinquante-cinquième jour. C'est à cette époque que la moelle commence à se renfler vers les régions cervicales et lombaires, qui ont alors environ un tiers de ligne en largeur de plus que le cordon principal. Cette ampliation est liée au développement des nerfs dont nous parlerons plus loin. Quant à l'époque fixe de l'oblitération du canal qui succède à la gouttière rachidienne, elle n'est pas bien connue; on ignore aussi comment cette oblitération se fait, si elle a lieu par place ou partout à la fois. Tiedemann et Desmoulins pensent qu'elle a lieu par la déposition de couches successives de substance grise, et Serres par la conversion du liquide qu'elle contient en la même substance. — Vers le quatrième mois, la substance nerveuse prend l'aspect fibreux; les six cordons de la moelle se durcissent; elle ne s'étend plus que jusqu'à la base du sacrum; le renflement cervical est plus gros que le renflement lombaire, et l'on voit distinctement les cordons antérieurs et postérieurs se rendre dans le cerveau en traversant la protubérance. — A cinq mois, la moelle ne correspond plus par son extrémité qu'à la cinquième vertèbre lombaire. — A six mois, les éminences olivaires sont apparentes, l'arachnoïde est formée. — Le canal de la moelle est presque oblitéré à huit mois, et jusqu'à la fin de la vie utérine. — La moelle continue à se raccourcir comparativement au canal rachidien; à la naissance son extrémité répond à la troisième lombaire, et elle contient encore un rudiment de son canal qui peut persister jusqu'à six mois ou un an après sa naissance.

Le cervelet apparaît vers la sixième ou la septième semaine; — vers le troisième mois il se soude avec les parties qui forment le quatrième ventricule; — à quatre mois, les sillons apparaissent; — à six mois, l'éminence vermiculaire est distincte; — à la naissance, son rapport est à celui du cerveau comme 1 à 25. — Il augmente rapidement après cette époque.

Nous avons déjà indiqué l'apparition des tubercules quadrijumeaux; — à quatre mois se forme la valvule de Vieussens, en même temps apparaît la protubérance. — A cinq mois, ces parties sont complétées.

Si l'on durcit par l'alcool la vésicule remplie d'un fluide visqueux qui forme la cavité crânienne vers le second mois, on reconnaît les couches optiques rudimentaires; un peu plus tard apparaissent les corps striés, puis les corps mamillaires, la glande pituitaire; les hémisphères sont encore fort petits, mais au moins la membrane qui les constitue commence à recouvrir les corps striés et les couches optiques, et les ventricules latéraux sont en partie constitués. — Vers la fin du troisième mois, on commence à voir le corps calleux et la corne d'Ammon.— A quatre mois, les hémisphères ne recouvrent pas les tubercules quadrijumeaux, mais latéralement ils s'étendent jusqu'au cervelet; la voûte à trois piliers est formée de deux lamelles distinctes, les plexus choroïdes apparaissent; plus tard les piliers de la voûte s'étendent, toutes les parties se développent, les anfractuosités cérébrales apparaissent, et l'on voit peu à peu les diverses parties du cerveau atteindre le développement qu'elles doivent avoir à l'époque de sa naissance.

b. Apparition des nerfs durs. — On n'est pas encore d'accord sur l'époque relative de la formation des nerfs. Cuvier, Geoffroy Saint-Hilaire, Richard, Oken, Serres, Dutrochet, pensent qu'ils se développent avant la moelle. Il est probable que dans le principe ils se forment isolément dans les différentes régions qu'ils occupent, et qu'ils ne communiquent que plus tard avec le centre encéphalorachidien. Cependant on a remarqué que les renflements cervicaux et lombaires de la moelle se manifestent vers le troisième mois, ce qui indiquerait que la communication entre les nerfs et la moelle commence alors à s'effectuer. Beaucoup d'anatomistes prétendent que cette discussion est oiseuse; à son tour, Mandl admet que les nerfs se forment par un prolongement des fibres qui existent dans les centres nerveux.

Quoi qu'il en soit, Tiedemann n'a pu apercevoir les

nerfs du cerveau sur un embryon de sept semaines, long de sept lignes; ils étaient tous visibles sur un embryon de seize lignes, âgé de douze semaines. A trois mois le chiasma des nerfs optiques est formé, les olfactifs sont encore creux. Quant aux nerfs périphériques, Béclard dit avoir vu les nerfs intercostaux sur un embryon d'un mois. Bischoff a distingué le plexus brachial sur un autre, long de huit lignes moins la tête; enfin sur un troisième, long de treize lignes, il a reconnu distinctement la paire vague et l'hypoglosse.

c. Apparition des ganglions et des nerfs mous. —Ackermann a soutenu que les ganglions et les nerfs ganglionnaires sont organisés avant le reste du système nerveux, qui commencerait, selon lui, son évolution par le ganglion cardiaque, puis par le grand sympathique : cette opinion n'est plus acceptée, car elle ne peut souffrir d'examen. Les travaux de Bischoff prouvent que le grand sympathique, surtout sa chaîne ganglionnaire, sont assez développés à une époque où la moelle épinière semble ne l'être encore que fort peu proportionnellement. La portion thoracique est de toutes ses portions la plus développée; mais, vers le milieu de la vie embryonnaire, l'équilibre se rétablit. Valentin a vu, sur un embryon long de neuf lignes, le cordon thoracique du sympathique sous la forme d'un cordon épais, parsemé de petites inégalités. Bischoff, sur un embryon de treize lignes, a distingué la chaîne des ganglions de la poitrine, la portion cervicale du grand sympathique et le ganglion cervical supérieur, affectant la forme d'un petit nœud arrondi. A la douzième semaine, Kiesselback a reconnu les portions lombaire et sacrée du grand sympathique et le nerf grand splanchnique; le petit splanchnique n'a été trouvé qu'à six mois, et le ganglion cœliaque au septième. Notons cependant que Lobstein dit l'avoir trouvé constamment à partir de la quatorzième semaine; les autres ganglions apparaissent depuis le cinquième jusqu'au neuvième mois de la gestation.

d. Apparition des enveloppes des centres nerveux. — Quand on commence à distinguer les méninges en étudiant le système nerveux de l'embryon, on voit qu'elles se continuent d'une manière insensible avec la substance cérébrale, et que ce sont elles qui forment le canal médullaire dans les points où il ne se dépose pas d'abord de substance médullaire. Pour ce qui est de l'époque de leur apparition, Tiedemann a distingué la dure-mère et la pie-mère chez les embryons de sept à huit semaines; la tente du cervelet existait déjà à cette époque. La faux du cerveau, avec le sinus longitudinal et les sinus latéraux, furent trouvés sur un embryon de trois mois. A cette époque les plexus choroïdes étaient formés dans les ventricules latéraux et dans le quatrième ventricule. On ne commence à distinguer les traces de l'arachnoïde que dans le courant du cinquième mois.

APPAREIL DE LA VISION (ŒIL).

L'appareil de la vision est constitué par un grand nombre de membranes et de tissus essentiellement différents les uns des autres, et demandant chacun une étude particulière. Nous allons procéder à l'examen de celles de ces parties qui présentent une structure spéciale : celles qui peuvent au contraire être comprises dans une description générale seront étudiées dans d'autres divisions. Ainsi nous décrirons la *conjonctive* en faisant l'histoire des *membranes muqueuses*, les *cils* en décrivant les poils, la *glande lacrymale*, la *caroncule* et les *follicules de Méibomius* en étudiant la structure des *glandes*. (Voyez *Membranes muqueuses — Poils — Glandes*, etc.)

A. — Sclérotique.

Cornée opaque. — Membrane albuginée de l'œil.

Structure. — Cette membrane appartient à l'ordre des membranes fibreuses proprement dites, c'est-à-dire celles qui sont formées par le tissu cellulaire organisé non contractile. La couche la plus externe est formée de faisceaux qui sont fortifiés par les expansions des tendons des muscles oculaires. La couche la plus interne est au contraire formée de fibres non fasciculées entrecroisées en plusieurs sens, et représentant ainsi un réseau à mailles irrégulières, dans l'intérieur desquelles on trouve une substance solide, mais dans laquelle on ne peut reconnaître de traces de structure. Ces espaces sont ainsi traversés par des vaisseaux et par des nerfs, surtout autour de la cornée et du nerf optique. Les caractères de ces fibres sont ceux des fibrilles du tissu cellulaire; il faut seulement noter qu'elles sont plus roides, plus solides, et qu'elles ne se dissolvent pas comme celles-ci dans l'acide acétique. Parmi elles on trouve un assez bon nombre de noyaux de cellules et quelques fibres de noyaux plus ou moins développées.

Propriétés. — Traitée par l'eau bouillante, la sclérotique se resserre et se noircit d'abord; plus tard elle se ramollit et se change en colle; épuisée par l'eau froide, elle teint celle-ci en jaune. L'acide acétique la crispe d'abord, puis la convertit en une masse translucide qui se dissout dans l'eau bouillante et se prend en colle en se refroidissant. La potasse et le cyanure ferroso-potassique ne troublent pas cette dissolution. L'acide chlorhydrique dissout aussi la sclérotique à l'aide de la chaleur.

Les vaisseaux de la sclérotique sont nombreux et forment des ramifications très ténues dans son tissu.

Développement. — D'après Valentin, la sclérotique est primitivement formée de cellules ayant un diamètre de 0,0003 à 0,0004 de pouce ; plus tard ces granulations se convertissent en fibres en suivant les transformations que nous connaissons.

B. — Cornée.

Cornée transparente.

Structure. — Sous le nom de cornée on désigne habituellement une membrane composée de deux portions différentes, l'une lamelleuse, l'autre anhyste : la première est la cornée proprement dite ; la seconde est la membrane dite de Descemet. La description qui suit s'applique à la lamelle cornéale proprement dite. L'examen attentif de cette membrane, étudiée au moyen de coupes horizontales, obliques ou perpendiculaires, démontre qu'elle est formée de couches ou de lamelles, dont Ribes a fixé le nombre à dix ; celles-ci à leur tour sont composées par des fibres aplaties que les micrographes considèrent comme des fibres de cellules : elles sont séparées les unes des autres par d'autres fibres de noyaux développées incomplétement, de sorte que ces noyaux paraissent tantôt régulièrement disposés par série, tantôt volumineux, tantôt interrompus. Comme les fibres du tissu cellulaire avec lesquelles elles ont de l'analogie, les fibres de cellules peuvent se décomposer en fibrilles. Chaque coupe de la cornée offre la même image, de sorte que l'on est conduit à penser que les fibres s'entrecroisent dans toutes les directions.

Chez l'adulte, il n'est pas possible de rencontrer des vaisseaux dans cette partie de la cornée. Muller a décrit, chez le fœtus, au-dessous de la lame épithéliale extérieure, un réseau de capillaires fort grêles dont le diamètre est de 0,00070 à 0,00133 pouce. Rœmer, voyant leurs extrémités s'infléchir sur les parties profondes, a pensé qu'elles pénétraient dans l'intérieur même des lames ; mais comme je viens de le dire, l'observation sur la cornée de l'adulte n'a pas confirmé cette opinion.

Schwann paraît avoir démontré que des filets nerveux d'une excessive ténuité pénètrent entre les lames de la cornée. Les recherches de Pappenheim et de Valentin sur des cornées de bœuf et de cochon viennent à l'appui de cette observation.

Propriétés. — Macérée dans l'eau froide, la cornée, qui est demi-transparente et de couleur bleuâtre, devient blanche et opaque. Dans l'eau bouillante, elle devient blanche, puis se dissout, et par le refroidissement se convertit en gelée. Sa dissolution donne lieu aux mêmes réactions que la chondrine. L'acide acétique gonfle ce tissu ; les noyaux deviennent plus apparents par la transparence instantanée des fibres de cellules. L'acide acétique qui a servi à cette préparation devient précipitable par la potasse et par le cyanure ferroso-potassique.

Développement. — Valentin a trouvé, sur la cornée des embryons de cinq semaines, des granulations ayant un diamètre de 0,0072 à 0,0048 de ligne. Plus tard, on trouva entre les fibres larges de 0,0012 de ligne des globules ayant un diamètre de 0,0036 de ligne. La séparation entre la cornée et la sclérotique ne se prononce que vers la dixième ou la douzième semaine.

C. — Membrane de Demours.

Lame cartilagineuse de la cornée. — Membrane de Descemet. — Membrane de Wrisberg. — Membrane hyaline.

Structure. — On a émis beaucoup d'opinions inexactes

sur le compte de cette membrane, que beaucoup d'anatomistes pensent n'être qu'une portion de la membrane séreuse qui tapisse la chambre antérieure de l'œil. Quoi
qu'il en soit, c'est une lamelle d'apparence cartilagineuse
très solide, anhyste, transparente comme du verre, épaisse
de 0,015 de millimètre. Elle tapisse toute la face postérieure de la cornée, et, arrivée au bord externe de l'iris,
elle gagne la sclérotique et se termine par un bord net entre
cette membrane et le ligament ciliaire. Il est très facile,
par suite de son aspect, de la distinguer des lames cornéales.

Propriétés. — Isolée de la lame cornéale, la membrane de
Demours se roule sur elle-même ; les acides et l'eau bouillante ne lui font subir aucun changement ; seulement cette
dernière, ramollissant la cornée, rend ses connexions avec
cette dernière plus lâche. Elle conserve sa transparence
dans l'alcool pendant des années.

Développement. — La formation de cette lame de la cornée n'a pas encore été convenablement étudiée.

On trouve encore sur la face interne et sur la face externe de la cornée deux couches d'épithélium, l'une muqueuse, l'autre séreuse ; elles seront décrites plus loin.

D. — Choroïde — Corps et procès ciliaires.

Structure. — a. *Choroïde.* — La choroïde a été rangée
parmi les *membranes* dites *vasculaires.* Sous ce nom on distingue des membranes qui sont constituées par du tissu cellulaire non contractile, disposé en lamelles ou membranes,
et servant pour ainsi dire de troncs à un nombre infini de
vaisseaux capillaires qui s'étalent en véritables plexus. Cette
membrane a pour caractère spécial de supporter seule
l'expansion vasculaire, et l'on ne voit aucun tronc dépassant sa surface ; il en résulte qu'elle apparaît sous la forme

d'une lame ferme et lisse, de structure serrée, dans laquelle les fibrilles celluleuses s'entrecroisent dans tous les sens. Les nombreux vaisseaux capillaires qui se ramifient dans cette trame de tissu cellulaire présentent une disposition qu'on ne retrouve pas ailleurs : on voit partir tout-à-coup d'un tronc, comme d'un même point, une masse de petites branches à peu près parallèles qui ne se divisent presque plus sur la surface extérieure de la membrane, et forment des tourbillons de l'aspect le plus remarquable, qui ont reçu le nom de *vasa vorticosa*. De son côté, le mode de résolution du tronc vasculaire qui donne lieu à ces ramifications a fait appeler ces réseaux capillaires *réseaux admirables*.

Des fibrilles celluleuses grêles, très courtes et abondantes, entremêlées de vaisseaux très ténus et de filaments des nerfs ciliaires, unissent assez intimement la choroïde à la sclérotique. A ces fibrilles se joint une couche de cellules pigmentaires spéciales, différentes de celles qui appartiennent à la choroïde et que nous aurons occasion de décrire plus tard. Il résulte de cette disposition que, quand on isole la choroïde de la sclérotique, on obtient sur la face interne de cette dernière une couche tomenteuse formée par les fibrilles celluleuses brisées et par le dépôt des cellules de pigment. Quelques anatomistes ont fait de ce dépôt une membrane spéciale de l'œil sous le nom de *lamina fusca* de la sclérotique. C'est encore elle que l'on désigne sous le nom de *membrane* ou *couche d'Arnold*. Cet anatomiste prétend qu'elle offre de l'analogie avec une membrane séreuse. Le même tissu, devenu plus dense et plus serré dans le point où la cornée s'insère sur la sclérotique, forme le corps appelé *ligament ciliaire*.

A son tour Ruysch, le fils, décomposant, comme on peut le faire avec assez de facilité, la choroïde en plusieurs couches celluleuses, a voulu créer une seconde membrane vasculaire, en dénommant la lamelle la plus interne *mem-*

brane de Ruysch, membrane ruyschienne. Cette opinion n'a pas prévalu. Il faut dire cependant que l'on peut invoquer en sa faveur la disposition de la choroïde dans plusieurs classes d'animaux qui présentent en effet une membrane ruyschienne distincte.

Membrane du tapis. — Giraldès propose de dénommer ainsi la couche la plus interne de la choroïde. Elle est peu développpée chez l'homme, et, comme le reste de la choroïde, elle est formée de tissu cellulaire dense et serré qui supporte des ramifications capillaires. On peut cependant, en prolongeant la macération, séparer cette membrane sous forme d'une lamelle mince et transparente qui est beaucoup plus marquée en arrière qu'en avant.

Les uns ont attribué la coloration chatoyante et irisée de cette lame à des cellules de pigment; Valentin, Giraldès, Henle, de leur côté, sont portés à penser qu'il faut au contraire invoquer, pour l'expliquer, un effet d'optique; un phénomène intoptique, comme ils disent. Toujours est-il que quand cette lame a séjourné dans l'eau, la propriété de décomposer la lumière n'existe plus, et l'on ne trouve plus qu'une surface blanche au lieu de l'espace brillant qui existait auparavant.

Propriétés de la choroïde. — Le tissu de la choroïde se convertit en colle par la coction.

Analyse. — La substance de la choroïde, ainsi que celle des procès ciliaires et du corps du même nom, fournit à l'analyse du carbone et du protoxide de fer, ce qui tient sans doute à la composition du pigment qui les recouvre dans une grande étendue de leur superficie.

E. — Corps et procès ciliaires.

1° **Corps ciliaire.** — *Ligament ciliaire.* — *Cercle ciliaire.* — *Orbiculus ciliaris.* — *Plexus ciliare.* — *Liga-*

mentum ciliare. — Cet anneau grisâtre occupe le point où viennent se réunir la sclérotique, la choroïde, l'iris et la cornée. La structure de cette partie a donné lieu à des hypothèses nombreuses. Les uns l'ont considéré comme un ligament, les autres comme un plexus nerveux, un véritable ganglion, quelques uns enfin comme un organe essentiellement vasculaire. Nous nous rangeons à cette opinion, qui réunit maintenant le plus de suffrages : seulement il faut noter que la trame cellulaire unissante est ici plus lâche que dans la choroïde, et les ramifications capillaires encore plus nombreuses et plus ténues. Elles y forment une espèce de tissu érectile qui leur permet d'augmenter et de diminuer de volume. Les mailles que forment ces ramuscules sont tellement serrées qu'une injection faite avec le mercure donne naissance à une nappe argentée dans laquelle il est très difficile de reconnaître les interstices des réseaux. Ces parties ne contiennent ni conduits ni ouvertures microscopiques, comme on l'a prétendu récemment encore.

2° **Procès ciliaires.** — *Rayons ciliaires.* — Quelques anatomistes ont voulu faire des procès ciliaires des corps à part ; mais la plupart les considèrent comme une dépendance de la choroïde, dont ils continuent le feuillet interne. Quant à leur nature, elle a, comme celle du corps ciliaire, donné lieu à des opinions différentes. Boerhaave les dit musculaires et agissant sur la capsule du cristallin. Ruysch, Zinn, Ribes, les ont parfaitement injectés. Lieutaud, et plus tard Weber, les ont considérés comme des renflements nerveux. Nous admettons également leur structure cellulo-vasculaire comme pour le cercle ciliaire.

Pigment de la choroïde et des procès ciliaires. — Les cellules de pigment qui abondent dans la choroïde seront décrites lorsque nous étudierons la structure des corpuscules pigmentaires et leur évolution.

F. — Iris.

On rencontre dans la composition de l'iris des vaisseaux, des nerfs, des cellules pigmentaires éparses, et des faisceaux grêles d'un tissu contractile. Les anatomistes ont fait de ces divers tissus plusieurs couches, l'une formant l'iris proprement dit ou couche moyenne : c'est elle que nous étudierons ici ; la seconde, postérieure, que l'on appelle *uvée*, et qui appartient sans contredit à une expansion du feuillet pigmental de la choroïde (voy. *Pigment de l'œil*) ; enfin une lame antérieure que l'on a prétendu être de nature séreuse (voy. *Membrane de la chambre antérieure*).

Tissu propre de l'iris. — Structure. — L'étude des opinions des anciens anatomistes au sujet du tissu contractile de l'iris ne peut jeter un grand jour sur la connaissance de la structure intime de ces fibres contractiles spéciales. En effet, le plus grand nombre des anatomistes se sont, il est vrai, prononcés en faveur de leur structure musculaire ; mais les recherches qui motivaient leurs opinions n'étaient pas fondées sur l'examen microscopique de la substance, et à ce titre elles ne peuvent décider la question. D'ailleurs, il faut ajouter qu'ils ne connaissaient pas les variétés que présente la fibre musculaire dans ses différentes formes de développement. Depuis que ce genre d'études s'est généralisé, tous les auteurs d'histologie, à l'exception peut-être de Raspail, ont de nouveau voulu établir et démontrer la structure musculeuse du tissu contractile de l'iris : seulement, comme ces fibres possèdent des caractères qui leur sont propres, ils ont créé pour elles une sorte de fibres musculaires, et ils les rangent, sous le nom de *fibres musculaires* à fibres non variqueuses formant des faisceaux lisses, à côté des fibres musculaires dites de la vie organique, qui représentent la fibre musculaire arrivée à son plus grand degré de perfection.

D'après Valentin, les fibres propres de l'iris sont entremêlées de tissu cellulaire amorphe. Elles forment des faisceaux parallèles sinueux, ou plutôt, qui décrivent des segments d'arcs extrêmement petits dont la partie la plus convexe s'oppose à la convexité analogue des arcs formés par les faisceaux voisins. La plupart de ces faisceaux sinueux, dont la description donnée par Valentin s'accorde avec les observations déjà faites par Giraldès, marchent de la circonférence de l'iris vers la pupille. Mais ces faisceaux de fibres rayonnants ne sont pas seuls : il existe une autre partie de fibres semblables formant des faisceaux circulaires disposés sous formes de cercles concentriques vers le bord de la pupille. Ce sont elles qui ont reçu de quelques anatomistes le nom de muscle constricteur de la pupille, tandis que l'on appelait muscle dilatateur les faisceaux rayonnants.

Propriétés. — Quant à leurs caractères physiques, les fibres qui forment les faisceaux que nous venons de décrire offrent les caractères attribués aux fibres du tissu cellulaire contractile. A cause de cela on les avait longtemps confondues avec ces dernières, et récemment encore quelques anatomistes avaient voulu les réunir pour former une classe spéciale sous le nom de tissu *dartoïde*. Cette analogie de structure fait qu'elles représentent pour ainsi dire la transition entre le tissu cellulaire contractile et le tissu cellulaire proprement dit. Leurs caractères physiologiques sont encore mal connus ; on sait seulement qu'elles se contractent involontairement sous l'influence des irritations mécaniques et galvaniques. Quant à leurs caractères chimiques, ils sont identiquement les mêmes que ceux que l'on peut observer quand on examine les fibres musculaires dites striées.

Développement. — La formation histologique de l'iris

est encore mal connue : nous ne reproduirons pas les hypothèses auxquelles elle a donné lieu.

G. — Rétine.

Pulpe nerveuse.

Structure. — Les anatomistes ont donné pour la rétine
des descriptions qui ne s'accordent pas toutes entre elles.
Quelques uns ont aussi distingué dans sa composition plusieurs lames distinctes, et la plus externe a reçu le nom de
membrane de Jacob. Nous réunissons dans une même
division l'étude de la structure de ces diverses parties.

1° *Couche externe.* — *Couche des bâtonnets.* — La lame
la plus externe de la rétine, ou *membrane de Jacob* de
quelques uns, est en contact avec la choroïde. Lorsqu'on
isole ces deux membranes, la couche que nous décrivons
se déchire, malgré toutes les précautions auxquelles on a
recours, et ses fragments suivent tantôt la rétine proprement dite, tantôt la choroïde. Après avoir isolé avec
soin cette dernière lame, si l'on examine au microscope la
face externe de la rétine, on voit qu'elle offre l'apparence
d'un pavé régulier, mais déprimé dans certains points et
formé par des globules transparents que séparent des lignes
obscures ; le diamètre de ces globules approche de 0,001
de ligne. Au contraire, si après avoir pratiqué une coupe
verticale sur la rétine, l'examen porte sur la tranche que
l'on forme de cette manière, on trouve, dans le point de
la membrane qui répond au feuillet extérieur que nous
étudions, on trouve, dis-je, de petits cylindres longs
de 0,01 de ligne et larges de 0,0008. Suivant Henle, ces
cylindres sont lisses, serrés les uns contre les autres et terminés par des sommets arrondis qui, vus sur le plat,
produisent l'aspect pavimenteux mentionné précédemment.

Les dépressions dont j'ai parlé plus haut dépendent de ce que ces cylindres n'atteignent pas tous la surface commune vers leur extrémité externe. Observés par la face interne de la rétine, ces cylindres se présentent sous le même aspect pavimenteux.

2° Couche moyenne. — Couche des expansions nerveuses. — Une fois que le nerf optique a pénétré dans le globe de l'œil, les tubes nerveux qui le constituent s'étalent et rayonnent de tous côtés; les divers faisceaux échangent souvent leurs fibres et forment ainsi un plexus à mailles serrées et très allongées. Henle, qui a mesuré ces fibres, les a trouvées très fines, car elles n'atteignent que 0,0006 de ligne de diamètre; elles sont obscures et granulées : seulement le contact de l'eau leur rend les caractères et l'aspect ordinaire des fibres nerveuses. Quant à la terminaison de ces fibres, qu'on a quelquefois suivies jusqu'au bord antérieur de l'organe, Valentin admet qu'elle a lieu au moyen d'anses; Hannover, qui nie l'existence des plexus, croit avoir vu des extrémités libres. Ce point de structure serait donc douteux; mais toujours est-il que ces extrémités n'occupent pas le fond de l'œil, comme on l'a prétendu.

3° Seconde couche moyenne. — Couche des globules ganglionnaires. — Cette couche de globules est placée sur la face interne des ramifications des tubes nerveux, et même un grand nombre de ces globules sont interposés dans les interstices de leurs mailles. Ils sont blanchâtres et grenus, selon Valentin, et ne diffèrent des globules ganglionnaires, avec lesquels ils sont identiques, que par leur diamètre, qui est moindre que celui de ces derniers; il est, chez l'homme, de 0,006 de ligne.

4° Couche interne. — Couche des cellules. — A cette couche succèdent des cellules serrées les unes contre les autres; elles ont un diamètre de 0,0036 de ligne d'après Henle. Ces corpuscules ont exercé la sagacité des anatomistes,

Henle, qui les a bien étudiés, est disposé à penser qu'ils n'appartiennent pas aux expansions nerveuses, mais qu'ils constituent plutôt pour la formation de la rétine une espèce de réseau de Malpighi, servant de base pour le développement des fibres nerveuses.

Vaisseaux de la rétine. — Les vaisseaux sanguins de la rétine se ramifient sur la face antérieure de la couche nerveuse et forment la trame que certains anatomistes, qui n'ont examiné la rétine qu'altérée par la décomposition qui suit la mort, ont appelée *feuillet vasculaire.*

Portion ciliaire de la rétine. — Henle conclut des recherches auxquelles il s'est livré que la couche grenue de la rétine tapisse seule la zone ciliaire et les procès de ce nom. Les fibres que quelques anatomistes ont considérées comme des fibres nerveuses ne sont pas des tubes nerveux, mais des fibres particulières à la zone.

Tache jaune ou *trou central.* — On ne s'accorde pas sur la structure de la rétine dans ce point. Henle admet encore, relativement à ce sujet, qu'il y a peut-être là, en dehors de la couche des bâtonnets, des globules colorés analogues à ceux qui donnent une teinte jaunâtre à la rétine des oiseaux.

Propriétés de la rétine. — *a. Bâtonnets de la couche extérieure.* — Je commence par exposer les propriétés de la couche extérieure de la rétine ou membrane de Jacob. Les bâtonnets qui la forment se séparent avec facilité ; à l'état frais, ils sont flexibles, mous et se déchirent facilement ; ils semblent pourvus d'un mouvement moléculaire propre d'une vivacité remarquable. Peu de temps après la mort, ils perdent rapidement leurs formes : ainsi on les voit se renfler, décrire des ondulations, former des crochets, leurs contours devenir irréguliers. L'eau pure leur fait parcourir plus vite ces diverses transformations. Exposés à l'action de l'acide acétique, ils deviennent pâles, minces et longs, et ils se recourbent aussi ; ils se ratatinent dans tous les sens par l'effet de la dessiccation. Quelques anatomistes, entre autres Mondini et Hannover, ont encore signalé quelques particularités sur lesquelles je n'insiste pas, parce qu'elles n'ont pas été généralement confirmées, et aussi parce qu'elles n'ont été signalées que sur la rétine de divers animaux.

b. — *Réseau nerveux.* — Les caractères que présentent les fibres du réseau nerveux sont ceux que ces tubes présentent dans toutes les régions où on les rencontre. Quant aux globules présumés ganglionnaires, ils sont composés d'une enveloppe transparente, d'un contenu grenu, d'un noyau vésiculaire clair, et d'un nucléole simple enfermé dans ce noyau.

c. — *Globules.* — Valentin prétend que l'addition de l'eau rend les globules de la couche interne plus apparents; Hannover soutient que ce liquide les dissout et les fait disparaître. Henle admet aussi que l'eau déforme les cellules. L'acide acétique rend leur noyau plus apparent.

Analyses de la rétine. — Giraldès donne les chiffres suivants pour la composition de la rétine : eau 92,90, albumine 6,25, stéarine 0,85.

L'Héritier dit que la composition de cette membrane est analogue à celle de la substance nerveuse blanche; mais elle renferme moins de graisse, dont une partie phosphorée ne peut être saponifiée, tandis qu'une autre portion jouit de cette propriété.

Développement. — Valentin a trouvé que, dans la huitième semaine de l'état embryonnaire, la rétine était formée de globules d'un diamètre de 0,0003 de pouce, qui atteignaient depuis 0,0002 jusqu'à 0,0003 de pouce à dix semaines, depuis 0,0001 jusqu'à 0,0003 de pouce à cinq mois. Bischoff, de son côté, a vu sur un fœtus de vache long de trois pouces, la face externe de la rétine composée de cellules fusiformes, rondes à leur extrémité interne; ces cellules pourraient bien représenter, d'après lui, le commencement du développement des bâtonnets de la couche appelée quelquefois membrane de Jacob. Hannover les a trouvées sur le chat nouveau-né. Dans ce cas, les expansions des tubes nerveux étaient fines, et la couche intérieure était formée de cellules sans noyaux d'un diamètre assez considérable.

II. — Cristallin.

Appareil cristalloïdien. — Cristallin. — Lentille. — Capsule cristalline. — Liquide de Morgagni.

Structure. — Sous le nom de cristallin nous comprenons tout l'appareil cristalloïdien dont nous allons étudier les diverses parties.

1° **Capsule cristalline**. — Cette capsule entoure complétement le cristallin ; l'épaisseur de sa paroi antérieure est, selon Henle, de 0,003 de ligne, tandis que celle de la paroi postérieure est de 0,005. A l'œil nu elle semble hyaline ; au microscope elle est jaunâtre et grenue.

L'eau bouillante, l'alcool et les acides ne la dissolvent pas, et ne peuvent non plus troubler sa transparence.

2° **Liquide de Morgagni**. — Cette humeur existe chez l'homme entre le cristallin et la capsule, mais seulement en avant. En examinant ce liquide, qui doit être considéré comme faisant partie de la substance du cristallin, on voit qu'il contient en suspension un grand nombre de cellules analogues à celles que nous retrouverons dans la composition des couches les plus extérieures de l'organe. Ces cellules sont pâles, très hyalines, aplaties et polygonales, ayant un diamètre de 0,03 de millimètre ; leur noyau est grenu et ovale.

3° **Cristallin**. — *a. Portion à cellules.* — Ces cellules sont réunies en amas et forment la couche la plus extérieure de la lentille. — Elles sont pâles et parfaitement transparentes. D'après Wœrneck, leur diamètre est de 0,012 de ligne ; leur noyau est en général ovale et grenu ; souvent, chez l'homme, il prend des formes polygonales ; son diamètre est de 0,004 de ligne.

L'acide chlorhydrique coagule le contenu de ces cellules et les rend opaques ; en se desséchant elles deviennent obscures, grenues, ridées ; une nouvelle eau leur rend les caractères qu'elles avaient perdus.

b. Portion à fibres. — La transition de la couche à cellules à la portion fibreuse du cristallin se fait brusquement ; dans ce point cet organe est formé de lames emboîtées les unes dans les autres, comme les tuniques d'un ognon — cette comparaison a été consacrée. — Chaque lame répète la forme de la capsule : plus serrées vers le centre du cristallin, elles y constituent le noyau proprement dit. Leeuwenhoek évalue leur nombre à 2000. — A leur tour ces lames sont formées de fibres qui adhèrent assez fortement par leurs bords latéraux et donnent lieu à des figures différentes chez les différents animaux. — Chez l'homme, ces fibres, partant de la circonférence et marchant parallèlement, aboutissent, pour la face antérieure de l'organe, à trois lignes idéales concentriques, et laissent au centre une place vide offrant l'aspect d'un triangle équilatéral à bords concaves. Sur la face postérieure, le nombre des lignes idéales est de quatre, et par conséquent la figure centrale est un quadrilatère à bords concaves. C'est à cette disposition qu'il faut attribuer la segmentation du cristallin ; cette segmentation, qui donne lieu à trois portions principales, est poussée plus loin, selon Huschke, car par les progrès de l'âge il y aurait de dix à treize segments. La substance lisse des espaces figurés antérieurs et postérieurs est encore mal connue dans sa structure. Les fibres du cristallin de l'homme ont des bords raboteux ; elles

s'engrènent les unes dans les autres par leurs inégalités.
On ne s'accorde pas sur leur structure : les uns les croient
musculeuses, les autres les prennent pour des tubes, d'autres les disent formées de globules, d'autres enfin prétendent qu'elles ne contiennent pas de globules dans leur
intérieur. Krause donne à ces fibres un diamètre de
0,0011 à 0,0015 de ligne de large ; les distances qui les
séparent auraient, selon lui, de 0,0030 à 0,0038. Ces
chiffres sont bons : seulement il paraît que Krause a pris
les fibres pour leurs interstices, et réciproquement : il faudrait donc faire une transposition entre ces nombres.

Propriétés. — La pesanteur spécifique du cristallin est
de 1,0790. Cet organe est presque entièrement soluble
dans l'eau. Si l'on chauffe la dissolution que l'on obtient
ainsi, elle donne un coagulum soluble dans l'acide acétique. Par la macération longtemps prolongée dans l'eau,
il se brise en fragments d'un nombre toujours constant
pour chaque espèce animale. Plongé dans l'alcool, il devient épais et plus dense. La densité de son noyau, comparée à sa densité totale, est énorme : ainsi, selon Chenevix, un cristallin de bœuf, pesant 1 gramme 50 centigr.,
donna pour densité 1,0765 ; réduit à un noyau de 30
centigrammes, il offrit une pesanteur spécifique de 1,194.

Analyses. — D'après Berzélius, pour analyser le cristallin, on le réduit en pulpe avec de l'eau et l'on jette le
tout sur un filtre qui retient sans doute des enveloppes
membraneuses des cellules et des fibres.

La quantité de ce résidu est de.   2,4

Les proportions des principes obtenus de la
matière filtrée sont :

Eau   58,0
Matière albumineuse   35,9
Extrait alcoolique avec sels   2,4
Osmazôme, chlorures, lactates   2,4
Extrait aqueux avec traces de phosphate   1,3
                                               ______
                                               100,0

Mulder, ayant analysé la matière albumineuse, a vu qu'elle contenait 0,25 de soufre et pas de phosphore; elle serait donc composée de 15 atomes de protéine et de un atome de soufre. — Simon a trouvé de la caséine dans le cristallin.

Développement. — L'organe qui sert à la formation et à la nutrition du critallin est la capsule critalline et son sac vasculaire. Bischoff a vu souvent et très distinctement leurs vaisseaux sanguins chez l'embryon. Dans les premières époques, avant la formation des fibres, on trouve, en examinant le cristallin, des cellules rondes et transparentes pourvues de noyaux; ce sont ces cellules qui se rangent en ligne à la suite les unes des autres et qui se confondent. On trouve alors sur elles des noyaux très distincts. Quelques auteurs ont encore indiqué des cellules assez grosses qui n'auraient pas de noyaux et qui présenteraient parfois des prolongements qui leur donnent la forme d'un matras. Schwann avait pensé que c'était un mode spécial du développement des fibres. Bischoff, entre autres, a combattu cette erreur, et fait remarquer que ces cellules n'étaient pour rien dans la formation des fibres et qu'elles ne se produisaient qu'au moment de l'observation, probablement par suite du contact de l'eau qu'on est obligé d'ajouter pour faciliter l'examen.

K. — Corps vitré — Humeur vitrée.

*Corps hyaloïdien. — Humeur hyaloïdienne. — Vitrine
auditive* (de Blainville). *— Corpus vitrum. — Tunica
hyaloïdea.*

1° **Corps vitré.** — *Structure.* — On ne connaît pas
encore la structure du corps vitré. On n'a pu démontrer
sa membrane enveloppante dite membrane hyaloïde. Il n'est
pas non plus possible de voir les compartiments membraneux formés par le tissu à mailles que l'on admet dans son
épaisseur.

Propriétés. — Le poids spécifique du corps vitré est de
1,0009 ; son pouvoir réfringent est de 1,3394 ; plongé
dans l'alcool, il devient laiteux à sa surface ; bouilli dans
l'eau, il se réduit en un point de couleur foncée ; par
l'effet de la congélation, il se remplit de glaçons isolés.

2° **Humeur vitrée.** — *Propriétés.* — On nomme
ainsi l'humeur mucilagineuse qui s'échappe du corps vitré
lorsqu'on l'exprime ou lorsqu'on le déchire. Elle est légèrement salée ; tombée dans l'eau bouillante, elle prend
une teinte légèrement opaline. Chez les personnes âgées,
cette substance peut prendre une teinte jaunâtre qui colore
ainsi tout le corps vitré. Chez un cheval, Lassaigne a reconnu que cette coloration était due à de la cholestérine.
Selon L'Héritier, on constate dans l'humeur vitrée, par
l'examen microscopique, des globules moitié moins gros
que ceux du sang et d'une extrême transparence. De
Blainville pense qu'il faut attribuer cette apparence à un
commencement de décomposition. De son côté, Hannover
a trouvé, sur des embryons d'animaux, de grandes cellules
transparentes et ovales avec des noyaux grenus et des
nucléoles.

Analyse du corps et de l'humeur vitrée. — Berzélius a donné les chiffres suivants pour la composition chimique du corps et de l'humeur vitrée.

Eau.   98,40
Albumine.   0,16
Muriate et lactate de soude   1,42
Matières animales solubles dans l'eau.   0,02
                                                  ————————
                                                   100,00

Développement. — D'après quelques embryologistes, le corps vitré n'est que le produit d'une sécrétion séreuse. Nous venons de voir que l'on a parfois trouvé des cellules dans son intérieur sur les organes des jeunes animaux.

L. — Humeur aqueuse.

C'est le liquide renfermé dans les deux chambres de l'œil, depuis la cornée jusqu'au cristallin. L'Héritier dit y avoir trouvé des globules semblables à ceux de l'humeur vitrée, mais en nombre beaucoup moins considérable. A son tour Donné a fait une observation analogue. Ces globules ont un diamètre moitié plus petit que les globules du sang.

Propriétés. — La pesanteur spécifique de cette humeur est chez l'homme de 1,0053 selon L'Héritier, de 1,0003 selon Chenevix ; mais ce chiffre a été pris sur le liquide de l'œil du bœuf. Soumise à l'action du calorique, l'humeur aqueuse ne laisse aucun résidu ; elle est incoagulable par les acides et par l'alcool : seulement elle se trouble un peu par l'acide nitrique. Abandonnée à elle-même, elle se putréfie avec rapidité.

Analyses. — L'Héritier, en analysant l'humeur aqueuse

de l'homme, a constaté la présence du lactate et du chlorure de soude, d'une matière extractiforme soluble en partie dans l'eau et en plus grande partie dans l'alcool, d'une substance insoluble dans ces deux liquides et de l'eau. Il n'en a pas indiqué les proportions. — Chenevix dit qu'elle renferme de la gélatine, de l'albumine, de l'hydrochlorate de deutoxide de sodium et une grande quantité d'eau. — Nicolas ajoute encore du phosphate de chaux.

Voici, en revanche, les proportions trouvées par Berzélius en analysant l'humeur aqueuse du bœuf :

Eau	98,10
Albumine. . . . . à peine une trace.	
Chlorure de sodium, avec matière extractive	
alcoolique	1,15
Matière extractive soluble dans l'eau	0,75
	——
	100,00

M. — Membrane de l'humeur aqueuse.

Membrane de Demours.

Sous les noms de *membrane de Demours*, *membrane de Descemet*, *membrane de l'humeur aqueuse*, on a voulu décrire une membrane séreuse qui tapisserait la chambre antérieure de l'œil, passerait par l'ouverture de la pupille, recouvrirait la face antérieure du cristallin et fournirait à la sécrétion de l'humeur aqueuse ; mais nous avons déjà dit (voy. *Cornée*) que la membrane confondue sous les deux premières dénominations appartenait à la portion profonde de la cornée, et par conséquent que cette synonymie est impropre.

Des recherches modernes ont prouvé que cette prétendue membrane n'existe pas, et nous verrons en étudiant la structure de l'épithélium comment il faut comprendre la structure de la couche la plus interne des parois de la chambre antérieure de l'œil. (Voy. *Epithélium.*)

N. — Pigment de l'œil.

(Voy. *Pigment.*)

ANNEXES DE L'ŒIL.

A. — Glande lacrymale et follicules,

(Voy. *Système glandulaire.*)

B. — Conjonctive.

(Voy. *Membranes muqueuses. — Epithélium.*

Développement de l'œil en général. — Deux hypothèses divisent les anatomistes au sujet du développement de l'organe de la vision. La première, de Baer, admet que les yeux représentent deux espèces d'excroissances provenant de la portion de la cellule cérébrale antérieure qui doit former plus tard les couches optiques. A une époque plus avancée, il s'opérerait dans ces prolongements un fractionnement analogue à celui qui s'opère lors de la formation de la masse nerveuse centrale et de ses membranes. La première apparition de cet organe, chez le poulet, ne se ferait qu'à la trente-troisième heure. Selon Huscke, qui est l'auteur de la seconde opinion, la formation de l'œil serait beaucoup plus ancienne; il proviendrait d'une simple fossette que forment les lames dorsales. Plus tard, cette fossette se convertirait en vésicule, conservant un point de communication avec la cellule cérébrale antérieure; ce ne serait que plus tard, par suite du développement de la cellule cérébrale, que la vésicule oculaire primitive commencerait à se diviser en deux parties, dont l'isolement serait complété par l'apparition du maxillaire supérieur et de l'inter-maxillaire. Les deux yeux se détacheraient donc peu à peu l'un de l'autre, comme la cyclopie et divers arrêts de développement peuvent nous en transmettre des exemples. — A son tour, Bischoff émet une opinion pour ainsi dire intermédiaire à celle que je viens d'exposer. Pour lui, les deux yeux se développeraient, il est vrai, en s'écartant de plus en plus l'un de l'autre, mais sans pour cela avoir été primitivement confondus.

La formation des diverses parties du globe oculaire nous apparaît de la manière suivante : chez l'embryon de l'homme, la *sclérotique* et la *cornée* s'isolent vers la cinquième semaine. On ne constate de différence ou de séparation entre ces deux membranes que vers la dixième semaine, époque à laquelle on reconnaît la cornée à sa transparence, à sa courbure, à sa ligne de séparation : cette formation est analogue à la dure-mère. La *membrane de Descemet* et la *lamina fusca scleroticæ*, qui, pour beaucoup d'anatomistes, ne sont que des portions d'une même enveloppe et qui représentent l'arachnoïde, apparaissent vers le huitième mois. Warneck et Arnold fixent à la fin du premier mois la formation de la choroïde analogue à la pie-mère; Valentin ne put trouver cette membrane qu'à la fin de la huitième semaine. Elle atteint jusqu'au bord antérieur de la pupille, par suite de l'absence de l'iris. Le *ligament ciliaire* apparaît vers le milieu du troisième mois; le *corps ciliaire* commence pendant la cinquième semaine, par de très petits plis; les *procès ciliaires* sont visibles vers la sixième semaine. L'*iris*, plus tardif dans son évolution

20.

que la choroïde, n'apparaît, selon Valentin, que vers la fin du troisième mois ; dans le cours de la septième semaine, selon Arnold. En tout temps cet organe forme un anneau complétement clos. La *rétine*, aperçue par Arnold vers la fin de la cinquième semaine, n'a été vue par Ammon que dans la septième ; dans la huitième par Valentin. Cette membrane est d'autant plus épaisse dans l'œil de l'embryon que celui-ci est plus jeune ; en effet, le rapport de comparaison avec le diamètre du bulbe de l'œil, qui est de 1 : 25 ou de 1 : 30 chez l'adulte, est de 1 : 8 chez l'embryon de huit semaines ; elle s'étend alors jusqu'aux bords de la capsule cristalline. Le *corps vitré*, qui est, selon Baer, Huschke et Valentin, une métamorphose de la portion du liquide contenu primitivement dans la saillie du bulbe médullaire, que l'on a comparé au liquide des ventricules et sa membrane *hyaloïde* à leur épithélium, est d'abord fort peu considérable ; il appartient aux premières époques de la formation. Il en est de même du *cristallin*, dont l'évolution est mal connue, malgré les efforts de Bischoff, de Rathke, de Gescheidt. Jusqu'à trois mois les yeux sont libres, et la peau passe à plat sur eux. Vers la dixième semaine commence la formation des paupières, qui parviennent à couvrir le globe de l'œil dans le courant du quatrième mois.

VISCÈRES.

Sous le nom de *viscères*, et dans une classe de la science anatomique qu'ils ont appelée *splanchnologie*, les anatomistes ont réuni un grand nombre d'organes ou d'appareils ayant une destination et une structure bien différentes. Nous n'avons pas à discuter ici l'utilité de cette classification, ni à décrire ces nombreux organes ; nous voulons seulement à leur sujet réunir quelques détails d'histologie que nous n'avons pu placer ailleurs.

On range dans cette classe les *organes de la digestion* et leurs dépendances, ceux de la *respiration*, les *organes urinaires*, les *organes génitaux* de l'homme et de la femme, les *mamelles*, etc. Les descriptions précédentes ont porté sur toutes les parties de ces organes dont la formation appartient aux tissus celluleux, osseux, ligamenteux, musculaires, nerveux ou vasculaires : nous n'avons pas à nous répéter. Plus loin nous étudierons un grand nombre d'entre eux qui revêtent la forme d'organes sécrétoires sous le nom de *glandes* ou de *follicules ;* après eux viendront les *corps* ou *glandes vasculaires sanguines.* Il nous reste donc à parler des *viscères membraneux* ou *membraniformes.*

I. — VISCÈRES MEMBRANIFORMES.

Sous cette dénomination on peut ranger les diverses portions membraneuses du tube digestif : l'œsophage, l'estomac, le tube intestinal, celles des organes génito-urinaires, les uretères, la vessie, l'urètre, les conduits excréteurs des appareils glandulaires, etc. Mais il est encore important de poursuivre plus loin cette analyse.

Dans la composition de ces organes membraniformes nous retrouvons une superposition de plusieurs couches ou membranes qu'il importe de séparer les unes des autres à cause de leurs caractères particuliers et de leur structure spéciale.

A. — Couche séreuse des viscères.

(Voy. *Membranes séreuses.*)

B. — Couche musculeuse des viscères et des conduits excréteurs.

Muscles creux. — Muscles involontaires. — Muscles des fonctions végétatives. — Muscles de paroi organique. —Muscles des membranes muqueuses.

Ces couches de nature musculaire existent dans le tube digestif, depuis la moitié inférieure de l'œsophage jusqu'à l'anus et dans les conduits excréteurs des organes glanduleux appartenant à l'appareil alimentaire, ainsi que dans les conduits des glandes salivaires, dans les conduits biliaires et pancréatiques, dans les parois de la vésicule biliaire. On les retrouve dans l'appareil urinaire, dans la vessie, dans les uretères, dans les vésicules séminales, dans les conduits déférents et dans l'urètre. Les organes respiratoires en possèdent aussi en dehors de leur couche de fibres élastiques, entre les vides postérieurs des cartilages des voies aériennes ; il est facile de les suivre aussi loin que s'étendent les fibro-cartilages. Par analogie, Henle prétend que les voies lacrymales et les conduits excréteurs des glandes mammaires et des glandes de Cooper doivent aussi en être pourvus. On admet généralement que la matrice est constituée par des fibres de cet ordre.

Structure. — En déchirant les couches que nous venons d'énumérer pour étudier leur structure, on voit qu'elles sont formées par des faisceaux de fibres plates qui sont entremêlées d'une grande quantité de tissu cellulaire. Tantôt ces faisceaux forment des couches circulaires, tantôt au contraire ils constituent des bandes obliques ou longitudinales. Dans l'intestin, par exemple, on trouve, en partant de l'intérieur, une première lame disposée circulairement, et plus en dehors une couche des fibres longitudinales.

Dans les conduits excréteurs au contraire la disposition est inverse de celle-ci; la couche interne est longitudinale, tandis que l'externe est formée par des fibres transversales; dans quelques organes enfin, tels que la vessie, les uretères, la vésicule biliaire, on retrouve une superposition de plusieurs couches de direction variée.

Vient-on à décomposer ces faisceaux, on obtient des fibres élémentaires plates, qui ne peuvent plus se diviser en fibrilles, et qui répondent à ce qu'on appelle faisceau primitif dans les muscles articulés. Rarement on en trouve quelques uns qui semblent offrir un commencement de subdivision en fibrilles roides et parallèles (estomac, intestins); leur surface est tantôt unie, tantôt granulée; d'autres supportent des corpuscules jaunâtres, oblongs ou fusiformes, grenus, plus ou moins apparents, souvent effacés ou remplacés par un renflement; ces fibres s'envoient de loin en loin des anastomoses obliques; leur diamètre est de 0,005 à 0,008 de millimètre. Lorsque les faisceaux primitifs sont réunis, on reconnaît avec de l'habitude les fibres de noyau passant au-dessus d'elles et entre elles, et formant ainsi une espèce de réseau qu'on fait apparaître en traitant un lambeau par l'acide acétique, qui rend transparentes les fibres granulées. Dans les couches transversales, ces faisceaux s'abouchent par leurs extrémités pour former des anneaux, ou bien ils affectent la forme spirale; au contraire, dans les couches longitudinales, ils se continuent probablement dans toute la longueur de la couche; car, dans quelque point qu'on examine les extrémités de celles que l'on étudie, on les trouve toujours brisées.

Les caractères particuliers et les propriétés physiologiques de ces faisceaux leur ont fait donner le nom de fibres musculaires *organiques* ou non soumises à l'influence de la volonté, de fibres musculaires *inarticulées*, *lisses*, *non striées*, *simples*, etc., et sous ces dénominations elles forment une sorte particulière du tissu musculaire propre aux organes intérieurs. Autrefois les fibres du cœur étaient rangées dans cette classe ; mais j'ai fait voir ailleurs qu'elles appartiennent par leurs caractères à l'ordre des fibres musculaires à stries transversales. Cette discussion se prolonge encore aujourd'hui pour les fibres de l'utérus, qui sont généralement rangées parmi les fibres musculaires lisses par tous les histologistes, tandis que Lauth prétend y avoir trouvé, comme dans le cœur, des fibres à stries transversales et longitudinales.

Propriétés. — Les fibres musculaires que nous venons de passer en revue sont peu élastiques et moins résistantes que celles de la vie animale. L'ébullition les rend fermes, obscures et les resserre ; l'acide acétique les rend transparentes ; la coction prolongée pendant plus de vingt-quatre heures les avait ramollies, et l'eau n'avait enlevé qu'un peu de colle. Les caractères chimiques sont les mêmes que ceux des muscles de la vie animale.

Développement. — Les faisceaux musculaires lisses se forment dans un cytoblastème qui se fend en fibres suivant la direction des noyaux. On ne peut reconnaître dans les faisceaux ni gaîne ni contenu : seulement on distingue les noyaux qui par leur progrès sont appelés à former des fibres. (Voy. *Système musculaire.*).

C. — Couche celluleuse des viscères.

Tunique propre. — Tunique fibreuse. — Tunique nerveuse (Willis).

Cette tunique, dont l'existence a été diversement interprétée, acquiert dans certains points des viscères une assez grande épaisseur ; elle est placée entre la couche musculaire et la couche muqueuse proprement dite. Par sa structure, cette lame est essentiellement celluleuse, c'est-à-dire formée de fibres du tissu cellulaire non contractile. Ces faisceaux sont blancs, brillants, croisés dans tous les sens; les ramuscules des vaisseaux les traversent dans une foule de points pour se rendre à la muqueuse.

Parmi les fibres celluleuses de cette tunique on trouve des fibres de noyaux très grêles; plus rarement on y rencontre des noyaux isolés.

On rencontre la couche celluleuse que nous indiquons ici, dans toute la longueur du canal intestinal, dans la vésicule biliaire, dans la vessie, dans le bassinet des reins, dans les artères et dans les conduits excréteurs d'un certain nombre de glandes.

Nous n'avons pas besoin de nous étendre sur les propriétés des éléments de cette tunique, nous les avons indiquées plusieurs fois. (Voy. *Tissu cellulaire.*)

D. — Couche contractile du dartos et de la cloison de la verge.

Tissu dartoïde.

La lame des enveloppes du testicule, qui a reçu le nom de dartos, le tissu de la verge, la cloison, sont entièrement formés par du tissu cellulaire semblable, quant aux caractères physiques, au tissu cellulaire organisé ou fibreux, mais différant de celui-ci par la propriété de se contracter sous l'influence des irritants. Ce caractère remarquable a fait établir une sorte de tissu cellulaire, dit contractile, par opposition au tissu cellulaire ordinaire, qui ne jouit pas de cette faculté.

Dans le dartos, le tissu formé par ces fibres contractiles est plus rouge que partout ailleurs, à cause du grand nombre de vaisseaux sanguins qui le parcourent. Ces fibres y forment un réseau à mailles rhomboïdales allongées dont le plus grand diamètre est perpendiculaire aux plis transversaux du scrotum froncé.

E. — Couche muqueuse des viscères.

(Voy. *Membranes muqueuses.*)

F. — Tissu des corps caverneux et de leur gaîne.

On sait que la verge, le clitoris et l'urètre sont pourvus d'appareils particuliers formant ce que l'on appelle les corps caverneux de ces organes. La trame de ces corps et de leur gaîne est encore constituée par le tissu cellulaire contractile. Les prolongements fibreux et les lamelles qu'il constitue forment des espaces celluleux qui communiquent les uns avec les autres et servent de réseau conducteur aux vaisseaux. Il n'entre pas dans notre plan de décrire ici ces dispositions.

Vaisseaux des corps caverneux. — Nous ne parlons des vaisseaux des corps caverneux que pour mémoire; ils ont été étudiés avec détails lorsque nous avons fait l'histoire des vaisseaux capillaires. (Voy. *Capillaires érectiles.*)

Développement des viscères membraniformes. — Ce serait le moment d'étudier le développement des divers viscères renfermés dans cette classe; mais il nous semble plus simple d'attendre jusqu'à ce que nous ayons fait la description des membranes des glandes et des follicules qui entrent dans leur constitution. (Voy. *Membranes.* — *Glandes.*)

MEMBRANES.

On distingue trois classes de membranes : les membranes *séreuses*, les membranes *fibreuses* et les membranes *tégumentaires*.

I. MEMBRANES FIBREUSES.

Structure et distribution. — Les membranes fibreuses sont entièrement constituées par du tissu cellulaire revêtu d'une forme, mais ne possédant pas encore la propriété d'être contractile. Maintes fois déjà nous avons trouvé l'occasion d'exposer sa structure et de faire connaître les membranes qui lui doivent leur tissu. Nous allons les présenter dans leur ensemble.

a — Le *périoste* des os. (Voy. *Périoste.*)

b — Le *périchondre* des cartilages. (Voy. *Périchondre.*)

c — Les *aponévroses d'insertion*, comme celles des muscles obliques de l'abdomen, le centre phrénique du diaphragme. (Voy. *Aponévroses d'insertion.*)

d — Les *aponévroses d'enveloppe* des muscles. (Voy. *Aponévroses d'enveloppe.*)

e — Les *aponévroses d'enveloppe* des glandes ou des organes désignées sous les noms de *gaîne*, *capsule*, *tunique fibreuse*, ou bien sous des noms spéciaux : tels sont la *sclérotique* (voy. *OEil*) — l'*albuginie* du testicule — les enveloppes des reins, des ovaires, de la rate, de la prostate, du foie (voy. *Glandes*) — la *dure-mère* (voy. *Enveloppes du cerveau*) — le *péricarde* (voy. *Cœur*) — le *névriléme* (voy. *Nerfs*) — les enveloppes des corps caverneux (voy. *Viscères.*)

f — Les *membranes fibreuses* du tympan et de la fenêtre ronde.

21

II. MEMBRANES DITES SÉREUSES.

Système séreux (Bichat). — *Cavités closes* (Velpeau).
— *Membranes succingentes.* — *Membranæ serosæ,
succingentes.*

Bichat et les anatomistes de son école divisent les organes
séreux en deux classes : le système *séreux proprement dit*
et le système *synovial.*

—La première classe est formée par les membranes *séreuses
proprement dites*— *Séreuses splanchniques* — *Membranes
succingentes* — *Membranes diaphanes* — *Membranes
villeuses simples* — *Membranes formatrices* (F. Meckel).
Ces membranes tapissent les grandes cavités dites splanchniques et fournissent des tuniques plus ou moins complètes aux viscères qui sont situés dans ces cavités. Ce
sont le *péritoine*, les deux *plèvres*, le *péricarde*, l'*arachnoïde crânienne* et *rachidienne*, les tuniques *vaginales.*
— La seconde classe comprend les *membranes synoviales*,
parmi lesquelles on distingue les membranes *synoviales
proprement dites* (pseudo-séreuses) et les *fausses synoviales.*

1° Les *synoviales proprement dites* sont :

a. — Les *synoviales articulaires* — *Capsules synoviales*
—*Système synovial articulaire* (Bichat) —*Capsules synoviales.*— Ces membranes représentent des espèces de sacs
sans ouverture qui tapissent la face interne des articulations mobiles ; elles diffèrent des séreuses splanchniques surtout par la nature du liquide qui les lubrifie et auquel on
a donné le nom de *synovie.* Le nombre de ces cavités articulaires est très considérable ; elles présentent de nombreuses variétés dans leur configuration.

b. — Les *membranes synoviales des muscles des tendons*

et de leurs gaînes— Système synovial des tendons (Bichat) *— Gaînes muqueuses — Bourses vésiculaires — Vessies unguineuses — Bursæ mucosæ, vesiculares, vaginales — Membranæ mucosæ tendinum.* — Albinus, Fourcroy, Monro, Koch, Béclard, ont surtout travaillé à faire bien connaître ces membranes, dont on pourrait énumérer aujourd'hui plus de cent paires. Elles sont annexées aux tendons partout où ceux-ci éprouvent des frottements, plusieurs sont interposées entre certains muscles larges, et favorisent leur glissement. Elles représentent toutes des sacs membraneux sans ouverture ; mais par rapport à leur forme on en distingue de deux sortes, que Fourcroy a désignées sous les noms de *gaînes vésiculaires* et de *gaînes vaginales.*

2° Les *fausses synoviales* sont encore appelées *membranes séreuses sous-cutanées — Bourses synoviales ou mucilagineuses sous-cutanées* (Béclard) *— Bourses muqueuses. — Bourses muqueuses sous-cutanées* (Padieu) *— Bursæ mucosæ subcutaneæ.* — Longtemps elles avaient été négligées par les anatomistes. On en doit la première mention à Camper, mais il faut aller jusqu'à Béclard pour en trouver une description générale. Cette dénomination de fausses synoviales a l'avantage de rattacher ces organes à la grande classe des membranes séreuses ; mais elle a aussi l'inconvénient de les assimiler à un ordre de séreuses avec lequel elles n'ont réellement que des liens de parenté, et dont elles diffèrent essentiellement sous plusieurs points. On en connaît aujourd'hui un nombre considérable.

Tout récemment Velpeau, appliquant aux cavités que nous étudions le nom de *cavités closes*, les a divisées en : 1° cavités *séreuses ;* — 2° cavités *synoviales* ou *articulaires ;* — 3° cavités *synoviales tendineuses ;* — 4° cavités *celluleuses.*—Enfin, pour les anatomistes qui tiennent véritablement compte de la structure des parties, les cavités séreuses ne se présentent que sous deux formes : 1° les *vraies sé-reuses*; — 2° les *fausses séreuses*. C'est ainsi que nous les étudierons.

1° VRAIES SÉREUSES.

Système séreux splanchnique. — Système séreux synovial.

Structure. — 1° *Couche épithéliale.* — Une observation bien facile à faire, et que des anatomistes d'aujourd'hui même ont encore négligée, aurait pu mettre tout le monde d'accord sur la nature des vraies et des fausses séreuses. En effet, les vraies séreuses possèdent toutes un revêtement intérieur formé par une espèce d'épiderme. Ce revêtement, que nous étudierons plus loin (voy. *Epithélium*), est constant et n'offre aucune interruption sur toute la surface de la cavité séreuse, qui représente de la sorte, comme l'a dit Bichat, un sac sans ouverture ; on ne cite, en effet, qu'une exception à cette règle, c'est la communication si minime en étendue du canal de la trompe avec la cavité du péritoine. Cette classe des séreuses comprend le *péri-toine*, les *plèvres*, le *péricarde*, l'*arachnoïde*, les *tuniques vaginales*, les *cavités articulaires* (synoviales).

2° *Couche celluleuse.* — Mais la pellicule épithéliale que je viens d'annoncer doit-elle constituer seule ce que l'on est convenu d'appeler membrane séreuse? Cela n'est pas possible, et nous sommes dans la nécessité d'admettre qu'un autre élément vient se joindre à elle, et même à titre d'élément principal : c'est le tissu cellulaire non con-tractile.

Bichat, qui avait fort bien saisi les caractères communs des séreuses et le rôle que le tissu cellulaire joue dans la formation de ces surfaces, décrivait les *membranes sé-*

reuses comme des sacs sans ouverture que l'on pourrait par
la pensée isoler entièrement des organes qu'elles recouvrent;
mais il savait aussi que le scalpel ne pourrait effectuer cette
séparation, et son langage n'était qu'une figure pour mieux
faire comprendre la continuité de la surface dans tous les
points. Quelques anatomistes, et Velpeau entre autres, ont,
il me semble, exagéré sa pensée pour avoir le prétexte de
la réfuter; et, pour dire que l'élément cellulaire n'existe
que sous la forme de lames très minces dans quelques
points des séreuses, on en est venu à établir que les séreuses ne sont que les surfaces des organes de chaque
cavité, et à nier par conséquent l'existence de toute espèce
de couche spéciale, tandis qu'il existe une lame celluleuse,
variable en épaisseur selon les points, et un épithélium
partout continu.

Cette couche celluleuse, que l'on a parfois nommée le
derme des séreuses, est en général beaucoup plus dense
dans la portion de la surface séreuse que l'on a coutume
d'appeler pariétale; cela se voit dans les articulations, dans
la plèvre, dans le péritoine, etc. On la retrouve encore
pourvue d'une certaine densité sur la surface de plusieurs
viscères mobiles, comme l'estomac, la vessie. Il en est de
même dans les points où elle doit passer à la manière de
ponts d'un point sur un autre, dans les lieux où elle forme
les replis appelés épiploons, mésentère, etc. En revanche,
il est d'autres parties où elle atteint une extrême ténuité:
ainsi à la surface de certains viscères, tels que les poumons,
le foie, l'ovaire, sur la surface des cartilages articulaires;
mais encore est-il qu'elle existe dans tous ces points, qu'elle
y supporte l'épithélium qui n'est jamais étalé sur la surface même des organes, et qu'il est possible d'acquérir
la preuve de son existence à plusieurs époques du développement.

Veut-on étudier la disposition des éléments de cette
couche celluleuse, on voit que les fibres qui la composent

sont toujours disposées d'une manière très régulière : ainsi, les parties les plus minces dans la portion non libre de l'arachnoïde cérébrale consistent en faisceaux presque parallèles, fréquemment anastomosés les uns avec les autres, et représentant par conséquent un réseau à mailles rhomboïdales allongées. Au contraire, dans les points où l'arachnoïde est épaisse, sur la plèvre, sur le péritoine, les fibres sont disposées en plusieurs couches superposées et d'un tissu très serré, et en général les fibres de ces diverses couches se croisent à angle droit. Il n'est même pas rare de voir sur quelques unes de ces membranes un grand nombre de fibres de noyaux qui peuvent arriver jusqu'à former une couche continue sur la surface interne de la lame celluleuse, qui présente alors la plus grande analogie avec les membranes dites élastiques. Le plus souvent les couches profondes se modifient insensiblement en tissu cellulaire lâche : c'est le *tissu cellulaire sous-séreux* d'un grand nombre d'anatomistes.

Il faut encore énumérer, parmi les éléments des séreuses, une trame de capillaires extrêmement abondants et ténus qui se ramifient dans toute l'épaisseur des couches celluleuses ; l'épithélium seul n'en possède pas. On peut très bien constater que ces ramifications forment à leur terminaison de grandes mailles oblongues et arrondies (voy. *Vaisseaux capillaires*). Jusqu'à présent, la présence des nerfs dans ces membranes n'a pas été bien constatée ; disons toutefois que certains faits rendraient vraisemblable l'opinion qui tendrait à les y faire admettre.

Propriétés. — Les membranes séreuses proprement dites sont molles, minces, demi-transparentes, d'une couleur blanchâtre ; leur épaisseur n'est pas la même chez tous les sujets, ni dans toutes les membranes, ni dans tous les points d'une même membrane ; leur extensibilité est très marquée, leur résistance grande ; elles sont de plus un peu élastiques. Au-delà d'un certain degré, la distension les éraille à commencer par leur surface libre, qui résiste moins que les autres parties. Lorsqu'on les dessèche, elles deviennent transparentes, mais en prenant une teinte jaunâtre ; elles deviennent en même temps plus fermes et plus élastiques ; l'immersion dans l'eau leur rend leurs propriétés primitives. Par la macération, on les rend épaisses, molles, opaques, pulpeuses ; plus tard elles se dissolvent ; mais tous ces phénomènes se produisent avec lenteur. La putréfaction commence par les rendre plus perméables. L'eau bouillante et le feu les racornissent, mais elles ne jaunissent pas. L'ébullition prolongée les convertit en colle. La sensibilité des séreuses est nulle dans l'état normal, de même que la contractilité organique sensible. La contractilité organique insensible et la sensibilité qui lui correspond y dominent seules.

Analyse. — La composition chimique des membranes dites séreuses se rapproche de celle que nous avons assignée au tissu cellulaire : ainsi, plusieurs chimistes ont constaté qu'elles jouissaient de la propriété de se convertir en colle comme ce dernier tissu par l'effet de l'ébullition prolongée.

Développement des éléments des vraies séreuses. — Les observations relatives à la formation histologique des séreuses n'ont pas été entreprises sur un plan général ; nous possédons seulement quelques observations de détail qui peuvent servir de point de départ. — Baër a vu, vers le cinquième jour, sur l'embryon du poulet, une couche de substance transparente recouvrir la couche musculaire du cœur. Reichert dit que l'on reconnaît déjà sur le premier rudiment du cœur une membrane qui le couvre. — Valentin a même suivi l'apparition du péritoine ; il a vu que cette membrane se compose d'abord d'une substance transparente (cytoblastème) contenant beaucoup de granulations (noyaux de cellules et cellules). Plus tard les cellules se métamorphosent en fibres, leur nombre diminue, et il se produit des filaments fréquemment unis ensemble et ayant un diamètre de 0,0002 de pouce. Telle est l'origine de la couche fibreuse. Les cellules destinées à former l'épithélium apparaissent ensuite et complètent la membrane. Ces quelques faits démontrent convenablement que les membranes séreuses ne sont pas seulement des surfaces d'organes, mais bien qu'elles ont des parois propres : seulement ici l'épaisseur de ces lames est subordonnée à leurs fonctions.

LIQUIDES DES VRAIES SÉREUSES.

A. — Fluide séreux.

Sérosité. — Vapeur séreuse.

Pendant la vie et dans l'état de santé, les membranes séreuses splanchniques sont continuellement lubrifiées à leur surface par un liquide séreux qui sans cesse est absorbé. Les anciens expliquaient ce phénomène par l'existence de glandes qu'ils supposaient logées dans le tissu de ces membranes. Ruysch démontra le premier l'inexactitude de cette manière de voir, et son opinion a été confirmée par les recherches des modernes. Rudolphi, qui refusait toute espèce de vaisseaux aux séreuses, admit que l'exhalation de la sérosité a pour agents les vaisseaux sous-jacents aux membranes séreuses, et que ce fluide les traverse pour arriver à leur surface libre. Béclard, tout en déclarant que le mécanisme par lequel se produit la sérosité est encore mal connu, affirma qu'il doit différer de la transsudation. Hunter, au contraire, professa que cette sécrétion se fait par une véritable transsudation.

Quoi qu'il en soit, la nature de ce liquide séreux est bien manifestement albumineuse. A l'état de santé, il est difficile d'en recueillir ; mais toutes les substances qui concrètent l'albumine déterminent la formation d'une couche blanchâtre sur ces membranes. Hewson, qui en a recueilli quelques cuillerées de sérosité sur de grands animaux, a vu que ce fluide se coagulait comme le sérum du sang, ce que Lower, Lancisi et Kaau avaient déjà constaté bien avant lui. — Bostock a trouvé dans la sérosité saine de l'eau, de l'albumine en moindre proportion que dans le sérum, de la matière incoagulable et des sels. Schwilgué y a trouvé de l'albumine, une matière extractive et une matière grasse. Béclard pense que la matière incoagulable est du mucus gélatiniforme semblable à celui que l'on trouve dans l'albumine coagulée du sérum du sang. En revanche, Sarcone, Cotunnio et Geromini ont nié la coagulabilité de la sérosité saine.

Examinée au microscope, la sérosité laisse voir un liquide incolore dans lequel nagent des globules blancs, dont le diamètre est de 0,005 à 0,01 de millimètre. — Ces globules sont analogues aux globules fibrineux. On y trouve aussi un assez grand nombre de lamelles d'épithélium.

Mandl dit que la densité du liquide séreux varie entre 1,010 et 1,020.

B. — Synovie.

Axungia.— Unguen. — Synovia (Paracelce).

On donne ce nom au fluide qui lubrifie la face interne des membranes séreuses synoviales ou articulaires : c'est un liquide visqueux, jaunâtre, filant entre les doigts comme du blanc d'œuf, d'une saveur salée, pesant 1,050 selon les uns, et 1,035 selon L'Héritier. — Margueron, Fourcroy, J. Davy, Hildebrandt, Orfila, se sont surtout occupés de son analyse ; mais presque tous ont opéré sur du liquide recueilli chez de grands animaux, comme le bœuf par exemple. Lassaigne et Boissel ont constaté sa réaction alcaline chez l'homme, et trouvé qu'elle était constituée par de l'albumine, de la graisse, des matières extractives, de la soude, des chlorures de potassium et de sodium, du carbonate et du phosphate de chaux. Fourcroy y a trouvé de plus une matière animale que l'on dit être de l'acide urique. Bostock a trouvé de l'albumine en partie liquide, en partie demi-coagulée, de la matière extractive et des sels. L'Héritier, opérant sur de la synovie sortie de l'articulation du genou par une ouverture restée fistuleuse, trouva sur 100 parties :

> Eau.   886,00
> Albumine.   78,01
> Matières extractives .   16,19
> Sels.   19,80
> ___________
> 1000,00

C'est sur le liquide de cette analyse que L'Héritier a obtenu le chiffre de la pesanteur spécifique de la synovie.

2° FAUSSES SÉREUSES.

Gaînes synoviales. — Gaînes tendineuses. — Gaînes vaginiformes. — Bourses, poches, vessies muqueuses. — Bourses vésiculaires. — Bourses unguineuses. — Bourses sous-cutanées.

Dans cette classe doivent être rangées les gaines dites synoviales des tendons, les poches ou bourses synoviales des muscles, les bourses muqueuses sous-cutanées normales. Nous n'avons pas à tracer ici l'énumération et la description de ces nombreux appendices du système locomoteur.

Structure. — Le caractère propre de ces cavités à parois humides est de ne présenter sur leur surface interne aucune espèce de revêtement épithélial. Elles forment toutes des cavités de formes diverses, closes de toutes parts et dont les parois minces sont formées par du tissu cellulaire condensé. Il faut les considérer comme des cellules agrandies dues à la destruction des parois celluleuses secondaires ; souvent on trouve dans leur intérieur des lames, des cloisons incomplètes, plus ou moins minces, qui les cloisonnent ou les divisent. On ne peut observer aucune trace d'organisation à la surface des faisceaux celluleux, et il est manifeste que leurs parois ne sont formées que par la condensation des lames les plus internes du tissu cellulaire ambiant. Quant aux caractères anatomiques de ces fibres spéciales, nous les avons mentionnés tant de fois, qu'il est inutile d'y revenir (voy. *Tissu cellulaire interstitiel*).

Propriétés. — Il résulte de la structure que nous venons d'indiquer que si on insuffle un peu fortement la cavité des fausses séreuses, l'air s'échappe à travers les parois peu considérables qui la limitent et s'épanche dans le tissu cellulaire à mailles lâches qui borne leur circonférence. De même, ces parois ne sont pas aussi riches en vaisseaux sanguins que les vraies séreuses ; cependant, chez un sujet bien injecté, on voit souvent de petits rameaux artériels qui rampent dans l'épaisseur des parois, et quelques uns même arrivent presque à la superficie du feuillet le plus interne.

Synovie des fausses séreuses.

Dans l'état normal, ces poches contiennent un liquide onctueux, mais trop peu abondant pour qu'il soit possible d'en recueillir en assez grande quantité pour le soumettre à l'analyse. Cependant on sait qu'il est très visqueux, jaunâtre, quelquefois rougeâtre et qu'il présente plusieurs des caractères de la synovie. Comme cette humeur, il est de nature albumineuse, s'unit à l'eau, et la blanchit légèrement ; jeté dans l'eau bouillante, il se coagule en filaments, et une portion qui s'y dissout donne un aspect laiteux au liquide ; il verdit le sirop de violette ; le feu et les acides le coagulent.

Développement des cavités et des membranes séreuses. — On s'est peu occupé de l'évolution des cavités séreuses. Selon Velpeau, il n'existe chez l'embryon aucune cavité distincte dans les premiers temps de la formation. Les *séreuses* proprement dites ou splanchniques se montrent les premières, et parmi elles celle qui appartient au système cérébro-spinal (*arachnoïde*) est apparente vers la quatrième semaine. — La *plèvre* et le *péricarde* se montrent en même temps et paraissent bien limités vers la fin du deuxième mois. — La cavité *péritonéale*, d'abord très simple, est apparente à un mois ; à cette époque elle est remplie par une substance albumineuse abondante ; plus tard les parties accessoires se développent peu à peu. — La tunique *vaginale* ne se montre que vers la fin de la grossesse.

Les cavités *articulaires* n'apparaissent évidentes qu'après le quarantième jour. Elles existent d'abord sous la forme de simples fissures.

L'embryon ne possède pas au début de son évolution des cavités closes *tendineuses*. Les premières ne se laissent apercevoir qu'à la fin du troisième mois. L'ordre de leur apparition est indiqué par l'époque où chaque muscle correspondant commence à imprimer des mouvements aux parties sur lesquelles il se fixe, car jusqu'alors les tendons sont comme perdus dans la substance amorphe.

Les cavités *sous-cutanées* n'existent qu'à une époque plus reculée ; on n'en trouve pas avant le quatrième mois de la grossesse; beaucoup même ne se développent que progressivement à une époque plus ou moins avancée de la vie.

III. — MEMBRANES TÉGUMENTAIRES.

Sous le nom des membranes tégumentaires on comprend la *peau* et les membranes *muqueuses*.

1º PEAU.

Système tégumentaire externe. — Tégument externe. — Système cutané. — Systema cutaneum. — Cutis. — Pellis. — Tegumentia communia.

Pour bien comprendre la structure de la peau, il faut étudier séparément cette membrane chez les hommes de race blanche et chez les hommes des races colorées.

A. — Peau des races blanches.

Structure. — Depuis les travaux de Malpighi, d'Albinus et de Meckel, on distingue généralement dans la formation de la peau les trois couches suivantes : 1º le *derme*; 2º le *corps muqueux* dit corps de Malpighi; 3ª l'*épiderme*. Mais beaucoup d'anatomistes se sont attachés à multiplier ces couches, croyant par là arriver à des descriptions beaucoup plus précises. — Ainsi Bichat a compté quatre membranes : 1º le *derme*; 2º le *corps réticulaire*; 3ª les *papilles*; 4º l'*épiderme*. — Gaultier a fait quatre couches distinctes avec le réseau de Malpighi, et deux avec le derme; il compte : 1º le *derme*; 2º le *réseau vasculaire*; 3º le *corps papillaire*; 4º le revêtement fibreux des papilles ou *albuginée*; 5º la *matière colorante*; 6º l'*albuginée superficielle*.

— Dutrochet a établi cinq couches au dessus du derme. — Flourens a divisé l'épiderme en deux couches. — A toutes ces divisions, Breschet et Roussel de Vauzème ont ajouté un *appareil blennogène*.

A. Derme. — *Corium.* — *Derma.* — *Chorion.* — *Vera cutis.* — Cette couche, dont nous n'avons pas à faire ici la description anatomique, représente la presque totalité de l'épaisseur de la peau. Son épaisseur propre varie selon les régions : considérable dans quelques unes, elle est d'une grande minceur dans d'autres. Ses limites sont en général entre 4 millimètres et 0,1 de millimètre.

La masse principale du derme, examinée au microscope, paraît formée par des faisceaux ondulés de tissu cellulaire contractile, croisés dans tous les sens, et formant des mailles oblongues ou arrondies. Au milieu de cette trame existent un grand nombre de pelotons de tissu adipeux et un nombre considérable de ramifications vasculaires et nerveuses. Par la macération longtemps prolongée, on peut même arriver à diviser cette membrane en plusieurs couches, dont le caractère spécial est de présenter une trame de moins en moins serrée à mesure qu'elles deviennent plus profondes.

Par sa face interne, le derme se confond de plus en plus avec la peau, et c'est sur cette apparence que Bonn a créé une couche de la peau dite *lame cellulaire*, et qui n'est rien autre chose que le tissu cellulaire sous-dermeux. — La surface externe, au contraire, n'est pas unie ; elle est garnie d'une foule d'élévations dont la forme varie : ce sont les papilles tactiles. C'est de l'ensemble de ces élévations que certains anatomistes ont voulu faire une couche spéciale de la peau sous le nom de *corps papillaire*. Ces papilles sont surtout apparentes sur la face interne de la main et des doigts, sur la face plantaire du pied, au mamelon. Quelques anatomistes les ont même classées d'après leur forme. Les unes sont filiformes et très apparentes au bout des doigts, elles sont plus courtes à la main ; et peu à peu elles prennent la forme tuberculeuse vers le dos du carpe ; enfin dans les points où l'on ne peut plus constater cette forme, le derme est pourvu de petites élévations qui rendent la surface de la peau comme onduleuse. La structure de ces papilles ne diffère aucunement de celle du derme lui-même.

Expansions des vaisseaux et des nerfs. — Des ramifications capillaires fort ténues parcourent le derme dans tous les sens et viennent former à sa surface un réseau dont les dernières expansions gagnent les papilles. Les nerfs cérébro-spinaux se terminent dans le derme en se ramifiant. Chaque rameau pénétrant dans la peau se divise en trois ou quatre branches qui se subdivisent elles-mêmes en donnant des ramifications composées d'un très petit nombre de fibres primitives. Elles finissent par former des plexus dont les mailles, ayant tout au plus un quart de ligne de diamètre, prennent les formes trapézoïdales, pentagonales, rhomboï-dales. Chacune des fibres qui, à plusieurs reprises, a contribué à former des arcades, finit par s'adjoindre à une autre branche et retourne ainsi aux organes centraux. De la sorte, la terminaison des fibres nerveuses dans la peau ne se ferait que par des anses. Dans les points de la peau où existent des papilles, Gerber a vu que les fibres nerveuses formaient des flexuosités très étroites, qui produisaient même quelquefois des espèces de paquets. C'est encore là une expansion ensiforme analogue à celle des filets du derme proprement dit. — C'est avec ce lacis à la fois vasculaire et nerveux que certains anatomistes ont voulu former une couche spéciale de la peau sous le nom de *tissu criblé* ou *réticulaire.* Cette manière de voir, basée sur une erreur d'observation, n'est plus admise.

B. Épiderme. — *Cuticula.* — Sous cette dénomination, il faut comprendre toutes les parties placées en dehors du derme, bien que certains anatomistes l'aient réservée exclusivement pour la partie solidifiée de cette couche. Cette portion du tégument ne présente pas la même organisation dans toute son épaisseur, bien qu'elle paraisse constituer une membrane unique. En l'examinant avec le secours du microscope, on trouve d'abord, de dedans en dehors, une lame mince en contact immédiat avec le derme. Son épaisseur varie depuis 0,01 jusqu'à 0,03 de millimètre; elle semble formée par un cytoblastème limpide, amorphe, insoluble dans l'eau et dans l'acide acétique, et qui renferme quelques corpuscules primitifs oblongs ou fusiformes. Henle a bien décrit cette couche; Mandl l'a aussi observée de son côté et mentionnée; il a proposé de l'appeler *tunique propre dermoïde*. Je suis porté à croire que c'est elle qui a été décrite par plusieurs anatomistes d'autrefois sous le nom de *corps réticulaire*, et sans aucun doute c'est celle que Flourens dit avoir découverte, et qu'il désigne sous le nom de *lame superficielle* du derme, ou *second épiderme*. Ce qui jette quelque obscurité sur ce point, c'est que Flourens affecte de n'avoir aucun recours à l'étude microscopique, et encore, qu'il paraît ne faire que fort peu de cas des recherches de ses contemporains. On peut vérifier la disposition de cette couche, qui n'offre pas la même épaisseur dans tous les points, et qui se moule exactement sur les saillies et sur les anfractuosités du derme. Nous aurons occasion d'en parler encore en étudiant les différences que présente la peau dans les races colorées.

En dehors de cette lame dermoïde, on observe une masse molle, plus ou moins épaisse, dont les éléments ont aussi été diversement interprétés. Henle dit que ce sont des cellules globuleuses, molles, grenues, hyalines, quelquefois ponctuées, d'un diamètre qui peut varier entre 0,005 et 0,0035 de ligne, renfermant un noyau rougeâtre et excentrique, dont le volume est tellement considérable par rapport à la cellule, qu'il est parfois difficile de distinguer la membrane enveloppante. Ce noyau est soluble dans la potasse caustique, mais insoluble dans l'acide acétique. Mandl admet, au contraire, que ces cellules ne sont que des corpuscules secondaires, tandis que l'enveloppe est soluble, parce qu'il n'a jamais été possible jusqu'à présent d'y démontrer l'existence d'un liquide enfermé dans une membrane. A ces éléments se joignent, selon cet anatomiste, les corpuscules primitifs, lesquels forment les noyaux des corpuscules secondaires, et renferment deux ou trois nucléoles. A mesure que l'on s'élève dans cette couche vers la surface libre, on trouve que les corpuscules secondaires s'aplatissent, que leur noyau devient moins distinct, et enfin qu'elles forment les lamelles épidermiques superficielles. En général, les plus petits de ces corpuscules occupent la portion profonde de la couche.

Cette couche d'éléments situés en dehors de la tunique dermoïde est conformée de manière à remplir exactement tous les vides du derme, à en couvrir toutes les aspérités ; en un mot, elle se moule sur les papilles du derme auxquelles la couche dermoïde que nous venons de mentionner forme pour ainsi dire un étui. Mais comme les portions profondes des réseaux que nous étudions sont plus molles que les parties superficielles, souvent on arrive par la macération ou par la coction à les diviser en deux lames : une première continue, qui occupe tout l'espace compris entre le sommet des papilles et la surface du tégument ; une seconde qui reste appliquée dans les interstices des papilles, et qui s'enlève avec celles-ci. Ces dernières se séparent alors, et l'on obtient une espèce de réseau à interstices que Malpighi a décrit sous le nom de *corps réticulaire,* — *corpus reticulare,* — *corpus cribrosum.* Ceux qui sont venus après lui ont donné à cette même lame le nom de *réseau de Malpighi*, *réseau muqueux*, — *rete*, *mucus Malpighii*.

Il nous reste maintenant la surface formée par les cellules aplaties : c'est l'épiderme proprement dit.

Prise dans toute son épaisseur, la couche extérieure au derme que nous venons d'analyser présente une épaisseur qui varie entre 0,2 de millimètre et 5 millimètres environ.

C. Épiderme proprement dit (voy. *Épiderme* et *Epithélium*).

Nous reviendrons sur toutes ces couches en étudiant la structure des poils, et nous verrons quelles dispositions elles présentent dans les points où elles livrent passage à ces appendices.

Propriétés de la peau. — L'épaisseur de la peau varie dans les divers points de l'économie. Son élasticité est grande, et je n'ai pas besoin de fournir des exemples de sa rétractilité remarquable ; mais pour bien apprécier la valeur des caractères qu'elle possède, il est bon de les suivre dans chacune des couches tégumentaires.

Le derme est dense, résistant, souvent blanc, souvent rosé, par suite de la quantité de vaisseaux sanguins qui viennent se ramifier dans son épaisseur ; il est extensible et rétractile au plus haut degré ; sa sensibilité est remarquable et s'explique par les nombreuses expansions des tubes nerveux dans l'épaisseur des papilles. Il ne se dissout ni à chaud ni à froid dans l'éther, dans les huiles grasses et volatiles, et il n'est pas de tissu animal qui laisse aussi peu de prise à l'alcool. La dessiccation le rend jaune et inélastique. Traité par l'eau bouillante, ou mieux par la coction prolongée, le derme se durcit d'abord, puis se convertit en gélatine. Les alcalis, les acides le convertissent aussi en gelée, qui se dissout à son tour dans l'eau chaude. Le tannin, les oxides métalliques se combinent avec lui et le rendent imputrescible. Brûlé, le charbon qu'il fournit est difficile à incinérer. La macération longtemps prolongée le divise artificiellement en plusieurs lames.

On a peu étudié les propriétés de la couche dermoïde, on sait seulement qu'elle est insoluble dans l'acide acétique et dans l'eau; cependant le contact avec ces menstrues la rend gélatineuse; la putréfaction dans l'eau, à la suite de la macération, la convertit en un enduit gluant et fluide.

Nous étudierons les propriétés de l'épiderme proprement dit en faisant l'histoire de cette lame du tégument. Nous sommes forcés de remettre cet examen après la description des appendices tégumentaires.

Analyses. — La plupart des analyses portent sur l'ensemble du tégument. 100,00 de peau sont composées, selon Wienholt, comme il suit :

Tissu cutané proprement dit (tissu cellulaire, vaisseaux et nerfs compris) . .	32,53
Albumine	1,54
Matière extractive soluble dans l'alcool. .	0,83
Matière extractive soluble dans l'eau. . .	7,60
Eau	57,50

De son côté, Denis a analysé la peau du bras d'une femme âgée de vingt ans; il a trouvé :

Albumine.	0,020
Fibrine et mucus	0,054
Gélatine	0,266
Eau	0,660
	1,000

Développement du derme. — Vers le second mois de l'état embryonnaire, on distingue, selon Valentin, une couche de cellules primaires à noyaux à la surface du corps. Cet histologiste admet que cette couche représente la réunion du derme et de l'épiderme : les cellules ont un diamètre de 0,0003 à 0,0004 de pouce. Peu à peu on distingue le derme de l'épiderme, et l'on reconnaît dans l'épaisseur du premier des fibres entrelacées tout-à-fait analogues à celles du tissu cellulaire. Probablement elles naissent, comme celles-ci, aux dépens des cellules primaires. Les papilles ne consistent non plus qu'en une agrégation de tissu cellulaire dont les faisceaux, surtout les plus externes, sont moins distinctement divisés en fibrilles. Selon Valentin, à quatre mois elles ont déjà presque la même forme que chez l'adulte ; elles sont seulement comparativement un peu moins volumineuses.

B. — Peau des races colorées.

A diverses époques, les anatomistes ont entrepris des recherches relatives à la structure de la peau chez les hommes appartenant aux races colorées. Ces études ont été faites, pour la plupart, sur la peau des hommes de race noire ; mais récemment Flourens a étudié la structure de la peau dans la race rouge ou cuivrée et chez le mulâtre.

Structure. — Malpighi remarqua que chez le nègre le derme et l'épiderme proprement dits ont une couleur blanche, et il plaça le siége de la coloration entre ces deux lames, dans la couche qu'il appelait corps muqueux ou réticulaire. — Albinus fit voir que ce prétendu réseau était une lame continue. — Mitchell écrivit que l'épiderme de la peau du nègre est composé de deux lames, et qu'au-dessous de ces deux lames on rencontre une couche colorée. — Bichat, moins exact qu'il ne l'était ordinairement, supposa un lacis vasculaire qu'il appelle corps réticulaire, et qui renferme des fluides noirs. — Cruikshank subdivisa le corps muqueux. — Enfin Gauthier compta sur la peau de la plante du pied du nègre quatre couches interposées entre l'épiderme et le derme; ce sont, du dedans au-dehors : les bourgeons vasculaires ou *corps papillaire*, l'*albuginée profonde*, la substance brune ou *couche de gemmules*, l'*albuginée superficielle*. — Les anatomistes plus modernes qui ont étudié à l'aide du microscope le pigmentum de la peau de l'homme noir, s'accordèrent aussi pour le placer en dehors du derme; mais voilà tout, car ils indiquèrent qu'on trouve ses cellules entre les anfractuosités et sur les saillies des papilles du derme. — Flourens, de son côté, eut pour but de démontrer la disposition foliée de l'*appareil pigmental* des races colorées.

Selon ce dernier anatomiste, dans les races humaines colorées, le derme éprouve une modification profonde : une de ses lames, la plus externe, peut en être détachée; il la regarde comme formant une membrane propre qu'il appelle *derme modifié*. Cette portion modifiée constitue trois couches : une première qui porte le pigment ; la couche pigmentaire elle-même, qui n'est pas membraneuse; et par-dessus le pigment, une seconde membrane. Je vais faire connaître leur disposition.

1° *Membrane pigmentale*. — C'est une lame continue placée sur la portion non modifiée du derme. Sa surface adhérente est hérissée de prolongements qui, pénétrant par les trous du derme, se portent sur la racine des poils. (Voy. *Poils*.) La consistance de cette lame est à peu près égale partout; Flourens dit qu'elle est assez épaisse pour être divisée en deux feuillets. Bleuâtre par sa face interne, sa face externe est chargée de pigment ; dépouillée du pigment, elle est blanche.

2° *Couche du pigment*. — Le pigment repose sur la lame que je viens d'indiquer. Par la macération il peut se faire que les cellules de pigment abandonnent la membrane productrice pour rester attachées à la membrane qui les recouvre. Ces corpuscules pigmentaires de la peau seront l'objet d'une description spéciale, lorsque nous étudierons les divers pigments. (Voy. *Pigments*.)

3° *Membrane superficielle.* — C'est la membrane continue qui, dans la section précédente, a été indiquée sous le nom de *tunique dermoïde propre* (Mandl), *lame interne de l'épiderme* (Flourens). Selon ce dernier, des prolongements filamenteux l'unissent à la membrane pigmentale.

L'appareil coloré de la peau des races colorées serait donc composé de deux couches : l'une, productrice du pigment, est membraneuse ; la seconde, formée par le pigment lui-même sous forme d'enduit. Le siége spécial de cet appareil particulier ne serait pas dans la portion profonde de l'épiderme correspondant à ce que l'on appelait jusqu'à présent réseau de Malpighi, mais bien entre le derme et la membrane mince et transparente, connue et bien décrite seulement par les histologistes de nos jours.

Flourens a constaté l'analogie de structure de cet appareil chez les diverses races colorées en répétant ses observations sur la peau de l'*indigène américain*, — *peau rouge*, — *race cuivrée*, — *Indien charruas* ; — sur celle du *nègre*, — *race éthiopienne* ; sur celle du *mulâtre*, métis provenant du mélange de la race noire et de la blanche. La ressemblance était complète.

App. : — Parties colorées de la peau de la race blanche.

Dans la race humaine blanche il existe certaines parties du corps, entre autres le mamelon, et surtout celui de la femme, le scrotum, l'anus, qui présentent une coloration foncée, brune ou couleur de bistre. Flourens s'est attaché à rechercher s'il est possible de reconnaître dans ces parties une disposition des lames de la peau analogue à celle qui existe dans les races colorées. Il a constaté que la macération détache ce qu'il appelle les deux épidermes et que la coloration apparaît alors plus prononcée, enfin que l'on peut isoler complétement une couche de pigmentum. La portion la plus extérieure du derme qui supporte cette couche, et qui correspond à la lame pigmentale de la peau des races colorées, offre une surface granulée tout-à-fait analogue à la surface externe de la lame pigmentale des races colorées : seulement cette partie, dont l'organisation est ici moins parfaite, ne peut, comme celle-ci, être séparée du reste du derme sous la forme d'une lame spéciale, et de la sorte elle semble représenter un type de transition entre la peau de la race blanche et la lame pigmentale de la peau des races colorées.

DÉPENDANCES DE LA PEAU.

Glandes et Follicules.

Nous renvoyons la description des organes sécrétoires de la peau au chapitre dans lequel nous devons traiter de la structure des glandes et des follicules. (Voy. *Glandes de la peau et des membranes muqueuses.*)

APPENDICES TÉGUMENTAIRES.

Dépendances du système tégumentaire ou cutané. — Système corné.

Chez l'homme, les poils et les ongles constituent les appendices tégumentaires.

A. — Poils.

Système pileux.

Les poils prennent des noms différents selon les régions où on les rencontre : on appelle *cheveux* (*capilli*) ceux qui recouvrent la peau du crâne ; *sourcils* (*supercilia*) ceux qui sont groupés sur l'arcade orbitaire ; *cils* (*cilia*) ceux qui garnissent le bord des paupières ; *moustaches* (*vibrissæ*) ceux de la lèvre supérieure ; *favoris* ceux des joues ; *barbe* (*barba*) ceux du menton ; *poils* proprement dits (*pili, crines*) ceux que l'on trouve disséminés ou agglomérés sur certaines parties de la surface du tronc et des membres ; enfin on distingue encore les *poils follets* (*lanugo*).

Les *poils* existent sur presque toute la surface de la peau, à l'exception des paupières, de la face palmaire et plantaire des mains et des pieds, de la face interne du prépuce, du gland et du clitoris. Les plus considérables et les plus abondants existent sur le sommet de la tête et au voisinage de toutes les ouvertures naturelles, autour des parties génitales, dans le creux de l'aisselle et sur la poitrine. Les poils follets recouvrent le reste de la peau. Withof et John ont compté sur la surface d'une ligne carrée 9 poils au ventre, 7 à l'occiput, 6 sur le devant de la tête, 2 au menton, 1 au pubis, 0,7 à l'avant, 0,6 sur le dos de la main, 0,4 à la cuisse.

On distingue ordinairement dans les poils deux parties principales, le *bulbe* et la *tige* ; mais on ne saurait croire combien la première de ces dénominations a servi à désigner des parties diverses. Les uns ont appelé bulbe le follicule pileux ; d'autres ont réservé ce nom pour le renflement de la racine ; plusieurs, et parmi eux Meckel, ont dénommé ainsi le renflement et la gaîne qui entourent la racine ; enfin, Rudolphi et Gaultier ont compris à la fois, sous cette dénomination, le follicule, le renflement et la gaîne : aussi, pour éviter toute confusion, Henle a-t-il proposé de la rejeter. Nous distinguerons dans la composition du poil : 1° le *follicule pileux*, cavité creusée dans le derme pour recevoir la racine du poil ; 2° la *pulpe* du poil, prolongement qui s'élève du fond du follicule pour s'insinuer dans l'ouverture inférieure de la cavité de la racine ; 3° le *poil proprement dit*, qui se compose : — *a*. D'une extrémité inférieure ou *racine* dont la portion renflée appelée *bulbe* a été décrite par Henle sous le nom de *bouton du poil* — *capitulum*. — *b*. Elle est enveloppée à sa base par une couche appelée *gaîne de la racine*. — *c*. D'une portion moyenne, *corps* ou *tige* du poil. — *d*. D'une extrémité terminale ou *pointe*. — Au point de vue de la structure, on distingue dans le poil : 1° la *substance corticale*, 2° la *substance médullaire*, et 3° un *épiderme*.

Structure. — 1° **Follicule pileux.** — Le follicule pileux forme une excavation qui reçoit la racine du poil. Lorsque le poil ne dépasse pas le derme, il est assez difficile d'isoler le follicule de ce tissu ; au contraire, lorsque l'origine du poil se prolonge jusque dans les couches sous-cutanées, dans le tissu adipeux, par exemple, il est facile d'y arriver. Sa forme est tubuleuse dans la partie supérieure, vers le collet de l'organe, mais dans le fond elle se renfle en cul-de-sac pour se prêter à la dilatation formée par le bouton. Le follicule est constitué par des filaments de tissu cellulaire formant une couche plus épaisse vers le cul-de-sac ; les filaments sont disposés en long, ils soutiennent çà et là des fibres de noyaux. Henle a trouvé pour l'épaisseur totale de cette couche le chiffre de 1,010 de ligne. En dedans le follicule est lisse, en dehors il est uni aux parties voisines, avec lesquelles il se confond au moyen de filaments de tissu cellulaire ; il contient des vaisseaux et des nerfs.

2° **Pulpe du poil**. — *Germe.* — *Papille du poil.* — La pulpe du poil s'élève du fond du follicule ; elle pénètre dans la cavité du bouton du poil — qui existe sur celui-ci et qui a environ 0,020 de ligne de diamètre , par l'ouverture inférieure, et se répand dans son intérieur. —La forme de ce prolongement n'a pas encore été exactement déterminée ; cependant il est probable qu'il prend l'aspect d'un cône tronqué. — On doit aussi penser que cette saillie renferme des vaisseaux et des nerfs , mais il n'a pas encore été possible de les démontrer sur les poils de l'homme.

3° **Poil**. — *a. Substance extérieure. — Substance corticale.— Écorce.* — Examinée au microscope , la substance corticale du poil offre dans toute sa longueur des stries longitudinales qui font admettre dès le premier abord que la structure de cet organe est fibreuse. Cette disposition avait été contestée , et récemment encore. Il n'est pas rare , cependant, de trouver des poils ou des cheveux fendus depuis leur sommet jusqu'à une certaine distance en deux ou trois fragments , et l'on peut avec la plus grande facilité déchirer un poil ou un cheveu en une multitude de fibres disposées selon la longueur. — Ces fibres sont transparentes , aplaties , roides , cassantes ; elles ont des bords un peu obscurs et raboteux ; leur diamètre est de 0,005 de millimètre. On peut apercevoir ces fibres dans la portion la plus profonde de la substance corticale. Elles disparaissent vers la pointe du poil où la structure paraît plus serrée, et là elles se confondent sans doute. Vers la base elles sont moins exactement unies , et quelquefois même elles laissent des intervalles que l'on aperçoit sous la forme de sillons assez courts , tronqués ou pointus par leurs extrémités. Henle admet , au contraire , que ces intervalles sont remplis par des fibres courtes provenant de l'évolution de noyaux de cellules, et selon lui ce seraient ces noyaux que l'on apercevrait en étudiant le bouton du poil. On pourrait les isoler du poil en traitant celui-ci par l'acide acétique. C'est dans le point correspondant à la structure que nous indiquons que la racine du poil forme le renflement désigné sous le nom de bouton du poil. Ce renflement, avons-nous déjà dit, est creux et se trouve rempli par la papille.

b. Épiderme.— *Gaîne extérieure.* — A la surface de la tige du poil on trouve encore des stries transversales onduleuses qui font une saillie assez prononcée, comme si le poil était composé de tubes invaginés les uns dans les autres. Ces stries sont nombreuses, et on a évalué qu'il pouvait y en avoir de dix à quinze sur la longueur d'un millimètre ; elles sont surtout prononcées sur les poils follets et vers la pointe des gros poils. On peut faire disparaître ces inégalités et donner au poil l'aspect lisse en le traitant par l'acide sulfurique. Il est facile alors de se convaincre que les stries transversales sont formées par une foule de squamules épidermoïdales rangées circulairement autour de la substance corticale du poil, et imbriquées les unes sur les autres à peu près comme les tuiles d'un toit, mais d'une manière assez serrée pour que l'épaisseur totale de l'enduit soit formée par la superposition de trois ou quatre squamules. Celles-ci sont légèrement recourbées, hyalines, à bords anguleux ; Meyer dit avoir trouvé sur elles des noyaux de cellules. La réunion de ces corpuscules, qui adhèrent solidement à la substance corticale du poil, forment à cet organe une couche épidermique spéciale qui n'a aucun rapport avec l'épiderme de la peau. — Cet enduit devient très prononcé sur la partie de la tige qui est contenue dans le follicule, et alors il ressemble à de larges filaments anastomosés qui entoureraient le poil, parce que les squamules se touchent exactement par leurs

bords latéraux, et que leur bord libre se renverse fortement en dehors. — Tout-à-fait en bas les mailles cessent
par un bord net, et c'est là que les fibres longitudinales
de la substance corticale répondant au bouton du poil s'é-
cartent les unes des autres comme les brins d'un balai ou
d'un pinceau.

*c. Substance intérieure. — Substance médullaire. —
Moelle.* — Cette substance peut faire défaut par places
dans les poils les plus gros, et jamais il n'en existe vers la
pointe ; les poils follets en sont aussi complétement dépourvus. Son diamètre est égal au tiers ou au quart environ
de celui que présente la totalité du corps du poil. Lorsqu'on examine avec soin des tranches minces prises dans
les points où la substance médullaire existe, on voit que la
substance corticale lui forme une espèce de canal dont
la paroi est constituée par une couche interne d'écorce,
qui offre une transparence plus grande, et qui est finement striée et grenue. On peut même observer la continuation de cette couche sous forme d'une ligne obscure
concentrique au pourtour du poil, dans les points où la
substance médullaire n'existe pas. Il résulte de là que sans
être véritablement canaliculé, le poil présenterait deux
substances, l'une corticale, formant une véritable gaîne à
la substance intérieure qui peut manquer par places, et
alors on trouve un espace rempli par des couches transversales d'une substance moins solide et plus transparente
que l'écorce ; au contraire, dans les points qui paraissent
complétement formés par la substance médullaire, on
trouve des rangées de petits globules brillants entassés sous
forme de grumeaux, que l'on a comparés aux granules de
pigment ; leur ensemble forme deux petites masses foncées,
noirâtres, que le séjour du poil dans l'eau rend transparentes. Mandl a encore signalé dans l'intérieur de ces vides
la présence de bulles d'air.

d. Gaîne de la racine. — On appelle ainsi une espèce

de tube qui part de la base du bouton et embrasse la tige du poil, jusqu'au moment où elle s'échappe de la surface de la peau. Ce tube peut quelquefois s'élargir pour contenir une graisse liquide; en général, il suit la racine du poil; lorsqu'on arrache celui-ci, l'on peut alors le faire glisser sur le corps du poil : cette gaîne est donc une disposition artificielle produite par la violence. Il nous semble plus convenable de l'étudier en indiquant la structure de l'épiderme et les rapports de cette couche de la peau avec le poil. (Voy. *Epiderme.*)

Propriétés. — Les poils n'ont pas la même longueur ni le même volume dans les différentes régions où on les rencontre; leur volume change aussi dans les divers points de leur étendue. A peu près cylindriques à la tête, ils s'aplatissent souvent dans d'autres régions, au point de présenter une coupe ovale, oblongue, réniforme. Voici quelques mesures qui permettront d'apprécier ces différences.

Cheveux — terme moyen du diamètre, 0,0400 de ligne (Weber), de 0,01990 à 0,030 (Rosenmuller); — épaisseur, 0,222; — largeur, 0,0370 (Krause).

Poil de barbe — diamètre, 0,0399 à 0,0488 (Rosenmuller), — épaisseur; 0,0332; — largeur, 0,0635 (Krause).

Poil de favori — épaisseur, 0,0302; — largeur, 0,0499 (Weber).

Poil du pubis — épaisseur, 0,0303; — largeur, 0,666, (Krause).

Poil du bras — épaisseur, 0,0199; — largeur, 0,0316 (Weber).

La longueur de la tige est en raison directe de celle de la racine; la disposition à friser en raison de l'aplatissement de la tige. Dans un poil droit, l'épaisseur était à la largeur comme 1 : 1,40, et dans un poil frisé comme 2 : 2,22 (Weber). Chez le nègre la tige offre de nombreuses variations en diamètre sur la longueur, et Weber a mesuré des extrêmes de 0,0060 de ligne entre ces variations. Cette disposition explique pourquoi chez cette race d'hommes les cheveux sont crépus.

La pesanteur spécifique du poil est, selon Kapff, de 1,333 ; sa substance est flexible et élastique, et parmi tous les poils, les plus noirs sont ceux dont l'élasticité est plus remarquable. — Un cheveu long de dix pouces s'allongeait de plus d'un tiers; et après un allongement d'un cinquième il ne conservait qu'un dix-septième de longueur de plus qu'avant la traction (Weber). — Un cheveu blond, long de six pouces, supportait un poids de six onces sans se rompre ; un cheveu noir en supportait encore davantage (Richter). — Le poil est idio-électrique, et son électricité est positive ; il est très mauvais conducteur du calorique, il attire l'humidité de l'air, s'allonge, et par la dessiccation il devient plus court ; par l'action de la chaleur, il se contourne, se frise, se tortille.

Chauffés fortement, les poils se fondent, gonflent, répandent l'odeur de la corne brûlée, prennent feu avec une flamme brillante, et laissent un charbon boursouflé. — Ils se putréfient à la longue ; l'eau et l'air ne les attaquent pas ; cuits dans la marmite de Papin, ils donnent une dissolution d'une substance animale qui ne se prend pas en gelée, et qui précipite par la teinture de noix de galle et par le chlorure d'étain. L'alcool bouillant enlève au poil une graisse acide, rouge dans les poils roux, grise-verdâtre dans les poils bruns, incolore dans les poils blancs. Après cette opération ils ne se putréfient plus et sont décolorés. — Les acides concentrés, surtout l'acide nitrique, dissolvent le poil. — Le chlore le blanchit, forme avec lui une masse visqueuse, amère, qui se dissout dans l'eau et dans l'alcool. — La potasse caustique le dissout complétement. — Divers sels métalliques, entre autres ceux de cuivre, colorent les poils ; le nitrate d'argent les noircit.

Les poils ne sont ni sensibles ni irritables.

Analyses. — Par la distillation on obtient des poils : du

soufre, de l'huile empyreumatique, de l'ammoniaque, de l'eau, et un charbon dur et brillant qui laisse une cendre d'un jaune brun, formée de sulfate, phosphate et carbonate de chaux, de chlorure de sodium et de fer, avec une trace de manganèse et de silice. — La cendre des poils forme un et demi pour cent selon Vauquelin ou un quatre-vingt-seizième de leur poids selon Achard.

Berthollet a évalué ainsi les produits obtenus par la distillation du poil :

Huile.	0,2500
Eau	0,1555
Carbonate d'ammoniaque.	0,0781
Charbon	0,2812
Gaz.	0,2352

Sachs a donné les chiffres suivants :

Parties volatiles (gaz, acide carbonique, hydro-gène carboné, carbonate d'ammoniaque, huile liquide jaune pâle, brune et noirâtre, et huile concrète jaune) 0,9926
Cendres. 0,0074

Ces cendres contenaient :

Chaux. . . .	0,0042
Magnésie. .	0,0018
Silice. . . .	0,0010
Fer	0,0004

On dit que, dans les poils clairs, le phosphate de magné-sie remplace le fer.

John a trouvé dans les poils blancs du phosphate de magnésie et du sulfate d'alumine.

On ne possède pas d'analyse dans laquelle on ait tenu compte des diverses substances qui composent la tige. Celles que nous venons d'indiquer conduisent à penser qu'elle est composée de graisse et de substance cornée ; la première appartient peut-être à la moelle, et la seconde à l'écorce et à l'enduit extérieur.

Guéranger a donné une analyse des petites écailles qui se détachent des cheveux et de leur racine ; il y indique les éléments qui suivent :

Matières solubles dans l'éther (graisse, acide phos-
    phorique, phosphates). 0,46
Matières solubles dans l'alcool (osmazome, graisse
    solide, acide phosphorique et phosphate ammo-
    niaco-magnésien). 0,24
Matière soluble dans l'eau (gélatine ?) 0,06
Matière soluble dans le carbonate de potasse (albu-
    mine coagulée). 0,15
Matières solubles dans l'acide hydrochlorique (sub-
    stance analogue au mucus, fer et phosphate de
    chaux). 0,10
Soufre et perte 0,05

Développement du poil. — Valentin le premier a publié des recherches relatives à l'évolution du poil sur l'embryon de l'homme. Selon cet anatomiste, il apparaît sous l'épiderme des taches noires, globuleuses, assez régulièrement limitées, et rangées avec ordre. Vers le cinquième mois, ces saillies deviennent coniques et plus colorées encore. Ce développement coïnciderait, à ce qu'il paraît, avec l'apparition de la papille, sur laquelle se développe le jeune poil dont la racine est pourvue assez abondamment de cellules pigmentaires. Le poil est à cette époque constitué par une pointe et une racine ; on le trouve en écrasant entre deux plaques de verre le petit paquet pigmentaire qui existe dans les élévations dont nous avons parlé. La tige peut avoir alors 0,0004 de pouce de diamètre. Elle est entourée par la seconde enveloppe du follicule que Henle a décrite sous le nom de gaîne de la racine, et c'est dans l'interstice qui l'en sépare que se trouve la couche pigmentaire. Avant de se montrer au-dehors, et à mesure que sa tige se prolonge, le poil se recourbe ou bien il se roule en spirale.

L'état du follicule pileux n'a pas moins fixé l'attention. Les uns ont cru qu'il existait longtemps avant le poil et qu'il ne se perforait que lors de l'évolution de celui-ci; d'autres le croient en communication avec la surface de la peau dès le début de sa formation. Bichat admettait que l'épiderme était percé de pores par lesquels le poil s'échappe. Henle pense que lorsque la tige du poil tend à se montrer à l'extérieur, elle rencontre un prolongement de l'épiderme qui se développe à sa rencontre. Il en est même qui ont été jusqu'à invoquer l'absorption d'un portion épidermique pour expliquer l'issue du poil à la surface de la peau. L'opinion de Bischoff est plus rationnelle : l'épiderme, dit-il, se desquame sans cesse et même pendant la vie utérine; il est donc facile de comprendre que la pointe du poil échappée de son follicule se place au milieu des cellules profondes de l'épiderme, qu'il s'élève avec elles des profondeurs de l'épiderme à la surface, et qu'arrivé là il est mis à nu sans peine, par le seul effet de la disparition des lames anciennes et de l'apparition des nouvelles.

Je passe au développement histologique du poil lui-même. Sur la surface de la pulpe, et dans le sillon qui la sépare des parois du follicule, il se dépose des cellules qui sont soumises à un renouvellement continuel. Parmi ces cellules, les plus externes se métamorphosent en fibres de la substance corticale; leurs noyaux croissent en même temps, et plus tard semblent disparaître. Les cellules internes persistent, se confondent par absorption de leurs cloisons, et dans leur intérieur et autour des noyaux se forment des amas de granulations pigmentaires. On ne connaît pas le mode de formation de la couche épidermoïdale propre du poil. Sont-ce les cellules qui forment la couche la plus externe du bouton qui la constituent ?

Nous renvoyons à d'autres parties pour compléter l'histoire des rapports de l'épiderme avec le poil, ainsi que pour faire connaître les glandes sudorifères qui s'ouvrent dans le follicule pileux. (Voy. *Épiderme.* — *Glandes.*)

Développement du système pileux. — Plusieurs anatomistes, à l'exemple de Eble, fixent l'époque de l'apparition des poils à la fin du cinquième mois. Valentin la fait remonter à la fin du troisième, et quelques recherches d'anatomie comparée tendraient à faire penser que cette évolution est encore plus précoce. Un autre sujet de désaccord se présente : les uns admettent que l'apparition des poils se fait sur toute la surface du corps à la fois ; selon les autres, il y a pour chaque région une époque d'apparition déterminée... Quoi qu'il en soit, c'est vers le sixième mois de la vie fœtale que le corps est entièrement couvert par le poil follet, qui se détache bientôt après pour se reproduire avant la naissance. Après la naissance, un semblable renouvellement s'opère et semble se continuer périodiquement aux diverses époques de la vie. On connaît les nombreux changements qui s'opèrent dans le système pileux à l'époque de la puberté. Plus tard, tantôt dans un âge avancé, tantôt d'assez bonne heure, les poils blanchissent lentement et finissent par tomber en partie ou en totalité.

B. — Ongles.

Tissu corné lamelleux.

L'ongle a été divisé en plusieurs parties : le *corps*, l'*extrémité libre*, ou antérieure, la *racine*, ou extrémité adhérente. La partie du derme qui le supporte s'appelle la *matrice de l'ongle*, et quelquefois même on donne plus spécialement le nom de *rainure* à la portion qui correspond à la racine, laquelle se trouve ainsi adhérente par ses deux faces. Quelques anatomistes mentionnent encore des *bords*.

Structure. — 1° *Matrice de l'ongle.* — *Tissu générateur.* — Je viens de dire que l'on connaît sous cette dénomination la portion du derme qui supporte l'ongle, et qui, sans contredit, préside à son développement. Dans les points qui répondent à la face inférieure de l'ongle, elle présente une structure très vasculaire et une coloration rouge vif. On y remarque une multitude de stries saillantes à peu près parallèles, mais cependant plus fines et plus serrées en arrière, devenant plus larges et divergentes en avant, où elles se terminent brusquement sous forme d'anses à convexité antérieure. Ce sont les *feuillets du tissu cannelé*, les *papilles longitudinales*. Sur le bord tranchant de ces stries ou lamelles s'élèvent de courtes papilles cylindriques. Au fond de la rainure, on trouve encore quelques plis transverses considérables, avec des papilles fort saillantes. Flourens a insisté sur l'analogie que ces papilles présentent avec le tissu *villeux* que l'on trouve chez les animaux à un plus haut degré de développement, et sur le rôle qu'elles paraissent remplir dans l'accroissement de l'ongle en s'écartant sans cesse des parties nouvelles qui donnent lieu à l'allongement de cet organe d'arrière en avant, tandis que le tissu cannelé contribue à l'accroissement en épaisseur. Du reste, la partie inférieure de la racine est lisse.

2° *Ongle proprement dit.* — L'ongle est extrêmement adhérent au derme par ses deux faces dans le point qui correspond à sa racine, tandis que son corps n'adhère que par la face inférieure. Au premier examen, son tissu est manifestement composé de deux portions principales : la première, profonde et plus molle, surtout lorsqu'on arrache l'ongle, tantôt adhérente à son tissu propre, tantôt à la matrice elle-même. Elle présente des cannelures que l'on peut apercevoir par transparence, et qui se moulent exactement sur les stries cannelées du derme ; la seconde est la portion superficielle et solide de l'organe. — Diverses comparaisons ont été hasardées sur ce sujet. Les uns considèrent les couches molles de l'ongle comme l'épiderme, qui passerait entre le derme et l'ongle, tandis que d'autres les assimilent au réseau de Malpighi, et les couches solides à l'épiderme proprement dit. On peut combattre avec avantage ces manières de voir déjà bien opposées.

Passons à la structure élémentaire de l'ongle : au microscope, le réseau formé par les prolongements villiformes de la face inférieure de l'ongle paraît granulé ; cependant Henle n'a pu, par le moyen de l'acide acétique, y mettre en évidence des cellules ou des noyaux de cellules, ce qui conduit à penser que ces éléments parcourent leurs transformations avec une très grande rapidité. La partie supérieure de l'organe, au contraire, est constituée par des couches superposées dont on n'a pas évalué le nombre, qui paraît ne pas être toujours le même. Ces couches sont constituées elles-mêmes par une agrégation de lamelles ou de petites plaques épidermoïdales, plates et sèches, très minces, allongées vers leurs deux extrémités. Mandl leur assigne une largeur de 0,01 de millimètre, une longueur double ou triple, et une épaisseur de 0,002 de millimètre. Elles n'offrent que rarement des traces de noyaux, si ce n'est dans les points où l'ongle est tendre. Ces lamelles sont soudées ensemble d'une manière plus ou moins régulière, mais assez intime, ce qui permet d'en déchirer des séries sous forme de fibres qui avaient fait admettre primitivement une structure fibreuse à l'ongle.

Cette superposition des lamelles microscopiques est encore démontrée par les coupes que l'on pratique sur la portion solide de l'ongle. Sur une coupe parallèle aux faces, les stries qui résultent de leur réunion sont nombreuses, et décrivent des lignes irrégulièrement ondulées, parallèles au bord libre de l'organe. — Une coupe perpendiculaire transversale laisse voir des stries transversales, parallèles aux deux faces.—Enfin une coupe perpendiculaire antéro-postérieure laisse voir des stries disposées comme les précédentes, mais croisées obliquement par d'autres qui sont dirigées d'avant en arrière et de haut en bas, et qui résultent sans doute de l'imbrication des lamelles primitives.

L'ongle est-il recouvert d'une couche épidermoïdale analogue à celle du poil? On a discuté cette question, qui a été diversement résolue ; on s'est aussi beaucoup occupé de ses rapports avec l'épiderme de la peau. Pour nous conformer à la marche que nous avons suivie jusqu'ici, nous renvoyons l'exposé des opinions relatives à ces points de science au moment où nous ferons l'histoire de l'épiderme (Voy. *Épiderme proprement dit.*)

Propriétés.— Analyse. — La pesanteur de la substance des ongles est de 1,191 selon Schneider et Kapff. Cette substance est tout-à-fait identique à celle de l'épiderme. — Elle se dissout dans les acides et dans les alcalis caustiques. Les ongles sont composés de substance cornée, d'une très petite quantité de matière soluble dans l'eau par l'ébullition prolongée, et qui paraît être analogue à la gélatine ou à la ptyaline, enfin d'un peu de graisse, de phosphate calcaire et de carbonate de chaux. — Les propriétés vitales des ongles sont nulles.

Développement de l'ongle.—Chez l'embryon, et encore chez le nouveau-né, on reconnaît les cellules isolées de l'ongle, tant à la racine que dans la partie d'un organe que l'on a comparé au réseau de Malpighi ; elles sont aplaties comme celles de l'épiderme.

Cet organe ne commence à se former que vers le troisième mois de la vie intra-utérine. On voit apparaître d'abord un sillon circulaire, qui plus tard se développe en rainure. Vers le quatrième ou cinquième mois, leur solidité les fait distinguer de l'épiderme. Le bord libre ne se montre qu'à une époque plus avancée encore.

2°. — MEMBRANE MUQUEUSE.

Membrane muqueuse. — Système tégumentaire interne. — Membranes glanduleuses — villeuses — villoso-papillaires.

Le tégument interne présente une surface considérable que l'on a divisée en une foule de régions auxquelles on a donné des noms différents en les rapportant à la grande classe des membranes dites muqueuses. Ainsi, après avoir pénétré dans la cavité buccale, nous voyons ce tégument interne tapisser tout l'appareil digestif et ses dépendances (*muqueuse gastro-intestinale*). — Pendant ce trajet il se prolonge dans les fosses nasales et dans leurs sinus (*muqueuse nasale — olfactive — membrane pituitaire — membrane de Schneider*), — dans la trompe d'Eustache, dans la cavité du tympan et dans les cellules mastoïdiennes (*muqueuse auditive — tympanique*), — enfin dans les voies lacrymales (*muqueuse lacrymale — oculaire — conjonctive*). — Un autre embranchement s'enfonce dans les voies respiratoires et dans leurs nombreuses divisions (*muqueuse pulmonaire — respiratoire — aérienne*). — Le tégument interne pénètre encore dans les ramifications des conduits de la mamelle (*muqueuse mammaire*) — et dans toutes les divisions de l'appareil génito-urinaire chez les deux sexes (*muqueuse génito-urinaire*).

Nous verrons plus loin qu'on a voulu établir plusieurs classes parmi les membranes muqueuses. Les divisions sont basées sur la nature de l'épithélium et du mucus sécrété. — (*Voy. Mucus. — Glandes*, etc.)

Structure. — La composition de cette portion du tégument général est loin d'être aussi bien connue que celle de la peau ou tégument externe, et les anatomistes varient beaucoup dans leur description. — Bichat, de même que la plupart de ses prédécesseurs, reconnut dans les membranes muqueuses une couche épaisse qui les constitue en partie : c'est le *chorion muqueux*, par analogie avec le chorion cutané. Cette couche offre dans beaucoup de points des *villosités* et des *papilles*, et enfin, dans une certaine étendue de sa surface, elle est recouverte par une lamelle mince analogue à l'épiderme de la peau : c'est l'*épithélium*. — Béclard partagea cette manière de voir, sauf qu'il admit çà et là quelques traces rares d'une couche distincte formée par le corps muqueux, que Malpighi a décrit le premier après l'examen de la langue du bœuf, sans toutefois généraliser cette disposition toute spéciale à la langue. — Meckel, Hollard, Ollivier, Breschet, se prononcèrent pour l'existence d'un épiderme partiel que les travaux de Krause, de Valentin, de Henle et de Mandl ont mieux fait connaître. — Récemment enfin, Flourens, s'éloignant de toutes les descriptions données avant lui, voulut établir comme éléments constants dans la composition de toutes les membranes muqueuses : un *chorion*, un *corps muqueux* et un *épithélium*. Cherchons à concilier ce que ces données ont d'extrême, et à déterminer exactement l'organisation de la muqueuse dans ses diverses parties.

1 *Chorion*. — *Derme muqueux*. — *Muqueuse proprement dite* (Bichat). — Quelques anatomistes ont considéré cette couche comme un élément indispensable des membranes muqueuses, et cependant elle n'existe que dans les régions où le tégument interne acquiert une grande consistance : ainsi, à la voûte palatine, sur la langue, sur les parois de la cavité buccale, dans le vagin, etc.

Sa structure est la même que celle du derme de la peau : seulement le chorion est moins épais et pourvu d'un plus grand nombre de ramuscules capillaires. Par sa face externe, cette lame est en rapport avec l'épithélium, dont les plus jeunes cellules, peu abondantes, rappellent le prétendu réseau de Malpighi. En effet, la couche légère formée par ces cellules a servi à motiver les descriptions des anatomistes qui ont à toute force voulu trouver dans certaines régions des muqueuses un réseau muqueux.

2° *Tunique intermédiaire*. — Cette dénomination, introduite dans la science par Henle, caractérise la trame principale de la muqueuse dans les régions où celle-ci n'atteint qu'une épaisseur moyenne : ainsi dans l'estomac, dans l'instestin, dans les bronches, dans la vessie. Évidemment dans ces régions le tégument interne ne possède pas de couche dermoïde proprement dite, et l'on voit constamment que les couches qui la constituent sont fortifiées par la tunique celluleuse dense que l'on a dénommée *tissu sous-muqueux*, *tunique nerveuse*. (Voy. *Viscères*.)

Henle a constaté que cette couche dite intermédiaire offrait des variétés de structure. Quelquefois son tissu est tout-à-fait lisse, simplement et légèrement granulé, sans traces de grains ou de fibres. Dans la plupart des cas, il contient une multitude de taches ou points obscurs. Les points sont isolés ou réunis, de manière à former des figures irrégulières ; souvent ils dégénèrent en grains ovales ou arrondis, qu'on reconnaît pour des cytoblastes. Cette apparence est le type du centre d'évolution de la couche intermédiaire. En effet, si à partir de ce point on se rapproche de la face profonde, on voit les cytoblastes s'allonger et former des fibres ; au contraire, vers la face libre, ils s'entourent d'une cellule et deviennent lamelles d'épithélium. L'épaisseur de cette couche atteint, terme moyen, une diamètre de 0,015 de ligne.

3° *Épithélium*. — *Épiderme muqueux*. — Nous ne

décrivons pas ici la disposition et la structure de cette couche, dont nous traiterons plus loin ; nous dirons seulement
qu'elle existe dans toute l'étendue des muqueuses. Il est
même important de faire remarquer que cette couche intérieure existe non seulement dans les points où le chorion
ou la membrane intermédiaire forment seuls le tégument,
mais encore qu'on la rencontre dans les points où celui-ci
acquiert une ténuité extrême : ainsi l'épithélium forme seul
le tissu de la muqueuse dans les petites bronches, dans les
conduits excréteurs d'un petit calibre, dans les sinus des
fosses nasales, dans la cavité tympanique, et alors il repose
immédiatement, tantôt sur le tissu cellulaire périostal, tantôt
sur la couche musculaire à fibres longitudinales. Une couche extrêmement mince de substance intercellulaire lui sert
aussi de moyen d'union avec ces parties, et retrace le rudiment de la membrane intermédiaire.

Papilles intestinales. — Dans un certain nombre de
points, la membrane muqueuse présente des élévations de
forme variable et analogue aux papilles de la peau : ce sont
les papilles muqueuses. On en trouve sur la conjonctive,
sur les lèvres, au palais, sur la langue, sur la surface du
gland, sur la face interne des grandes lèvres, sur les nym-
phes, sur le vagin, et, selon Berres, jusque sur l'orifice
interne de la matrice. Ces papilles sont coniques, arrondies,
tuberculeuses, pointues ; leur longueur varie généralement
entre 0,02 et 0,10 de ligne. On voit que toutes ces élévations appartiennent aux régions où la muqueuse est
pourvue d'une couche dermoïde : aussi leur texture est la
même que celle de cette membrane. Les papilles ne sont
pas à nu sous l'épiderme. Quand on est parvenu à séparer
par la macération ou par l'eau bouillante cette première
lame, on trouve que la surface des papilles est grenue ;
ces grains sont formés par des amas de cytoblastes
analogues à ceux dont la réunion forme sur les muqueuses plus minces la tunique dite intermédiaire, et

qui sont destinés, par leur évolution, à former les cellules de l'épithélium. C'est cette couche mince que certains anatomistes ont décrite comme une couche spéciale, sous le nom de réseau muqueux. Au reste, il faut noter que la muqueuse n'offre pas toujours des papilles apparentes, bien qu'elle en soit pourvue; ainsi : aux lèvres, aux gencives, au gland; cela tient à la disposition de l'épiderme, qui, dans ces lieux, ne leur forme pas comme ailleurs, comme à la langue, par exemple, un étui spécial pour chacune d'elles.

Villosités intestinales. — Les villosités ont une grande analogie de forme avec les papilles, dont elles diffèrent par leurs usages et par leur structure, dans laquelle les orifices lymphatiques figurent comme un élément important. On sait qu'on les rencontre dans toute la longueur de la muqueuse de l'intestin grêle, où elles existent en nombre considérable, car Lieberkühn le porte à 500,000, tandis que d'autres le doublent en évaluant qu'il existe 4,000 papilles sur un espace large de un pouce carré. Leur longueur varie entre 0,1 de millimètre et 2 millimètres.

La structure de ces papilles est essentiellement vasculaire. Chacune d'elles reçoit de trois à cinq artérioles capillaires qui ont un diamètre de 0,006 à 0,007 de ligne selon Berres; elles forment un réseau par leurs anastomoses nombreuses, et marchent vers l'extrémité de la villosité, où elles se recourbent en arcades tantôt simples, tantôt composées de plusieurs anses simples. Leur terminaison commune se fait généralement vers l'extrémité d'une villosité dans une seule veine qui marche ensuite isolément. Nous n'avons rien à dire de la disposition des branches lymphatiques que l'on trouve dans leur épaisseur, elle a été indiquée ailleurs (v. *Origine des lymphatiques chylifères*). Il nous reste à parler de leur tissu propre. Henle admet que cette trame est absolument identique par sa structure avec la membrane intermédiaire dont j'ai parlé précédemment.

Lacauchie a signalé cette enveloppe en la dénommant *substance organique spongieuse*. Wagner dit que la base des villosités consiste en un tissu mou particulier, souvent semé de grains fins, répandus d'une manière uniforme, et dans lequel on remarque encore des grains plus gros à surface granulée, et qui sont en partie confondus les uns avec les autres. (Voy. *Epithélium*.)

Propriétés. — La coloration du tégument interne présente de notables différences : elle est tantôt d'un rouge vif, comme dans la cavité buccale, sur les paupières, sur la vulve ; tantôt d'un blanc rosé ou grisâtre, comme dans le canal alimentaire, dans les voies urinaires. Nous avons déjà signalé les extrêmes que présente cette membrane dans son épaisseur, selon les diverses parties dans lesquelles on l'observe. En général, cette portion du tégument est mollasse, fongueuse, peu consistante, peu extensible et dépourvue de contractilité. Elle se putréfie rapidement, et devient mince et roide par la dessiccation. Les acides la dissolvent : ainsi l'acide sulfurique concentré la réduit en une bouillie noire ; l'acide nitrique, avant de la dissoudre, lui donne une teinte jaune orangé ; l'eau froide la ramollit ; l'eau bouillante la ramollit aussi et la convertit en gélatine précipitable par le tannin.

Quant aux caractères propres des diverses couches de la muqueuse, il suffira que nous disions que la couche dermoïde présente des caractères analogues à ceux que possède le derme. La couche dite intermédiaire est insoluble dans l'eau et dans l'acide acétique ; elle se gonfle cependant dans ce dernier, et devient transparente ; ses noyaux deviennent alors plus apparents. Nous signalerons plus loin les caractères propres à l'épithélium. (Voy. *Epiderme*.)

Quelques unes des membranes muqueuses sont très impressionnables ; il en est aussi qui sont le siège de sensations particulières. En général elles sont peu sensibles ;

toutefois elles manifestent toutes de la douleur sous l'action des agents mécaniques.

Vaisseaux et nerfs. — On doit ranger les membranes muqueuses parmi les tissus les plus vasculaires. Lorsqu'une injection des vaisseaux qui se rendent dans une membrane muqueuse a été bien conduite, toute la membrane prend une teinte rouge foncé. Dans le chorion, les capillaires sanguins forment des réseaux à mailles fort serrées, au point que souvent l'intervalle qui existe entre deux capillaires injectés est moindre que le diamètre de ces capillaires, dont l'étendue est ordinairement de 0,005 de millimètre. Nulle part ces ramuscules sanguins ne sont terminés en cul-de-sac, ni ne présentent des ouvertures béantes. Nous avons vu plus haut leur distribution dans les villosités intestinales.

Les nerfs qui se distribuent dans les muqueuses appartiennent pour la majeure partie aux branches ganglionnaires; leur terminaison se fait, comme dans la peau, par des anses.

Analyses. — On ne s'est pas occupé d'analyser en particulier des portions de membrane muqueuse; le chorion des plus épaisses a une grande analogie de composition avec le derme de la peau. Wienholt dit que la muqueuse de l'estomac contient plus d'eau, plus d'extrait aqueux et alcoolique, et moins d'albumine et de substance insoluble dans l'eau que celle des poumons.

Développement. — (Voy. *Glandes.*)

DÉPENDANCES DE LA MEMBRANE MUQUEUSE.

Glandes et Follicules.

Les dépendances de la membrane muqueuse forment une classe considérable dont nous ferons l'histoire lorsque nous étudierons la structure des organes sécréteurs en général. (Voy. *Système sécrétoire.*)

Liquide sécrété par les glandes et par les follicules.

MUCUS.

Sous ce nom on désigne en général le liquide qui recouvre les surfaces muqueuses et qui résulte de la sécrétion de leurs glandes ou de leurs follicules muqueux, et enfin de divers détritus que rejettent ces membranes. (Voy. *Système sécrétoire.*)

ÉPIDERME.

Epiderme. — Epithélium.

Sous le nom général d'*épiderme*, les histologistes désignent le tégument commun des surfaces libres du corps. On le retrouve sur la peau, sur toute la surface muqueuse, dans toutes les cavités closes, à l'exception des cavités du tissu cellulaire, connues sous le nom de bourses muqueuses ou fausses séreuses, dans toute l'étendue des organes vasculaires sanguins et lymphatiques; enfin dans quelques espaces vides disséminés dans l'économie, comme les chambres de l'œil, les cavités ventriculaires de l'encéphale, etc.

Structure en général. — La couche organisée dont nous faisons ici l'histoire présente dans les points nombreux où on la rencontre des différences notables sur lesquelles nous reviendrons; mais, quoi qu'il en soit, ses éléments possèdent aussi des caractères communs qui permettent de rapporter toutes les descriptions à un même type général. Des cellules pourvues d'un noyau distinct, tels sont les éléments de l'épiderme. Les caractères de la cellule sont très variables, ceux du noyau sont plus constants.

Cellules. — La cellule est presque toujours incolore et transparente, quelquefois ponctuée ; elle présente de nombreuses variations dans sa forme. On ne sait positivement si elle est pleine ou creuse ; cependant depuis les observations de Purkinje, la dernière opinion réunit plus de partisans que la première. En effet, cet anatomiste a vu qu'en faisant éclater la paroi d'une cellule jeune encore, on donnait issue à un liquide séreux.

Noyau. — Le noyau est rond ou ovale ; ses diamètres varient ; il est plus ou moins aplati, sans coloration déterminée. On distingue dans son tissu un ou deux nucléoles, et un nombre variable de granulations. Tantôt il est excentrique et situé dans la paroi de la cellule, quand celle-ci est ronde ; tantôt, au contraire, il fait saillie des deux côtés de la cellule, quand celle-ci est plate. Le noyau est insoluble dans l'acide acétique, l'ammoniaque et le carbonate d'ammoniaque ; la potasse caustique et le carbonate de potasse le dissolvent.

Variétés. — L'épiderme, avons-nous dit, se présente sous des aspects divers : de là certains essais de classifications qui n'ont pas tous joui d'une grande faveur ; je n'en mentionnerai que quelques uns. Valentin admit le premier, 1° un épiderme simple, lamelleux — *a* continu (dans le pharynx, l'intestin, la vessie) — *b* squameux (dans la bouche, sur le larynx) ; — 2° un épithélium celluleux composé, constitué par des globules transparents ayant la forme de cellules hexagones paraissant manquer de noyau ; — 3° un épithélium composé de cellules à noyaux (sur le plexus choroïde) ; — 4° un épithélium composé, vibratile. Ces distinctions ne pourraient plus être admises aujourd'hui ; plusieurs d'entre elles reposent sur des appréciations inexactes. — A son tour, Henle, qui a beaucoup augmenté la somme de nos connaissances sur ce sujet, distingue :

1° un épithélium en pavé; —2° un épithélium à cylindres; — 3° un épithélium vibratile; — 4° il signale ensuite des formes intermédiaires. — Disons, avant d'aller plus loin, qu'on a donné le nom d'*épithélium* à ce tégument dans toutes les régions internes où on le rencontre, et que le nom d'épiderme proprement dit a été réservé pour le tégument de la peau.

1° Épiderme proprement dit.

(Épiderme cutané. — Tissu épidermique. — Membrane cornée.)

Structure. — L'épiderme proprement dit résulte de l'aplatissement sous forme de membrane de la couche supérieure des cellules, désignées généralement sous le nom de réseau de Malpighi. Dans ce point les cellules prennent la forme de squames irrégulières, plates, dures, cassantes, d'un diamètre qui varie entre 0,010 et 0,016 de ligne. Le noyau, visible encore dans les couches médianes, disparaît à la surface, ou bien s'y manifeste seulement sous la forme d'une tache à peine sensible. Il offre, terme moyen, un diamètre de 0,003 à 0,002 de ligne. Les cellules profondes sont, en général, plus petites, et sont surtout remarquables par l'énorme développement de leur noyau, comparé à celui de la cellule. J'ai déjà indiqué l'épaisseur moyenne de l'épiderme, et l'on sait quel énorme développement il peut acquérir dans certains points, au talon, par exemple; dans ce cas, en examinant sa tranche au microscope on peut apercevoir plusieurs couches. Wendt a signalé les stries qui marquent les limites de ces différentes couches, et, dans ce cas, les plus inférieures représentent l'épiderme en voie de développement; les moyennes, l'épiderme proprement dit; les superficielles, l'épiderme mortifié : c'est celui-ci que l'on peut enlever par le raclage, et qui offre des squames toutes déformées.

La face interne de l'épiderme est lisse; son aspect dépend de l'épaisseur des couches qui forment cette membrane et de la disposition des papilles du derme. Longtemps on a admis dans son épaisseur des pores dont personne n'a pu démontrer l'existence, même avec les meilleurs microscopes. De son côté, Béclard a été jusqu'à fermer l'extrémité d'un tube de verre avec un morceau d'épiderme et à le charger d'une colonne de mercure haute de 60 centimètres, sans voir une seule gouttelette de métal transsuder. Nous aurons plus loin à nous occuper de la manière dont l'épiderme se comporte à l'orifice des glandes sudorifères (voy. *Glandes et Follicules de la peau*) et des follicules pileux. La face interne mérite au même titre de fixer l'attention.

Rapports de l'épiderme avec les poils et les orifices des glandes cutanées. — Déjà Meckel avait dit en décrivant les gaînes que l'épiderme fournit à la racine des poils; que cette membrane fournit du côté qui est tourné vers la peau une infinité de petites racines blanches, transparentes, qui manquent dans l'épiderme qui couvre la paume des mains et la plante des pieds. Eichhorn et Hempel ont vérifié ces détails avec le plus grand soin. Flourens a repris cette étude et s'accorde entièrement avec ces auteurs; mais malheureusement, par suite d'idées préconçues, il a voulu borner ses observations aux seuls détails apparents à l'œil nu.

Selon cet anatomiste, l'épiderme d'un adulte, détaché par la macération, présente sur sa face interne une foule de prolongements qui ne sont autres que les gaînes fournies au poil par cette membrane. De plus, le poil étant enlevé, les deux surfaces interne et externe de l'épiderme présentent autant de petits trous qu'il y avait de poils. Si l'on examine, au contraire, un morceau d'épiderme pris sur un fœtus très jeune et également détaché du derme par macération, on ne voit ni prolongements épidermiques à sa surface interne, ni trous, soit à la surface interne, soit à la surface externe; les deux faces sont continues et lisses. Enfin sur l'épiderme pris sur un fœtus plus âgé, on voit à la face interne de petits prolongements, et à la face externe de petites éminences dont aucune n'est percée. Ce sont les gaînes complètes que l'épiderme fournit aux poils. — Il y a donc dans ce cas trois états successifs par lesquels passe l'épiderme; dans un premier état il est lisse, continu, sans gaînes; dans le second il a des gaînes complètes; et dans un troisième ces gaînes sont percées à leur extrémité interne, qui reçoit le poil, et à leur extrémité externe, par où le poil sort. Par conséquent l'épiderme s'arrête à la saillie du bulbe sur laquelle s'insère le poil, et forme ainsi la surface interne du follicule. — Les prolongements de la face interne de l'épiderme n'étant que les gaînes des poils, ces prolongements manquent, au dire de Flourens, à la paume de la main et à la plante des pieds.

Ces prolongements sont faciles à voir; leur nombre répond exactement au nombre des poils qui existent dans la région que l'on examine, et il n'est pas possible de les confondre avec des prolongements beaucoup plus petits et plus nombreux, décrits par Purkinje et Eichhorn. Ces petits prolongements, que l'on rend aussi apparents en enlevant par la macération l'épiderme dans les points où il a une certaine épaisseur, sont blanchâtres, transparents, brillants et élastiques; on en compte de quarante-cinq à soixante-quinze sur une surface d'une ligne carrée : ce sont sans doute les conduits excréteurs des glandes sudorifères et les orifices des glandes cutanées. (Voy. *Glandes de la peau et de la membrane muqueuse.*) Ils répondent à de légères saillies qui existent sur la face interne de l'épiderme, et aboutissent par leur cavité aux orifices infundibuliformes de la surface de la peau, et la peau laisse apercevoir les trous d'où les filets sont sortis : seulement, une fois libres,

les filaments s'appliquent au-devant des ouvertures et em-
pêchent de les retrouver.

En examinant ces deux espèces de prolongements au microscope, on peut voir que leur tissu est formé par des
cellules semblables aux cellules les plus profondes de l'épiderme, et par conséquent qu'ils sont des dépendances de
cette couche de la peau.

Rapports de l'épiderme avec les ongles. — Selon Wins-
low et d'anciens anatomistes, l'ongle serait une véritable
modification de l'épiderme. — Bichat disait que l'épiderme
se confondant avec l'ongle semble former la lame interne. —
Lauth le continuait avec le derme, et par conséquent il
tapisse, à ses yeux, la face concave de l'ongle. — Béclard,
au contraire, admettait qu'il se réfléchit sur la racine de
l'ongle et qu'il se prolonge sur la face externe, recouverte
ainsi d'une lame superficielle très mince qui se confond avec
elle. — Flourens partage cette manière de voir, qui est
fondée sur l'analogie et aussi sur l'observation de l'état qui
existe temporairement chez le fœtus des pachydermes,
des ruminants et des rongeurs. En effet chez ces animaux
l'épiderme recouvre la totalité de l'ongle et leur fournit une
enveloppe non interrompue. Cet anatomiste n'a pu suivre
cette disposition d'une manière sûre sur le fœtus humain.
Quoi qu'il en soit, on peut constater à la base de l'ongle
et sous son bord une disposition habituelle de l'épiderme
qui s'accorde avec cette dernière opinion.

Propriétés de l'épiderme. — L'épaisseur de l'épiderme,
considéré à l'état de membrane, est environ de 0,2 de
ligne; mais à la paume des mains et à la plante des pieds
il peut atteindre 0,5 de ligne et même une ligne. Il est incolore et transparent : aussi chez les hommes de race blanche apparaît-il sous la couleur rouge pâle qu'il doit à la
coloration du derme; chez les hommes de races colorées,
il est également incolore; seulement il paraît noirâtre,
parce qu'il laisse apercevoir la coloration de la couche pig-

mentaire. Je n'ignore pas que certains anatomistes le croient coloré dans ces races; mais des observations récentes et bien faites tendent à anéantir cette manière de voir. L'épiderme est sec, cassant, peu élastique; il se divise facilement en lamelles, soit par la section, soit par la macération. Rendu transparent par l'acide acétique, on voit qu'il a un aspect lamelleux et que les lamelles s'entremêlent irrégulièrement, et l'on peut retrouver de même des lignes parallèles aux bords sur une coupe verticale, ce qui prouve leur superposition. — Chauffé au bord d'une flamme, l'épiderme fond, prend feu, et brûle avec une flamme claire en répandant l'odeur commune aux matières animales en ignition. Il s'imbibe et gonfle dans l'eau. — Il ne se putréfie pas. — Il est insoluble dans l'eau bouillante, dans l'alcool, dans l'éther. — La marmite de Papin le convertit en substance muqueuse. — Vivant, il est bruni par l'acide sulfurique; séparé du corps, il est dissous à la longue. L'acide nitrique le colore en jaune; l'acide acétique en extrait, au moyen de la chaleur, un produit qui précipite par le cyanure ferroso-potassique. Les alcalis caustiques le dissolvent; les carbonates alcalins le durcissent; les sulfures alcalins le colorent en brun et en noir. Le nitrate d'argent même, lorsqu'il est pris à l'intérieur, le rend d'abord d'une couleur blanche de lait, puis il prend la teinte du graphite. Le chlorure d'or le teint en pourpre. Il se combine avec un grand nombre de matières colorantes végétales; il ne se combine pas avec le tannin.

L'épiderme ne reçoit ni nerfs ni vaisseaux.

Analyses. — Selon John, l'épiderme fournit à l'analyse les éléments qui suivent :

Cératine, albumine modifiée, matière
  cornée. . . . . 0,9350 à 0,950
Substance soluble dans l'eau, analogue
  à la gélatine ou à la ptyaline. 0,050

Graisse.   0,005
Acide lactique , lactate , phosphate et
    sulfate de potasse — sulfate et phos-
    phate de chaux. — Sel ammoniacal.
    — Traces de fer et de manganèse . .   0,010

Éléments selon Scherer :

Carbone	50,036
Hydrogène.	8,6
Azote	17,225
Oxigène et soufre.	24,938

Développement de l'épiderme cutané. — Au point de vue histologique , l'épiderme cutané se développe de la manière suivante : la peau produit à sa surface un cytoblastème dans lequel se forment des noyaux composés eux-mêmes préalablement de deux à quatre granules. C'est autour de ces noyaux que les cellules se développent , d'abord avec lenteur, puis plus tard avec plus de rapidité que le noyau lui-même , surtout en largeur. Une fois cet accroissement terminé, le liquide contenu dans la cellule disparaît , et celle-ci prend la forme d'une squame très plate. À leur tour les noyaux pâlissent , s'aplatissent ; ils peuvent même disparaître dans les squames de la couche la plus externe.

Comme membrane , l'épiderme commence à devenir apparent et distinct du derme vers le deuxième mois de la vie fœtale. Il se présente alors une lamelle transparente , très mince , mais résistante , et présentant une adhérence assez remarquable avec le derme. Plus tard, il est séparé peu à peu de cette membrane par une couche de cellules nouvelles en voie de développement , et son adhérence devient moins intime. Cependant l'épiderme du fœtus présente toujours des différences notables qui le distinguent de celui de l'adulte en ce que les cellules superficielles s'aplatissent moins et ne se dessèchent pas; il en résulte qu'il est moins consistant et plus souple. On a constaté que déjà chez l'embryon l'épiderme était plus épais dans certaines régions du corps, aux mains et à la plante des pieds, par exemple. Il est également soumis à la desquamation continue dès cette époque de la vie; on retrouve, en effet, des lamelles épidermiques isolées dans les eaux de l'ammios; et Baër a constaté que le vernis caséeux qui recouvre les téguments du nouveau-né est composé presque uniquement de squamules épidermiques éliminées.

2° Épithélium en pavé.

Epithélium pavimenteux. — Mucus. — Epiderme muqueux.

Structure. — Cette forme d'épithélium est la plus répandue : elle acquiert une assez grande solidité, surtout dans certains points, et revêt aussi la forme d'une membrane cohérente. Les cellules qui le forment sont ordinairement pâles. Leur noyau occupe la paroi inférieure ; il est rond ou ovale, souvent grenu, pourvu d'un ou de deux corpuscules saillants et foncés. Les cellules aplaties qui varient de grandeur répètent en général la forme du noyau ; il y en a de rondes, d'ovales et même de polyédriques ; dans ce cas elles sont exactement adaptées les unes aux autres. Ces cellules, qui, selon leurs formes, laissent des interstices plus ou moins sensibles, sont unies entre elles par une substance intercellulaire spéciale.

Propriétés. — Ces cellules sont solubles avec lenteur dans l'acide acétique concentré. Dans l'acide acétique étendu, elles se gonflent et s'écartent de leur noyau. L'eau bouillante ne les attaque pas; il en est de même de l'éther,

25,

de l'alcool, de l'ammoniaque caustique, du carbonate d'ammoniaque et des acides minéraux étendus. La potasse caustique et le carbonate de potasse les dissolvent.

Développement. — L'épithélium pavimenteux se développe de la même manière que l'épiderme cutané.

8ᵉ Épithélium en pavé stratifié.

Épithélium pavimenteux stratifié.

Structure. — Cette variété a été créée par Henle. Elle est formée par des cellules en tout semblables à celles de l'épithélium en pavé : seulement ces cellules sont superposées de manière à former des couches plus ou moins épaisses. Vers la surface les cellules sont aplaties, plus larges et irrégulières. Le noyau n'est pas perceptible dans toutes. Les cellules moyennes sont ordinairement polyédriques. Les cellules profondes sont rondes, et l'on peut distinguer dans leurs intervalles une substance intercellulaire hyaline qui semble parfois renfermer des noyaux non pourvus de cellule enveloppante. Dans certaines régions on peut diviser cet épithélium en plusieurs couches tout-à-fait distinctes.

Propriétés. — L'acide acétique concentré, l'acide sulfurique et l'acide chlorhydrique étendus ne dissolvent pas les cellules aplaties de cet épithélium. La macération dans l'eau, prolongée pendant plusieurs semaines, ne les altère pas non plus. En général, cet épithélium est clair et transparent ; il devient terne et blanchâtre après la mort et par l'action de l'eau chaude. Les cellules rejetées de l'économie ressemblent à des pellicules molles et visqueuses.

Développement. — L'évolution de l'épiderme pavimenteux stratifié a beaucoup d'analogie avec celle de l'épiderme. On ne sait pas grand chose sur l'époque de sa première apparition. Ce qui est mieux connu, c'est le développement et l'organisation du dedans au-dehors de ces cellules élémentaires. Nous avons vu les caractères qu'elles présentent dans les différentes couches, et comment les cellules profondes parcourent peu à peu les diverses périodes de leur évolution, s'élèvent vers la surface et remplacent successivement les cellules complétement organisées que la desquamation fait incessamment disparaître.

4° Epithélium à cylindres.

Structure.— Les cellules de l'épithélium à cylindres sont allongées. Une de leurs extrémités est pointue et effilée; à partir de la portion moyenne, l'autre est quelquefois arrondie, plus souvent prismatique, à quatre, cinq ou six faces. La surface qui la termine est plane ou convexe, et comme elle polygonale. Le noyau rond ou ovale sépare la cellule en deux moitiés; il est placé transversalement, et tantôt il occupe toute la largeur du corpuscule, au point de lui faire prendre dans le point circulaire correspondant à son pourtour une apparence renflée; tantôt, au contraire, il n'offre pas un diamètre aussi grand que celui-ci. Presque toujours ces cellules ont leur surface parsemée de points obscurs; la partie supérieure reste seule claire et libre, ce qui fait penser que cette portion correspond à la paroi de la cellule.

Pour former une membrane, ces cellules sont disposées debout, et pour ainsi dire implantées sur leur extrémité pointue. Quand elles sont seulement juxtaposées, elles sont rondes; elles deviennent polygonales lorsqu'elles sont serrées les unes contre les autres. Une trame intercellulaire hyaline remplit tous les interstices, unit les cellules, et recouvre même leur surface dans une certaine épaisseur. Vue à plat, surtout par sa face libre, cette trame a tout-à-fait l'aspect de l'épithélium pavimenteux, sauf que le noyau est plus profond. Au contraire, si on l'examine par la tranche, la partie comprise au-dessus du noyau apparaît sous la forme d'une couche transparente, offrant des stries perpendiculaires ; la série des noyaux forme une seconde couche grenue et obscure ; une troisième plus claire est formée par les extrémités pointues. Un point reste en litige au sujet de cet épithélium, c'est de savoir si dans certains points, comme cela se voit pour l'épithélium en pavé stratifié, ses cellules se superposent, et si son épaisseur présente par conséquent une couche superficielle de cellules développées et une couche profonde de jeunes cellules. Les observations faites jusqu'à ce jour n'ont pas décidé cette question.

Propriétés. Elles sont à peu près les mêmes que celles de l'épithélium pavimenteux ; elles se dissolvent dans l'acide acétique, mais leur noyau est insoluble. La matière extraite par cet acide est précipitée par le tannin et par le cyanure ferroso-potassique.

Développement. — Les histologistes ont recherché si l'on pourrait démontrer une analogie parfaite entre le développement de l'épithélium à cylindres et celui des autres épidermes, c'est-à-dire si l'on peut admettre comme loi générale qu'il existe toujours, au-dessous des cellules parfaitement organisées et mûres, une autre couche de cellules plus jeunes en voie de développement. Henle, qui s'est occupé de cette question avec le plus grand soin, n'est pas arrivé à la résoudre, et il conclut de la manière suivante : Peut-être l'épithélium à cylindres est-il dans le cas de l'épithélium pavimenteux, c'est-à-dire qu'il représente tantôt une couche simple, tantôt des couches superposées ; qu'il se renouvelle constamment dans ces derniers points, tandis que, dans les autres, de nouvelles couches ne naissent sous l'ancienne qu'à certaines époques ou à la suite de maladies.

Quoi qu'il en soit, la cellule isolée semble, dans son évolution primitive, parcourir les périodes suivantes. Au début, la cellule est arrondie, elle entoure le noyau, qui fait saillie vers sa partie supérieure, l'autre extrémité est allongée en pointe. Quant aux dimensions, elles sont moindres de la moitié que celles des cellules complètes. A cette époque, l'action de l'acide acétique rend encore le noyau déhiscent. Plus tard, la moitié de la cellule prend elle-même l'accroissement que nous lui connaissions.

5° Épithélium de transition.

Structure. — Henle a signalé cette variété d'épithélium. Il a vu que, sur une même surface muqueuse, on passait quelquefois d'une des formes épithéliales à une autre, et que les cellules présentaient alors des formes variables et intermédiaires à celles des deux variétés qui servaient de termes de comparaison, c'est-à-dire à l'épithélium pavimenteux et à l'épithélium à cylindres. Dans ces points on voit successivement l'épithélium pavimenteux stratifié, diminuer d'épaisseur ; les cellules arrondies et de petite dimension arrivent beaucoup plus près de la surface et prennent la forme ovale par suite de l'accroissement du diamètre vertical. Lorsqu'on examine cet épithélium par la tranche, il ne semble ni strié parallèlement au bord, comme l'épithélium en pavé, ni perpendiculairement à celui-ci, comme l'épithélium à cylindres ; mais il est grenu, et si l'on observe des stries verticales, ce n'est jamais que dans une très petite étendue à partir de la surface. Enfin on trouve plusieurs couches de cellules superposées. Celles-ci sont arrondies, ovales, cylindroïdes, souvent fusiformes ou prolongées en pointe par l'une de leurs extrémités.

6° Epithélium vibratile.

Structure. — On doit surtout à Purkinje et à Valentin la connaissance de cet épithélium et des singulières propriétés qu'il présente. Ses cellules ressemblent beaucoup par l'aspect aux cellules de l'épithélium à cylindres. Leur extrémité supérieure, tronquée transversalement, est obscure et séparée du reste de la masse par une bande claire; parfois le reste du corps est garni de stries parallèles. Cette extrémité supérieure supporte de trois à huit poils ou cils courts, hyalins, terminés en pointe ou renflés, de longueur variable. Ces cils sont séparés ou réunis en pinceau. Après la mort, ils deviennent méconnaissables.

Propriétés. — Ces cils possèdent la remarquable propriété de jouir d'un mouvement spontané que l'on a appelé *mouvement vibratile (motus vibratorius)*. Il persiste longtemps sur des cellules complétement isolées. Purkinje et Valentin ont indiqué trois sortes de mouvements des cils : — un mouvement infundibuliforme : le cil tourne sur sa base et décrit un cône vers son extrémité; — un mouvement ondulatoire;—un mouvement de flexion et de redressement.

Tout ce qu'on sait sur les causes et sur le but de ce phénomène se réduit à de pures hypothèses. Les attouchements et les ébranlements l'accélèrent ; il cesse à la température de 5 degrés au-dessus de zéro, et de même à une température assez élevée pour coaguler les liquides animaux. Le galvanisme le modifie très peu ; les narcotiques sont sans action sur lui; l'acide acétique, les acides minéraux, l'ammoniaque, le nitrate de potasse, le deuto-chlorure de mercure, l'azotate d'argent, le tartrate antimonique de potasse, la bile, l'anéantissent. Au contraire le sulfate d'alumine, le chlorure de sodium, l'alcool, l'éther, n'agissent sur lui qu'à un degré assez grand de concentration. Le sérum du sang prolonge sa durée; l'albumine, le lait, l'urine, sont sans action défavorable sur lui.

Développement. — Valentin, considérant que l'on rencontre parfois deux noyaux dans un seul cylindre vibratile, pensait que ces organes provenaient de la fusion de deux cellules superposées, et que les membranes vibratiles présentaient plusieurs couches de cellules à noyau, dont les superficielles seules se développent complétement. Henle, au contraire, croit pouvoir affirmer que l'épithélium vibratile ne se développe jamais que de cellules simples ou arrondies. Quant aux cils, les observations de Kœlliker auraient pour résultat de faire admettre qu'ils naissent par un prolongement d'abord unique, qui se divise plus tard de haut en bas en un faisceau de cils.

Répartition des diverses espèces d'épithélium. — **1° Peau.** — La peau est tout entière recouverte par l'épiderme proprement dit. Nous renvoyons aux détails que nous avons donnés plus haut relativement à sa disposition et à ses propriétés. (Voy. p. 187.)

2° Membranes muqueuses. — Les membranes muqueuses nous présentent tour à tour les diverses espèces d'épithélium. Passons-les rapidement en revue.

a.—*Muqueuse digestive.*—Dans la bouche, sur la langue, dans le pharynx, tout le long de l'œsophage jusqu'au cardia, la muqueuse digestive présente un épithélium en pavé stratifié. L'épaisseur de ces couches est si remarquable, qu'elles forment une membrane que l'on peut détacher par la macération comme l'épiderme extérieur ; on peut les voir aussi se soulever sous forme de pustules. Elles acquièrent une épaisseur de 0,3 de millimètre à la gencive, derrière les dents ; de 0,2 de millimètre au palais. Sur la langue,

Henle a trouvé des squames ayant de 0,018 à 0,032 de ligne de diamètre, et des noyaux variant de 0,0020 à 0,0042. Les cellules mortes de la cavité buccale, quand elles sont encore adhérentes plusieurs ensemble, forment des pellicules molles, plates, irrégulières, larges de 0,018 à 0,033 de ligne. — Depuis le cardia, dans toute la cavité de l'estomac et de l'intestin, jusqu'à l'anus, dans les conduits salivaires, dans les voies biliaires et dans la vésicule de ce nom, dans le canal pancréatique, au lieu de l'épithélium pavimenteux stratifié, on trouve l'épithélium à cylindres : seulement l'épithélium de transition remonte vers l'extrémité inférieure du cardia, au moment où se fait le changement de l'épithélium pavimenteux avec l'épithélium à cylindres. — Celui-ci se prolonge, non seulement dans les grands conduits excréteurs que nous venons de mentionner, mais encore dans tous les petits follicules simples de l'estomac et de l'intestin. On ne constate dans ces diverses régions que quelques différences de diamètre : ainsi, dans l'intestin grêle, la longueur des cellules est de 0,0080 à 0,0090 de ligne, et leur largeur vers la grosse extrémité de 0,0017 à 0,0024. Dans les conduits excréteurs des glandes, du foie et du pancréas, elles sont plus minces et plus longues. Dans l'estomac, leur largeur n'égale pas le dixième de leur longueur ; dans la vésicule biliaire, elles ont 0,007 de ligne de longueur sur 0,003 de large ; celles des follicules de Lieberkuhn n'ont que le tiers de la grosseur de celles des villosités.

b. — *Muqueuse olfactive*. — Vers l'entrée des narines, la muqueuse nasale présente un épithélium pavimenteux stratifié ; puis, à partir d'une ligne fictive qui s'étend tant sur la cloison que sur les parties latérales des fosses nasales, depuis le bord inférieur des os propres du nez jusqu'à l'épine nasale de l'os maxillaire inférieur, on trouve l'épithélium vibratile dont les cellules ont un diamètre de 0,0138 de ligne. La cloison, les cornets, les méats, le plancher, la voûte des fosses nasales, leurs dépendances, comme les sinus frontaux, sphénoïdaux, ethmoïdaux, maxillaires en sont tapissés dans toute leur étendue. Cet épiderme disparaît en arrière dans le cul-de-sac du pharynx au niveau du bord inférieur de la première vertèbre cervicale, au bord inférieur du voile du palais, en avant et sur les côtés au pourtour de la trompe d'Eustache.

c. — *Muqueuse auriculaire interne.* — Toute l'étendue du canal de la trompe d'Eustache, une partie seulement de ce canal, selon Pappenheim, est tapissée par l'épithélium vibratile, qui cesse vers l'orifice tympanique de ces conduits. A son tour, la cavité du tympan est couverte par des couches très minces d'épithélium pavimenteux; peut-être existe-t-il une couche d'épithélium en pavé sur la face interne du labyrinthe membraneux et sur les conduits demi-circulaires.

d. — *Muqueuse oculaire.* — Toute la face interne des paupières jusqu'aux bords des cartilages tarses, tout leur cul-de-sac supérieur et inférieur, ont un épithélium vibratile dont les cils sont extrêmement fins; leurs cellules ont un diamètre de 0,012 de ligne, et de 0,003 vers leur extrémité libre. La conjonctive proprement dite offre un épithélium pavimenteux stratifié, dont les noyaux ovales ont vers la couche profonde du diamètre de 0,0023 et 0,0032 de ligne, et les cellules de 0,0050. Dans les couches moyennes, les cellules sont ordinairement régulières et polyédriques. Quant aux squames superficielles que l'on trouve déjà toutes détachées parmi la chassie, elles sont irrégulières, de formes variables, plates, pourvues d'un noyau central; elles ont 0,0167 de ligne de largeur. Cette membrane offre pour ainsi dire le type du véritable épithélium pavimenteux stratifié. Les conduits lacrymaux ont un épithélium pavimenteux, dont les noyaux ovales aussi ont des diamètres de 0,0020 et 0,0030. L'épithélium vibratile reparaît dans le sac lacrymal, à l'exception de son cul-de-sac supérieur. Dans cette cavité, les cellules vibratiles ont un diamètre de 0,008 ; elles se prolongent dans le canal nasal, où leurs noyaux ovales ont des diamètres de 0,0027 et 0,0032 de ligne. Enfin elles se confondent avec celles de l'épithélium vibratile des fosses nasales.

e.—Muqueuse respiratoire. — En abandonnant la cavité buccale, l'épithélium pavimenteux stratifié s'étend sur l'épiglotte et la recouvre jusque sur sa face inférieure. Il occupe aussi les parties latérales de l'orifice supérieur du larynx ; mais à partir de la base de l'épiglotte, en avant des cordes nasales supérieures, sur le côté, cet épithélium fait place à l'épithélium vibratile qui se continue jusque dans la dernière ramification des bronches. Dans la trachée, les noyaux des cellules ont un diamètre de 1,0015 de ligne.

f.— Muqueuse mammaire.— Les canaux excréteurs de la glande mammaire et tous les conduits de la glande du même nom sont pourvus d'épithélium pavimenteux dont les noyaux ont un diamètre de 0,0022 de ligne.

*g.—Muqueuse urinaire.—*Déjà dans le bassinet des reins on trouve quelques couches de cellules superposées ; mais l'épithélium pavimenteux stratifié est là moins parfait qu'il ne l'est dans beaucoup de points. Dans les uretères, dans la vessie, dans toute la longueur de la muqueuse urinaire, en un mot, il est facile de rencontrer diverses couches superposées, mais elles sont formées par les cellules constituant l'épithélium de transition.

h.—Muqueuse génitale mâle. — A partir du trigone vésical, l'épithélium pavimenteux transitoire disparaît pour être remplacé par l'épithélium à cylindres qui existe dans toute la longueur de l'urètre : seulement, vers l'orifice urinaire, l'épithélium pavimenteux reparaît pour se continuer et se confondre avec celui du gland. On retrouve l'épithélium à cylindres dans toutes les ramifications des conduits prostatiques, excepté dans les cellules de la prostate, qui ont un épithélium pavimenteux. Les canaux déférents, les vésicules séminales, les tubes du testicule, les glandes de Cowper; en un mot, toute l'étendue de l'appareil génital mâle, nous offrent cette sorte d'épiderme.

i. — Muqueuse génitale femelle. — Comme celui de l'homme, l'urètre de la femme présente un épithélium à cylindres qui disparaît à l'orifice du canal, pour se continuer avec l'épiderme pavimenteux stratifié qui pénètre dans le vagin, où ses cellules ont dans les couches supérieures des noyaux d'un diamètre de 0,0040 de ligne, tapisse toute cette cavité, le col de la matrice, et pénètre jusqu'au milieu de la cavité de celui-ci. A partir de ce point, on retrouve l'épithélium vibratile, et il se prolonge dans toute la cavité de l'utérus, dans la cavité des trompes, et ne disparaît qu'à la face externe de leurs franges. Ces cellules ont des dimensions variées, et leurs noyaux ovales offrent des diamètres de 0,0018, 0,0027, 0,0036, 0,0045. Elles atteignent 0,0095 dans la matrice. Dans les trompes de Fallope, elles s'allongent en longs pédicules, et atteignent environ 0,015 de ligne; leur largeur à l'extrémité libre est de 0,0025; la longueur des cils et de 0,0018.

3° **Membranes séreuses vraies.** — Les membranes séreuses proprement dites sont toutes revêtues d'une couche d'épithélium stratifié qui, dans certaines séreuses, acquiert une épaisseur assez considérable. Ce qu'il y a de remarquable, c'est que dans beaucoup de cas où la minceur de cette lame épithéliale est très grande, on peut néanmoins constater la présence de plusieurs couches superposées. Cette déposition est constante à la face externe de la pie-mère et à la face interne de la dure-mère, où l'épithélium, d'une minceur excessive, est cependant stratifié. Les cellules qui forment les couches les plus externes sont extrêmement plates, et souvent elles présentent des prolongements filamenteux qui atteignent, selon certains observateurs, une longueur de 0,03 de ligne; dans ces cas leurs noyaux ovales ont pour leur plus grand diamètre 0,0050 de ligne. En général, les cellules les plus extérieures sont plus larges, plus plates et plus irrégulières que les autres ; le noyau n'y est pas toujours perceptible.

a.—Séreuses splanchniques.—(Plèvre.—Péricarde.—Péritoine. — Séreuse vaginale.)—Sur toutes les séreuses que nous indiquons ici, les cellules affectent les caractères qui ont été décrits à propos de l'épithélium pavimenteux (Voy. p. 293) : seulement elles varient en grosseur ; les plus petites sont à la surface du cœur ; sur le péricarde proprement dit, et sur la plèvre, elles sont plus grandes, et leurs noyaux atteignent un diamètre de 0,0025 à 0,0040 de ligne environ. Celles du péritoine et de la tunique vaginale sont encore plus larges ; elles ont en général un diamètre de 0,006 à 0,007 de ligne. L'épaisseur moyenne de ces couches de cellules épithéliales est pour les membranes dont il s'agit de 0,006 à 0,0010 de ligne, selon Henle.

b. — Synoviales articulaires. — Sur les séreuses des grandes articulations, l'épaisseur et la superposition des couches sont plus remarquables ; elles atteignent parfois un diamètre de 0,04 à 0,05 de ligne. Les cellules les plus extérieures sont larges, plates, irrégulières ; souvent leur noyau n'est pas apparent. Les cellules sous-jacentes ou rondes ont, terme moyen, un diamètre de 0,004 à 0,005 de ligne.

4° **Surfaces à épithélium.** — Dans quelques points de l'économie il existe soit des cavités complètes, soit des espaces dont certains points sont recouverts par des couches d'épithélium. Telles sont les cavités connues sous le nom de ventricules cérébraux dans les centres nerveux ; de chambre antérieure et postérieure de l'œil dans l'organe de la vision. Ces cavités étaient autrefois rangées parmi les membranes séreuses ; mais depuis les travaux entrepris récemment par les histologistes, elles ont été enlevées à cette classe de tissus ; et, chose singulière, certaines analogies de structure inconnues jusqu'alors, qui auraient pu, lors de leur découverte, les faire ranger dans cette division, ont plutôt servi à les en séparer ; je veux parler des cellules épithéliales dont elles sont pourvues. Notons cependant, avant d'aller au-delà, que l'épithélium présente dans ces points une disposition exceptionnelle, celle de se développer et de croître sur les tissus mêmes qui forment la paroi organique, et non pas sur une lame celluleuse, comme les cellules épithéliales des membranes muqueuses et des fausses séreuses (Voy. *Séreuses*).

a. — *Épithélium de la face antérieure de la cornée.* — On a longtemps parlé d'une membrane séreuse des chambres de l'œil qui n'existe pas anatomiquement. En effet, il est impossible de démontrer, soit du tissu cellulaire, soit des cellules épithéliales, sur la capsule cristalline et sur l'iris ; il n'y a que du tissu cellulaire en lame fort mince sur la face antérieure de l'iris ; enfin la face postérieure de la cornée possède un épithélium sans tissu cellulaire.

L'épithélium cornéal repose sur la lame profonde de la cornée, dite membrane de Descemet ou de Demours (Voy. *Cornée transparente*) ; il se termine sur le bord externe de l'iris. Par sa disposition, il appartient à l'épithélium pavimenteux ; les cellules qui le constituent sont larges, et analogues pour la forme et pour les dimensions à celles du péritoine et de la tunique vaginale.

b. — *Épithélium des plexus choroïdes cérébraux.* — Ces membranes sont recouvertes d'un épithélium pavimenteux qui a des caractères bien tranchés. Les cellules jaunâtres grenues sont polygonales et légèrement courbées ; leur diamètre atteint 0,0085 de ligne. Elles envoient souvent de leurs angles des prolongements étroits terminés en pointe et dirigés vers la membrane. Leur noyau est pâle, à gros grains, profond. Beaucoup d'entre elles offrent au-dessus du noyau, entre lui et la face supérieure de la cellule , un globule jaunâtre du diamètre de 0,001 à 0,002 de ligne et de forme ronde, ou bien une grande tache grenue.

c. — *Épithélium des ventricules encéphaliques.* — Sur toute l'étendue des cavités ventriculaires de l'encéphale , il existe des cellules d'épithélium vibratile reposant immédiatement sur la substance nerveuse. Elles ont dans ces cavités des dimensions moindres que partout ailleurs.

5° **Système vasculaire.** — Tout le système vasculaire , le cœur , les artères , les veines , les capillaires , les lymphatiques , sont tapissés à leur surface interne par une forme simple d'épithélium pavimenteux, qui constitue leur membrane la plus interne (v. *Système circulatoire*). On sait que les parois des vaisseaux les plus ténus se composent d'une trame très délicate , que l'on distingue quelquefois sous le nom de trame vasculaire primitive ; elle forme seule leur tissu. Quand ces organes arrivent à un diamètre de 0,005 de ligne, les vaisseaux offrent déjà une structure plus compliquée ; on trouve en dedans de la membrane primaire une couche simple de noyaux de cellules ronds et très pâles ; ils sont séparés par des espaces clairs assez grands. Dans les vaisseaux d'un calibre plus fort , l'épithélium imite l'épithélium simple des membranes séreuses ; souvent aussi ses cellules s'allongent et elles prennent la forme de filaments fusiformes dont le renflement répond au noyau , et l'axe longitudinal à celui du vaisseau. Leur minceur est extrême , et l'on ne peut guère l'apprécier que sur les valvules des veines. Sur une valvule de la saphène, Henle a trouvé à la couche épithéliale une épaisseur de 0,0015 de ligne. Cette lame peut manquer quelquefois ou se confondre avec la couche vasculaire sous-jacente.

PIGMENTS.

A plusieurs reprises, nous avons signalé des parties organiques pourvues d'une coloration particulière intense, qu'elles doivent à des molécules disposés tantôt en amas, tantôt en couches, tantôt unies à la substance organique elle-même. Ces molécules forment la matière pigmentaire des pigments.

Mandl a divisé les pigments de l'économie en cinq classes: 1° l'hématine, matière colorante rouge du sang, libre dans les globules et dissoute dans le sérum ; — 2° le pigment brun biliaire, matière colorante de la bile que l'on trouve aussi dans les excréments, mais altérée dans ses propriétés chimiques ; — 3° la matière colorante de l'urine ; — 4° le pigment noir, que l'on trouve dans la peau des nègres, dans la choroïde, dans les glandes branchiales ; — 5° la matière colorante des poils et de l'épiderme.

Nous avons à nous occuper ici du pigment noir ou brun ; nous renvoyons pour les autres aux divers éléments auxquels ils se joignent. (Voy. *Sang. — Bile. — Urine. Poils. — Peau.*)

Pigment noir.

Pigment brun foncé. — Pigment grenu (Henle).

Structure. — Le pigment nous offre comme éléments des cellules et des corpuscules.

1° *Cellules pigmentaires.* — Les cellules se présentent sous la forme de lamelles pourvues d'un noyau qui, lui-même, possède un nucléole ; elles sont réunies ou non par une substance intermédiaire. Leur forme varie ; elles peuvent être sphéroïdales, aplaties, allongées, filiformes, hexagonales, pentagonales, polygonales. Il paraîtrait que la paroi antérieure de cette cellule est la plus considérable, mais il reste à savoir si l'intérieur de cette cellule est solide, ou s'il est formé par une substance liquide, car les observateurs se contredisent sur ce point. Les dimensions des lamelles sont de 0,010 à 0,015 de millimètre.

2° *Granules pigmentaires.* — *Molécules de pigment.* — Ces grains accompagnent la cellule en nombre plus ou moins considérable. Examinés en masse, ils semblent en occuper la partie profonde, et en général ils se concentrent sur les portions de la lamelle pigmentaire qui ne répondent pas au noyau, dont le diamètre est de 0,005 de millimètre. Ils ne se montrent pas non plus sur la périphérie de la cellule. Les uns, avec Schwann, pensent qu'ils sont libres dans la cellule, les autres qu'ils forment une masse solide ; il en est enfin qui admettent qu'il peut en exister de libres à la surface de la lamelle. Quoi qu'il en soit, quand on est parvenu à isoler les corpuscules pigmentaires, et qu'on les examine séparément, sous un grossissement de trois cents diamètres, on les voit sous la forme de points noirs. Au moyen d'un grossissement plus fort, ou les voit prendre tour à tour des aspects différents : ainsi ils paraissent comme des points noirs, comme des bâtonnets, comme des lamelles à surfaces courbes, à bords obscurs. En général leur épaisseur atteint le quart de leur longueur, qui est de 0,0002 à 0,0003 de millimètre. Ils possèdent au plus haut degré le mouvement moléculaire. Isolés, ils paraissent toujours limpides comme de l'eau ; leur coloration brunâtre ne se manifeste que quand ils sont agglomérés.

Variétés et distribution des corpuscules

pigmentaires. — Nous allons examiner successivement les caractères des corpuscules pigmentaires dans les divers organes parmi lesquels on les rencontre habituellement.

1° **Pigment du tégument externe.** — *a.* —

Dans les races colorées. — *Appareil chromatogène* (Breschet et Roussel de Vauzème). — Je commence par l'appareil pigmental des races colorées, parce qu'il offre pour ainsi dire le type de la disposition des éléments colorants de la peau. — Flourens décrit dans la peau des races humaines colorées une couche superficielle du derme qu'il appelle *derme modifié;* c'est cette couche qui constitue l'appareil pigmental. Elle est continue; la face interne est hérissée de prolongements qui n'existent que là où il y a des poils traversant les trous du derme proprement dit, et se portant sur la racine des poils. La face externe, au contraire, supporte le pigmentum, qui n'est qu'une simple couche, un dépôt, et non une membrane. Par l'effet de la macération, cette couche de pigment se détache de la membrane et reste adhérente à celle qui la recouvre et que nous avons indiquée ailleurs sous la couche de *tunique dermoïde propre.* (Voy. *Peau des races colorées.*) Vue par la face interne, la face externe étant recouverte de pigment, la lame pigmentale est sur la peau du nègre de couleur bleuâtre, bistre sur la peau de l'homme rouge; dépouillée du pigment, elle est blanche. Flourens a pu la diviser en deux feuillets.

Les cellules pigmentaires sont étalées de manière à former une couche; parfois elles sont espacées, elles forment en général une couche simple, quelquefois elles sont superposées, surtout dans les anfractuosités du derme. Elles ne sont pas non plus toujours distendues par une même quantité de corpuscules pigmentaires. Chez le nègre, elles sont ou irrégulièrement arrondies, ou polyédriques, ou hexagonales; leur diamètre atteint, terme moyen, 0,005 de ligne , celui de leur noyau 0,0016. La couleur des granulations est d'un brun foncé.

Les histologistes n'ont pas eu l'occasion d'examiner les cellules pigmentaires des hommes à peau rouge ; et Flourens , qui a décrit l'appareil pigmental dans cette race , ne s'est pas occupé de la structure des cellules.

b. — *Pigment du tégument externe dans la race blanche.* — Nous avons vu que certains points de la peau dans la race blanche , tels que le pourtour du mamelon , surtout chez la femme , la peau de la verge, du scrotum, du pourtour de l'anus et des grandes lèvres acquéraient une coloration foncée qui rapprochait ces parties de la peau du tégument des races colorées. Dans ces points il existe, selon Flourens, un appareil pigmental semblable à celui que nous venons de décrire (voy. *Parties colorées de la peau dans la race blanche*) : seulement les cellules pigmentaires sont moins serrées , arrondies , plus petites , souvent peu apparentes , et elles ressemblent dans ce cas à de simples amas de corpuscules pigmentaires. La couleur de ces corpuscules est jaunâtre ou jaune-rougeâtre.

2° **Pigment de l'œil.** — *a.* — *Sur l'iris (Uvée.* — *Pigment irien).* — Les cellules pigmentaires de la face postérieure de l'iris sont insymétriquement disposées ; elles sont rondes ou à peu près rondes. Les corpuscules qu'elles renferment sont nombreux, et les distendent plus que les cellules des autres régions. Cette grande abondance des corpuscules fait que le plus souvent la tache claire, qui sur les cellules ordinaires correspond au noyau , manque dans les cellules uviennes.

b. — *Pigment sur la face postérieure et dans les interstices des procès ciliaires.* — Ces cellules et leurs corpuscules sont analogues à celles que l'on observe sur la face postérieure de l'iris.

c. — *Pigment de la face interne de la choroïde.* — *Pig-*

ment choroïdien. — *Choroïdée.* — Les cellules de la face interne de la choroïde sont extrêmement régulières ; elles forment sur cette membrane une couche continue qui paraît formée par des lamelles d'un beau brun foncé ou noir, presque régulièrement sexagonales, ayant un diamètre de 0,006 à 0,007 de ligne. Tantôt elles sont en contact, n'ayant que leurs bords chevauchant un peu les uns sur les autres ; tantôt, au contraire, elles laissent entre elles de petits intervalles clairs qui figurent ainsi un réseau régulier très élégant ; ces espaces sont remplis par une substance intercellulaire. C'est surtout dans les cellules de cette espèce que les molécules pigmentaires occupent le segment adhérent de la cellule ; et en examinant la membrane par la tranche, on voit que le segment antérieur est un peu bombé, clair et occupé par le noyau, qui atteint un diamètre de 0,0028 à 0,0030 de ligne, et fait une légère saillie à la surface.

J'ai déjà dit que ces cellules étaient disposées en une simple couche : seulement on trouve çà et là quelques noyaux isolés soit à la surface externe, soit vers la face profonde : ce sont sans doute les germes des cellules en voie de développement.

d. — *Pigment entre la face interne de la sclérotique et la face externe de la choroïde.* — La choroïde et la sclérotique sont réunies au moyen d'un lacis fibreux, très délicat, qui soutient un grand nombre de cellules pigmentaires. C'est ce tissu déchiré, lorsqu'on sépare ces membranes, qui adhère en partie sur la sclérotique, et forme ce que quelques anatomistes ont appelé *lamina fusca sclerotica* (voy. *Choroïde*). Ici les cellules pigmentaires ne s'étalent pas en couches, mais elles sont entremêlées dans les réseaux formés par les fibres que j'ai mentionnées. Elles ont aussi des formes spéciales qui en ont fait former une espèce à part sous le nom de *cellules pigmentaires étoilées* (Henle). Elles sont aplaties, irrégulières, triangulaires, trapézoïdales, allongées en pointes. Elles présentent quelquefois des espèces de queues pleines de pigment, au moyen desquelles elles s'accolent ou se confondent les unes avec les autres ; les prolongements peuvent aussi se convertir en fibres, qui cessent alors d'être colorées, et deviennent claires et limpides. Les plus régulières ont un diamètre qui atteint depuis 0,008 jusqu'à 0,015 de ligne ; leur noyau clair, et au-dessous duquel manquent les corpuscules colorés, occupe leur partie centrale ; il a un diamètre de 0,002 à 0,083 de ligne. — Quant aux granulations pigmentaires, elles sont analogues à celles que nous avons déjà décrites.

3° **Pigment des centres nerveux.** — Nous avons indiqué ailleurs des cellules pigmentaires qui colorent certaines portions des centres nerveux (voy. *Variétés de la substance nerveuse centrale*).

4° **Pigment des plexus choroïdes.** — Nous n'avons rien à mentionner sur ce point. (Voy. *Plexus choroïdes.*)

5° **Pigment de l'appareil auditif interne.** — Wharton Jones a décrit une couche mince de pigment brun dans les ampoules du labyrinthe membraneux de l'homme. Scarpa, Comparetti, Breschet, l'ont mentionnée chez les mammifères, où elle est plus épaisse.

6° **Pigment des poumons et des glandes bronchiales.** — On ne sait pas encore si les taches ou les amas que l'on rencontre sur les poumons et dans les glandes bronchiales sont normaux ou pathologiques, s'ils sont organisés ou si ce sont de simples dépôts de poudre de charbon, par exemple, comme le soutient Pearson.

Propriétés des cellules pigmentaires.—
L'acide acétique concentré dissout les cellules pigmentaires;
les corpuscules s'échappent alors, mais ils ne se séparent que
lentement de dehors en dedans; les prolongements spinifor-
mes des cellules dites étoilées sont complétement insolubles
dans le même acide. — Quant aux granulations, elles sont
insolubles dans l'eau froide ou chaude, dans les huiles grasses
et volatiles, dans l'alcool et dans l'éther, même après avoir
pris les précautions nécessaires pour enlever leur enveloppe
albumineuse, dans le cas où elles en posséderaient une. —
Les acides acétique, hydrochlorique et nitrique ne les dissolvent pas, mais toutefois ils prennent une teinte jaunâtre.
— La potasse caustique les dissout à la longue, et l'acide
hydrochlorique fait naître dans la dissolution jaune foncé
qui en résulte, un précipité de matière colorante de couleur brun clair. — Le chlore liquide les pâlit et en dissout
environ la moitié. — Chauffées à l'air, elles ne fondent ni
ne se boursoufflent comme les matières animales; elles répandent peu de fumée et exhalent une odeur désagréable
analogue à certaines odeurs végétales. — A une plus forte
chaleur, elles s'enflamment, brûlent et laissent une cendre
d'un gris clair. — Soumises à la distillation sèche, elles
laissent environ 50 p. 100 de résidu charbonneux difficile
à réduire en cendres.

Analyses. — Les cendres obtenues par la distillation
sèche se composent de phosphate de chaux, de chlorure de
chaux, de chlorure de sodium et d'oxide de fer, selon
Gmelin et Berzélius.

Selon Heinefeld, la quantité d'oxide de fer contenue
dans le pigment est de 0,01.

Développement. — Le pigment de l'œil apparaît de
fort bonne heure dans cet organe, mais il n'atteint pas de
suite le summum de sa coloration; il se développe plus
tard dans les téguments extérieurs. Les premiers éléments
de ses cellules sont, selon Valentin, les petits corpuscules

qui, plus tard, deviennent les noyaux de la cellule; ils ont de 0,0003 à 0,0004 de ligne; les corpuscules pigmentaires proprement dits se montrent ensuite, et, en dernière formation, apparaît une substance molle, solide, claire, qui, après avoir entouré le tout, se sépare elle-même en paroi celluleuse et contenu liquide. Cette étude histologique a été faite sur les cellules pigmentaires de l'œil.

SYSTÈME SÉCRÉTOIRE.

Système glandulaire. — Glandes de la peau et des muqueuses (Henle).

I. — GLANDES EN GÉNÉRAL.

On appelle *glandes* proprement dites des organes dont la cavité communique avec la surface de la peau ou avec celle des membranes muqueuses. Cette communication est constante, ou bien elle n'a lieu qu'à certaines époques seulement; enfin elle se fait tantôt d'une manière immédiate, tantôt par l'intermédiaire des canaux dit excréteurs.

On peut distinguer parmi les organes glanduleux, 1° les *follicules clos*; 2° les *vraies glandes*; 3° les *glandes anomales*.

Structure. — 1° Les *follicules clos* sont formés par des vésicules rondes ou ovales, entourés d'une membrane sans structure, claire comme de l'eau, et qui renferme une substance claire, blanche ou grenue. Dans certaines circonstances seulement, ces follicules communiquent avec la surface de la membrane tégumentaire. Henle considère ces vésicules comme l'élément morphologique du système glandulaire, et il les appelle *vésicules glandulaires*.

2° Les *vraies glandes* sont donc constituées par des vésicules de ce genre. Ces éléments présentent des dimensions variées, mais toujours microscopiques. Les plus petites ont une paroi complétement anhyste et transparente; les moyennes sont formées de plusieurs couches de noyaux de cellules formant des corpuscules allongés, arqués, flexueux; dans les plus grosses, la substance comprise entre les noyaux est fibreuse et striée concentriquement à la périphérie. Le contenu de la vésicule glandulaire est composé par des cellules élémentaires arrivées à différents degrés de développement; ces cellules sont pourvues d'un noyau qui se réduit en granulation. L'agglomération d'un certain nombre de ces vésicules représente une glande; le foie et les follicules pileux font seuls exception à cette unité de composition.

Dans une première forme, que Henle appelle *glandes en cœcum*, les vésicules placées en série s'ouvrent les unes dans les autres, de sorte que la dernière forme le cul-de-sac, et que la première s'abouche entre la surface muqueuse ou cutanée ou dans un conduit excréteur.

Une seconde forme constitue le genre des *glandes en grappe*. Les vésicules glandulaires sont alors réunies en tas et se confondent ensemble, de sorte qu'une portion des parois de chaque vésicule n'existe plus. Les portions qui subsistent limitent une cavité commune qui offre une foule de bosselures circulaires. Les parois du lobule consistent la plupart du temps en une simple tunique anhyste, rarement pourvue de noyaux de cellule allongés. Le contenu se compose de corpuscules élémentaires, qui représentent parfois une couche d'épithélium. Ces *lobules glandulaires* primaires, nommés *acini* par les auteurs, sont ordinairement réunis en grand nombre pour constituer une glande en grappe. Quant à leur communication avec le conduit sécréteur, elle se fait de la manière suivante: tantôt un lobule glandulaire entre en communication directe avec une branche déliée de ce conduit, et la tunique musculaire de ce dernier, épaisse jusqu'alors, s'amincit rapidement et devient la tunique propre du lobule; tantôt deux ou trois lobules sont situés à la fois au sommet de la dernière ramification du canal excréteur : çà et là d'autres lobules sont implantés sur les branches du conduit. Les lobules primaires ne communiquent pas directement, mais par l'intermédiaire des rameaux du conduit excréteur.

Une troisième forme distingue les *glandes plexiformes* ou *rétiformes* dans lesquelles les vésicules glandulaires naissent isolément dans un substratum homogène, se rangeant à la suite l'une de l'autre pour former des canaux, et communiquant par d'autres vésicules transversales, jusqu'à ce que les tubes fassent disparaître entièrement le parenchyme (*stroma* de Baër).

3° Les *glandes anomales* ont une structure spéciale sur laquelle nous reviendrons en décrivant les follicules pileux et le foie.

Propriétés. — La plupart des glandes sont peu solides, faciles à déchirer, quoique pourvues souvent d'une capsule celluleuse ; leur forme, leur couleur, leur volume, leur pesanteur spécifique, offrent des différences considérables. La sensibilité des glandes est presque nulle; elles ne sont pas contractiles; la tunique musculeuse de leur canal excréteur jouit seule de cette propriété.

Vaisseaux et nerfs. — Il n'y a rien de constant quant au mode de pénétration et de distribution des vaisseaux sanguins dans l'intérieur des organes glandulaires. Les uns reçoivent leurs artères par un seul point de leur surface, et sous forme de gros troncs; les autres, au contraire, reçoivent par beaucoup de points de leur circonférence une foule de petits rameaux. La forme des réseaux intérieurs diffère aussi; il n'y a donc rien de général à dire sur ce sujet.

On ne sait pas comment les vaisseaux lymphatiques se comportent dans l'intérieur des glandes.

Les nerfs émanent du système cérébro-spinal ou du grand sympathique; mais ils semblent appartenir en propre aux ramifications vasculaires, qu'ils n'abandonnent pas.

Analyses. — Les analyses chimiques que nous possédons ne peuvent nous donner qu'une idée imparfaite de la composition chimique des glandes. En effet elles comprennent une foule de tissus différents qu'on ne peut isoler : du tissu cellulaire, des vaisseaux, des nerfs, etc., etc., et une quantité plus ou moins considérable de sang et de liquide sécrété.

Sécrétion. — Les organes glanduleux évacuent tantôt continuellement, tantôt à certaines époques seulement les produits sécrétés dans leurs cellules. — Ces liquides, qui sont formés d'eau pour une forte proportion, renferment des substances dissoutes et des substances en suspension. Les premières sont ou des substances particulières ou des substances que l'on trouve déjà dans le liquide sanguin. Les substances suspendues sont des cellules spéciales, des débris d'épithélium, des gouttelettes de graisse. — On appelle *plasma* le liquide contenant des substances dissoutes; *sérum*, ce même liquide privé des substances organiques par la coagulation de celles-ci.

Canaux excréteurs. — Dans toutes les vraies glandes en grappe, quel que soit leur volume, dans les glandes rétiformes et dans les glandes anomales, on distingue un conduit excréteur. Cet appareil est formé par une couche épaisse de tissu musculaire. (Voy. *Couche musculaire des viscères et des conduits excréteurs.*) Une couche de tissu cellulaire s'unit en dehors aux parties voisines, ou bien supporte l'épithélium lorsque le canal est libre dans une cavité séreuse. Quant à la surface interne, elle supporte l'épithélium dans les conduits les plus petits, et celui-ci consiste presque toujours en cellules cylindriques. Dans les

27.

petites glandes mucipares existent des cellules en pavé ; dans les uretères et dans la vessie, des cellules dites de transition. (Voy. *Epiderme.*) — Dans les glandes en cœcum, il n'est pas toujours facile de distinguer le conduit excréteur ; cependant on a remarqué que la portion qui lui correspondait était toujours pourvue d'un épithélium en pavé, même quand le cul-de-sac contenait des corpuscules graisseux. Si ce partage offre quelques difficultés pour ces glandes, il n'en est pas de même dans les glandes principales : on distingue parfaitement l'abouchement des tubes sécrétoires dans les conduits excréteurs, par exemple celui de l'épididyme avec le canal déférent, etc., etc.

Développement. — De l'avis de Bischoff, de Valentin, de Henle, le développement du tissu glandulaire chez l'embryon est presque entièrement inconnu, parce que les observations ont été concentrées sur les ramifications du conduit excréteur qui frappent plus aisément la vue.

En général il se produit à la paroi externe du tégument un blastème formé par des cellules dont il est très difficile de distinguer le noyau et la membrane enveloppante ; dans ce blastème pénètre un prolongement de la paroi interne du tégument ; ce prolongement n'est pas encore creux, et il s'approprie peu à peu une partie des cellules du blastème ; peu à peu il envoie des bourgeons qui, se développant à leur tour, finissent par constituer tout l'arbre excrétoire de la glande. Les choses continuent ainsi jusqu'à ce que la glande ait acquis son entier développement. Une fois ces diverses parties produites, le développement des parties élémentaires continue. Ainsi, dans les petits troncs, on voit se former une enveloppe homogène par l'effet de la fusion des cellules périphériques et par la dissolution des cellules intérieures qui laissent ainsi une cavité libre. Cette opération paraît se répéter dans les derniers bourgeons produits, représentant les vésicules terminales de la glande qui s'arrêtent à ce point de la formation. Autour des parties formées, il se fait un dépôt de cellules allongées en fibres; ce dépôt est d'autant plus épais que les parties sont plus anciennes, et ces cellules peuvent se développer jusqu'à prendre les caractères de fibres musculaires. Elles représentent alors le canal excréteur formé de fibres et ramifié qui finit par se continuer sans interruption avec les vésicules et les lobules de la glande consistant en une simple tunique propre.

II. — GLANDES EN PARTICULIER.

A. — GLANDES DE LA PEAU.

1° Glandes sudorifères.

Structure. — Les glandes sudorifères établissent pour ainsi dire la transition entre les glandes en cœcum et les glandes rétiformes; elles constituent un canal qui s'étend tantôt dans les profondeurs du derme, tantôt au-dessous de lui dans le pannicule adipeux. Au-dessus de la partie de la glande ainsi roulée en pelote s'élève un conduit excréteur disposé en spirale, que Wagner et Giraldès ont vu quelquefois bifurqué à son origine. Le nombre des tours qu'il produit dépend de l'épaisseur de la peau. Selon Eichhorn, on en compte vingt ou vingt-cinq à l'éminence thénar, six à dix dans le creux de la main, et à peine un tour dans les points où la peau est mince. Le nombre de ces glandes varie beaucoup aussi, comme on peut le voir en évaluant le nombre de leurs orifices que l'on trouve dans les sillons de la peau entre les papilles et disposés en séries surtout bien sensibles à la face palmaire des doigts. Suivant Eichhorn, on compte, terme moyen, cinquante de ces orifices sur une ligne carrée de la peau dans les diverses parties du tronc, soixante-quinze sur la même étendue entre les doigts, vingt-cinq au bout des doigts. La portion de la glande formant le paquet et la portion adjacente du canal excréteur est formée par une membrane dépourvue de structure. Le canal excréteur ne paraît pas avoir de parois propres; il est revêtu d'un épithélium pavimenteux régulier; la glande contient une substance à grains fins et des corpuscules muqueux. Wagner évalue l'épaisseur de ces glandes à 0,16, 0,25 de ligne; le diamètre de l'utricule pelotonné à 0,04; celui du conduit excréteur à 0,06. (Voy. *Epiderme.*)

Développement. — Selon Valentin, ces glandes existent déjà dans le commencement du cinquième mois, et elles se reconnaissent alors à des filaments grêles qu'on aperçoit quand on détache l'épiderme; Wendt les vit, dit-il, à quatre mois; au septième mois, Valentin trouva leur canal en spirale. Chez le nouveau-né, elles sont encore très petites et n'ont que 0,0005 de pouce de diamètre.

Sécrétion des glandes sudorifères. — Sueur.

Le liquide sécrété par les glandes sudorifères dans l'état ordinaire se volatilise à mesure qu'il arrive à la surface du corps: c'est ce que l'on appelle la *transpiration* insensible; rendue en plus grande quantité et non évaporée, on la nomme *transpiration sensible* ou *sueur.*

Propriétés. — La sueur, quand on peut la recueillir, se présente sous la forme d'un liquide clair et incolore, dépourvu de particules régulières autres que des lamelles épidermiques; cependant Gurlt y a distingué des corpuscules (granules élémentaires) ayant de 0,0009 à 0,005 de ligne: on dit qu'elle est tantôt acide, tantôt alcaline. Donné admet, au contraire, qu'elle est acide, excepté aux aisselles, aux parties génitales et entre les orteils, où elle est constamment alcaline. Ce liquide tache le linge ; il est facilement putrescible, d'une odeur aigre, d'une saveur salée ; il paraît contenir un principe particulier, volatil et odorant, que Barruel regardait comme étant analogue à celui que l'on dégage du sang par l'action de l'acide sulfurique.

Analyse. — Berzélius regardait la sueur comme de l'eau tenant en dissolution des chlorures de sodium et de potassium, de l'acide lactique, du lactate de soude et une matière animale. — Il y admit plus tard de l'extrait alcoolique de viande et de l'hydrochlorate d'ammoniaque.

Thénard trouva qu'elle était formée par 9/10 de son poids d'eau, par de l'acide acétique, par les chlorures indiqués et par des traces de phosphate terreux, d'oxide de fer et de matière animale.

Anselmino vit que 100 parties de sueur desséchées donnent de 0,5 à 1,4 de résidu. 100 parties de ce résidu contiennent :

Osmazôme, acide acétique libre et acétate sodique.   29
Osmazôme, chlorure de potassium et de sodium. .   48
Matière animale soluble dans l'eau seulement. . .   21
Matière insoluble dans l'eau et dans l'alcool avec
   phophate calcique.   2
Oxide de fer. . . . . traces.

2° Glandes des follicules pileux.

Glandes sébacées.

Structure. — Il y a généralement deux glandes sébacées qui s'ouvrent dans chaque follicule pileux. Ces petites

glandes sont situées dans l'épaisseur de la peau ; leur canal
excréteur, fort court, vient s'aboucher dans le follicule
pileux, au-dessous de son orifice. Elles sont formées par de
petites cellules adipeuses, ayant un diamètre de 0,006 à
0,007 de ligne, et qui constituent des amas lobuleux,
ayant environ 0,033 de ligne de diamètre. La graisse renfermée dans ces cellules y existe sous forme de gouttelettes,
et les remplit fort rarement. La masse des cellules n'a pas
d'enveloppe commune, et le canal n'est, le plus souvent,
qu'une série longitudinale de cellules uniformément pleines
de graisse. Ces glandes seraient donc formées par une
agrégation de cellules, s'ouvrant et se vidant temporairement les unes dans les autres, pendant qu'il s'en produit
de nouvelles au fond. Ce mode de structure range ces organes parmi les glandes anomales.

Il ne faut pas confondre les glandes sébacées avec les
follicules pileux altérés, comme on le fait souvent.

Développement. — Selon Valentin, ces glandes naissent
vers le milieu ou vers la fin du quatrième mois; elles sont
très apparentes aux joues. Selon Simon, elles se forment
plus tôt que les poils, mais plus tard que le follicule pileux. Elles sont rangées en lignes obliques sous l'épiderme,
et tellement rapprochées, qu'elles s'imbriquent presque.
(Voy. *Glandes sébacées.*)

3° Glandes sébacées.

Glandes sébacées proprement dites. — Glandes muqueuses
(Eschricht).

Les véritables glandes sébacées, de la peau, sont celles
qui existent indépendantes des follicules pileux; on les
rencontre sur toutes les parties du corps. Elles sont peu

nombreuses dans certains points, comme à la paume des mains, à la plante des pieds; très nombreuses dans d'autres points, sur les grandes et les petites lèvres, sur le gland, etc.

Structure. — L'organisation de ces glandes n'est pas bien connue; on n'a pas encore décidé si elles sont analogues aux glandes sudorifères, si elles ressemblent aux glandes des follicules pileux, ou bien si ce sont des follicules simples, analogues à ceux que l'on retrouve en grand nombre sur les muqueuses.

Développement. — Valentin et Gerber décrivent leur développement de la manière suivante. Ils ont vu, en étudiant les glandes sébacées du creux de la main du fœtus, que la glande forme d'abord un enfoncement sphérique de l'épiderme; par les progrès du creusement de la fosse, il se creuse une vésicule pédiculée. Le pédicule se contourne ensuite. La petite glande se divise alors en deux lobules, qui offrent des indices de la division en vésicules élémentaires, et en même temps le conduit arrive à décrire une spirale complète; plus tard la division de la glande, le nombre de ses vésicules élémentaires, leurs séparations vont en croissant, jusqu'à ce que la glande soit composée de vésicules distinctes, groupées, formant des lobules dont les conduits excréteurs se réunissent en un seul canal, formant plusieurs tours de spire. — Henle doute de l'exactitude de cette manière de voir.

Sécrétion des glandes sébacées. — Matière grasse de la peau.

Suint. — *Sébum.* — *Sébacine cutanée* (De Blainville).

Propriétés. — C'est cette matière grasse qui donne à la peau l'aspect luisant qu'on lui connaît; elle forme une émulsion avec l'eau, et tache le papier comme les graisses; la chaleur ne la fond pas comme les corps gras ; elle se boursoufle et brûle en répandant une odeur de corne et en laissant beaucoup de charbon. Au microscope, le sébum que l'on extrait des follicules du nez paraît comme une masse amorphe, granulée, mêlée de quelques gouttelettes de graisse.

Analyse. — Esenbach a analysé cette substance, qu'il avait recueillie dans un follicule sébacé agrandi. Elle ne se coagulait pas par l'ébullition ; elle précipitait par les acides, par le tannin, par le sublimé. Ce chimiste a même reconnu les proportions suivantes :

Stéarine.	0,242
Osmazôme avec traces d'élaïne.	0,126
Matière salivaire.	0,116
Albumine avec matière caséeuse.	0,242
Phosphate de chaux.	0,200
Carbonate de chaux.	0,021
Carbonate de magnésie.	0,016
Acétate et chlorure de soude.	traces.
Perte.	0,037

Chez le fœtus, le corps est recouvert d'une couche épaisse de matière grasse analogue à celle-ci ; on l'appelle *vernis caséeux.* Elle contient une grande quantité de détritus formé par la desquamation de l'épiderme cutané.

4° Glandes cérumineuses.

Glandes auriculaires.

Structure. — Ces glandes et les suivantes rentrent pour ainsi dire, par leurs usages, dans la classe des follicules sébacés. Quant à leur structure, elles ont une grande ana-

logie avec les glandes sudorifères. La paroi de l'utricule
ou canal sécréteur, contourné sur lui-même en forme de
nœud, a paru à Henle marquée de stries longitudinales, et
après l'avoir rendue transparente par le moyen de l'acide
acétique, cet anatomiste l'a vue couverte d'une couche de
noyaux allongés selon l'axe du canal. — Sur un utricule
du diamètre de 0,045 de ligne, la paroi avait une épaisseur de 0,0025 de ligne. — Le conduit excréteur, droit et
court, avait un diamètre de 0,025 de ligne, et sa paroi,
formée de fibres celluleuses longitudinales, était épaisse de
0,005 de ligne.

L'intérieur de la glande contient des cellules endogènes,
très différentes de celles qu'on trouve dans l'utricule des
glandes sudorifères; elles sont arrondies et oblongues;
elles ont un diamètre de 0,0052 à 0,0064 de ligne, avec
un noyau de 0,0025; elles sont pleines de granulations
obscures, anguleuses, communiquant aux cellules une
teinte jaune par la lumière transmise; les granulations
sont fixées dans l'intérieur de ces cellules.

Développement. — Le développement de ces glandes
doit être, d'après ce que l'on pense, analogue à celui des
glandes sudorifères. Des vésicules glandulaires se réunissent autour de l'axe idéal de la glande, se disposent les
unes autour des autres, se confondent ensemble, et enfin
s'ouvrent les unes dans les autres.

Sécrétion des glandes cérumineuses.

Cérumen.

Cérumen auriculaire

Propriétés. — *Analyse.* — Le cérumen est d'une couleur jaune, semblable à celle de la cire. Il renferme un
grand nombre des granulations anguleuses, dont j'ai parlé

plus haut, ainsi que des vésicules adipeuses ayant un diamètre constant de 0,0046 de ligne. — Ce produit a une saveur âcre et amère ; il tache le papier comme les graisses ; chauffé, il se fond et dégage une odeur aromatique. Il est formé d'une graisse soluble dans l'éther, insoluble dans l'alcool ; d'une matière extractive jaunâtre, très amère, soluble dans l'alcool, et que Vauquelin a comparée à la résine biliaire ; enfin, on y trouve encore de l'albumine, une matière extractive aqueuse et des lactates de soude et de chaux.

B. — GLANDES DES MEMBRANES MUQUEUSES.

1° Glandes mucipares.

Glandes mucipares simples. — Follicules muqueux.

Structure. — On désigne sous ces noms des vésicules ou cellules closes, qui existent dans l'épaisseur de presque toutes les membranes muqueuses. Leur nombre et leur distribution sont variables : tantôt elles sont parsemées çà et là, tantôt elles sont agglomérées ; on en trouve dans des régions de membrane muqueuse qui paraissent d'abord complétement dépourvues de glandes. Elles sont rondes, ovales, closes, formées d'une membrane anhyste épaisse. Leur diamètre varie entre 0,03 et 0,07 de millimètre.

2° Follicules simples.

Mandl signale dans le voisinage des glandes précédentes des vésicules analogues, mais dont la région tournée vers la surface muqueuse est ouverte dans une plus ou moins grande étendue. De la sorte leur cavité figure soit une ampoule, soit un tube ouvert. Leur paroi est également de

nature amorphe. Il est probable que ces follicules et les
glandes dites mucipares ne sont que des états différents
d'une même formation.

Sécrétion des glandes et des follicules mucipares. — Mucus.

Ce produit de sécrétion était, il y a peu d'années encore, considéré comme une matière identique pour toutes
les membranes muqueuses. On sait aujourd'hui qu'il présente de nombreuses variétés dans sa composition, selon
les différentes régions sur lesquelles on le recueille.

Les différences qui servent à faire distinguer les divers
mucus se tirent de l'examen du fluide muqueux proprement dit, qui peut présenter des dissemblances par sa com
position et par ses caractères chimiques. D'autres sont
formées par les particules qui s'ajoutent à ce liquide, et qui
pour la plupart sont le produit de la desquamation de l'épithélium muqueux.

La considération de ces caractères divers a conduit
Donné à proposer une classification des mucus et des membranes muqueuses.

1° Le premier genre de mucus est visqueux, alcalin ;
il renferme des globules dits muqueux dont j'indiquerai les
caractères ; ce liquide est fourni par les véritables membranes muqueuses, qui sont caractérisées par un épithélium
vibratile. La muqueuse aérienne en est le type.

2° Le second genre de mucus est plus ou moins épais,
mais non filant, acide, et renfermant, au lieu des globules
muqueux, des squames ou lamelles épidermiques. Ce mucus est fourni par les fausses muqueuses ou muqueuses
analogues à la peau, dont elles ne sont pour ainsi dire qu'un
prolongement. La muqueuse du vagin en est le type.

3° Le troisième genre de mucus est mixte ; il tient des

deux autres, car il est tantôt acide, tantôt alcalin, tantôt neutre; il contient un mélange de globules muqueux et de lamelles épidermiques. Il provient des muqueuses mixtes, c'est-à-dire de celles qui n'ont pas encore perdu entièrement les qualités de membrane externe, et qui possèdent déjà quelques uns de ceux des membranes internes ou vraies muqueuses. La muqueuse buccale en offre un exemple.

Corpuscules muqueux. — Les globules de mucus sont: les uns mamelonnés, grands de 0,005 à 0,006 de millimètre, d'autres ont un diamètre de 0,01 à 0,02 de millimètre. Ces derniers sont de véritables cellules composées d'une enveloppe et d'un noyau. — L'acide acétique dissout cette enveloppe, fend le noyau, isole les granules. Les noyaux ont un diamètre de 0,005 à 0,006 de millimètre, les granules celui de 0,001; les cellules sont remplies aussi de granules très fins. L'eau gonfle les globules, les fait éclater et met leur contenu en liberté. On sait que ces globules offrent une grande ressemblance avec les globules du pus, et que leur présence dans la sécrétion des glandes mucipares a donné lieu à des opinions nombreuses et opposées. Nous ne pouvons les discuter ici, ni faire connaître la manière de voir des principaux micrographes sur ce point. (Voyez mon *Anatomie pathologique.*)

Nous verrons dans un instant comment ces éléments se présentent sur les diverses membranes, et les différences chimiques et physiques qui existent dans la composition des sécrétions par suite des variations que ces éléments affectent dans leur nombre, leur forme, etc.

A. — MUQUEUSE OCULAIRE.

1° Glande lacrymale.

Structure. — Ces glandes appartiennent à la classe des

glandes en grappe : seulement, à cause de la multiplicité de leurs conduits excréteurs, on doit plutôt les considérer comme une agglomération de glandes que comme une glande unique. Nous connaissons déjà la structure des glandes de cette espèce, et les histologistes n'ont rien mentionné de spécial pour les glandes lacrymales.

Leurs vésicules contiennent, comme toutes celles des glandes de la même classe, des granules élémentaires, des cytoblastes et des corpuscules de mucus.

Développement.— On commence à reconnaître la glande lacrymale dans la seconde moitié du quatrième mois; mais on ignore encore quel est son mode de formation. Bischoff est porté à penser que son développement se rapporte à celui de la cavité buccale.

Sécrétion de la glande lacrymale.
Fluide lacrymal.

Larmes.

Propriétés. — Examinées au microscope, les larmes laissent voir quelques globules de mucus et des lamelles d'épithélium. — Elles sont constituées par un liquide clair, inodore, salé, légèrement alcalin, qui précipite des flocons blancs par l'alcool, et par le chlore des flocons jaunes, insolubles dans l'eau.

Analyses. — Vauquelin et Fourcroy ont analysé ce liquide. Il contient 0,99 d'eau et 0,01 de substance solide, qui, après l'évaporation, reste sous la forme d'une masse jaunâtre, extractiforme, incomplétement soluble dans l'eau, et composée de mucus, de soude, de chlorure de potassium, de phosphate de soude et de chaux. On a appelé *dacryoline* ou *matière lacrymale* une partie des larmes qui ne se coagule ni par les acides ni par la chaleur, mais qui par l'évaporation lente se change en mucus jaune et insoluble.

Voici une analyse des larmes publiée par de Blainville :

Eau	96,0
Matière solide.	0,4
Mucus	0,1
Hydrochlorate de soude . . .	0,3
Phosphate de chaux	0,2
Phosphate de soude.	0,4
Soude libre	0,5

2° Glandes de Meïbomius.

3° Glandes de la caroncule lacrymale.

Ces glandes, qui ne diffèrent entre elles que par leur siége, les unes étant placées dans l'épaisseur du bord des paupières, les autres dans l'épaisseur de la caroncule lacrymale, sont rangées dans la classe des glandes en cœcum.

Structure. — Les parois de l'utricule glandulaire sont anfractueuses jusqu'au voisinage de l'ouverture. Ces cellules desséchées ont 0,035 de ligne dans leur plus petit diamètre, et 0,070 dans leur plus grand. La tunique propre est solide, épaisse de 0,005 de ligne, et formée de tissu cellulaire analogue à celui des parties voisines. La lumière des vésicules est remplie de cellules carrées ; ces cellules en contiennent d'autres grandes et petites, analogues à des gouttelettes de graisse.

Développement. — Au point de vue histologique, ces glandes doivent se développer comme toutes celles de leur classe ; mais on ne sait rien de positif sur ce point, parce qu'elles n'ont pas fait le sujet de recherches spéciales.

Arnold semble admettre qu'elles existent vers la fin du troisième mois.

Sécrétion des glandes de Meïbomius et de celles de la caroncule.
Mucus palpébral.

Chassie. — *Meïbomine.* — *Palpébrine* (de Blainville).

Propriétés. — Le mucus palpébral est gras, butyreux. Examiné au microscope, il est composé de gouttelettes de graisse liquide, et de parcelles granulées, opaques, arrondies et composées de graisse solide qui provient sans doute du contenu des cellules. — On n'a pas encore analysé ce produit.

B. — MUQUEUSE NASALE.

Sécrétion de la muqueuse nasale.
Mucus nasal.

Morve.

Propriétés. — Le mucus nasal est le type du mucus proprement dit. Sécrété par une membrane muqueuse que Donné signale comme étant le type des muqueuses proprement dites, ce produit de sécrétion est fluide, visqueux, demi-transparent ; il est franchement alcalin ; il laisse voir au microscope une foule de globules empâtés dans sa substance, et souvent agglomérés par petites masses, sans pouvoir se séparer ni circuler. Les caractères suivants les distinguent de tous les globules de l'économie, excepté de ceux du pus et des corpuscules blancs du sang : ils sont sphéroïdaux, allongés selon Mandl, granuleux, frangés sur leurs bords, grisâtres, denses, transparents, et semblent composés d'un noyau formé de trois ou quatre granulations petites, renfermées dans une membrane molle et comme plissée. Leur diamètre est de 0,01 de millimètre environ, car on trouve quelques irrégularités dans leurs dimensions.

Lorsqu'on filtre ce mucus, il s'écoule un liquide clair, tandis que les particules tenues en suspension restent sur le filtre. Le liquide filtré prend une teinte opaline par l'ébullition, et dépose une faible trace d'albumine coagulée. Le résidu, lavé et desséché, représente une masse translucide et cassante qu'on regarde comme du mucus pur. Ce produit n'est plus alors soluble dans l'eau soit froide, soit bouillante, mais il a la propriété de s'y gonfler, jusqu'à devenir d'une transparence parfaite. On peut de la sorte le gonfler et le dessécher plusieurs fois de suite sans lui faire subir d'altérations. Les acides concentrés et la potasse caustique dissolvent ce mucus, l'alcool et le tannin le condensent. L'acide acétique le fait contracter sans le dissoudre. Cependant il en extrait de petites quantités de substances solubles qui se comportent à peu près comme les parties constituantes du plasma sanguin, et qui sont précipitées par le tannin et le cyanure ferroso-potassique.

Analyse. — Voici le résultat d'une analyse du mucus nasal, par Berzélius :

Mucus particulier.	5,33
Extrait soluble dans l'alcool et lactate alcal.	0,30
Chlorures de soude et de potasse	0,56
Extrait soluble dans l'eau avec traces d'albumine et d'un phosphate	0,35
Soude	0,09
Eau	93,37
	100,00

C. — MUQUEUSE RESPIRATOIRE.

1° Glandes mucipares du larynx, de la trachée et des bronches.

Structure. — Ces petites glandes, qui sont assez nombreuses et irrégulièrement disposées, appartiennent par leur structure aux glandes en grappes. Elles sont fort petites, et dépassent rarement le volume d'un grain de mil. Chacune de ces glandes, sous un si petit volume, est formée de plusieurs lobules primaires; leurs canaux excréteurs se ramifient en ombelle. Leurs vésicules primaires sont d'un diamètre de 0,045 à 0,055 de ligne, selon Henle; de 0,045 à 0,071, selon H. Weber.

Développement. — On n'a pas tenu compte du développement de ces petits organes glanduleux dans les recherches entreprises pour connaître l'évolution de l'appareil respiratoire.

Sécrétion des glandes bronchiques.
Mucus bronchique.

Le mucus bronchique appartient au premier genre de mucus (Voyez *Mucus*), c'est-à-dire au mucus proprement dit. Il est visqueux, demi-transparent, alcalin, présentant au milieu de sa substance des globules agglomérés par petites masses. Ces globules sont sphériques, granuleux, frangés sur les bords, grisâtres, demi-transparents, et paraissent composés d'un noyau formé de trois ou quatre petites granulations renfermées dans une enveloppe molle et comme plissée; leur diamètre est de 0,01 de millimètre.

Ce sont des globules de mucus. Parfois ce produit contient un certain nombre de lamelles épidermiques qui proviennent de la cavité buccale ou de l'arrière-bouche.

2° Poumons.

Plusieurs anatomistes ont rangé les poumons parmi les glandes. On peut accepter cette manière de voir quant à leur structure, car les ramifications des bronches peuvent facilement être assimilées au conduit excréteur des grosses glandes; ils se rapprochent encore des organes de cette classe comme organes producteurs d'eau et d'acide carbonique, mais ils manquent d'éléments sécrétoires véritables.

Nous n'avons pas à revenir ici sur la structure des éléments pulmonaires. Nous avons décrit ailleurs les vrais cartilages, les fibres contractiles, le tissu jaune intermédiaire aux anneaux, la muqueuse, les cellules d'épithélium, etc.

Développement du poumon. — Le développement histologique du poumon imite celui des glandes en grappe. Les poumons rudimentaires sont lisses; leur blastème est formé de cellules, et à l'intérieur la trachée-artère n'offre pas encore la cavité qui se formera peu à peu par la destruction des cellules du blastème. Le canal pousse bientôt des ramifications analogues à celles des glandes en grappe; celles-ci deviennent de plus en plus serrées, et leurs derniers rejetons constituent les vésicules glandulaires. Cette formation est à peu près accomplie vers le sixième mois, et alors les ramifications et les cellules bronchiques se laissent pénétrer par l'air; car ici, par exception, les cellules ne renferment pas, comme dans les glandes, des granulations élémentaires dans l'intérieur de leur cavité, elles sont seulement tapissées par l'épithélium. Plus tard l'organe se fractionne extérieurement.

Développement de l'appareil respiratoire. — Bischoff admet que les poumons sont une espèce de bourgeonnement de la couche intestinale externe. La trachée-artère se développe de la même manière, au moins le pense-t-il, et bientôt ces deux organes deviennent indépendants du tube digestif et se réunissent ensemble. Contrairement à l'opinion de Rathke, cet anatomiste admet que les poumons sont séparés dès l'origine. Ces transformations appartiennent aux premières époques de la vie embryonnaire.

D. — MUQUEUSE DIGESTIVE.

1° Glandes gengivales.

Glandes tartareuses (Serres). — *Follicules des gencives.*

Structure. — Serres a découvert et décrit de petits organes de sécrétion siégeant près du bord alvéolaire, chez le fœtus, et destinés, selon lui, à sécréter le tartre. Il a soi-disant reconnu leur orifice excréteur, et il les classe à côté des glandes dites de Meïbomius. — Blandin les compare aux follicules des poils. — Les histologistes les ont tout récemment assimilés aux follicules clos. Il faudrait avant tout bien s'assurer de leur existence après l'éruption des dents (voy. *Dents*).

2° Glandes mucipares.

Glandes mucipares lobulées. — *Glandes labiales, buccales, palatines, linguales, œsophagiennes.*

Structure. — La surface des lèvres, des joues, du voile

du palais, de la langue, de l'œsophage, est pourvue d'organes sécrétoires très ténus, mais qu'il est cependant facile de sentir à travers la muqueuse, à la surface de laquelle ils produisent une foule de petites bosselures. Toutes ces glandules appartiennent à la classe des glandes en grappe. Le diamètre des vésicules glandulaires de la lèvre est de 0,055 à 0,022 de ligne, selon Henle, et celui de leur conduit excréteur, de 0,07 à 0,12 de ligne. Les plus petites glandes buccales, dont le volume ne dépasse pas celui d'un grain de mil, sont déjà composées de plusieurs lobules primaires. Il n'y aurait que quelques unes des glandules de la langue qui seraient simples, au dire de H. Weber, qui admet que leur cavité intérieure, divisée en cinq ou six grandes cellules, communique avec l'extérieur par leur orifice punctiforme visible à l'œil nu sur le dos de la langue. En général, ces petites glandes ont une forme aplatie, et leurs canalicules excréteurs se ramifient en ombelle, en partant du canal excréteur commun.

Sécrétion de la muqueuse buccale.

Mucus buccal.

On pourrait à la rigueur ranger le produit de la muqueuse buccale parmi les mucus franchement acides ; mais comme les limites de cette muqueuse ne sont pas nettement déterminées, et par conséquent comme son produit varie selon les points sur lesquels on le recueille, on peut plus sûrement le placer parmi les mucus des muqueuses mixtes.

Dans la cavité buccale proprement dite, on trouve un mucus franchement acide, mêlé d'un grand nombre de lamelles épidermiques. Plus loin, vers le pharynx, le mucus est neutre et même alcalin, et l'on commence à y reconnaître des globules muqueux. Tel est l'état normal ; mais la salive arrive continuellement dans cette cavité, et le fluide que l'on recueille, ou sur lequel on agit, est par conséquent un fluide mixte mélangé de la sécrétion des glandes salivaires, qui est alcaline, du mucus buccal, qui est acide, du mucus des parties profondes vers l'isthme du gosier, qui est neutre ou alcalin. Ces différences expliquent comment on a pu être si longtemps à s'accorder sur la réaction de la salive, car le fluide contenu dans la bouche réagit différemment selon que le mucus buccal reste accumulé dans cette cavité, surtout sur la langue, ou qu'il a été nettoyé par la salive, ou bien encore par suite de la mastication et des soins de propreté que l'on a coutume de prendre.

3° Glandes salivaires.

Glandes sous-maxillaires. — Sublinguales. — Parotidiennes.

Structure. — Ces trois paires de glandes appartiennent, par leur structure, à la classe des glandes en grappe. Les vésicules glandulaires de la parotide, injectées par Muller, ont 0,009 de ligne de diamètre ; celles de la sous-maxillaire ont de 0,014 à 0,029 de ligne. Selon Krause, ces cellules ne seraient pas parfaitement rondes, mais bien oblongues et anguleuses, et le calibre de leurs canalicules excréteurs est comparativement beaucoup moindre. Les conduits excréteurs de la parotide et de la glande sous-maxillaire sont simples, ceux de la glande sublinguale sont au contraire multiples. — L'intérieur des vésicules contient, d'après l'observation de Purkinje, des cellules analogues à celles que l'on trouve dans la salive sécrétée; Henle les a mentionnées aussi.

Propriétés. — Le parenchyme des glandes salivaires est mou; d'une couleur blanc-rougeâtre ou jaunâtre; les lobules de la sous-maxillaire sont les plus volumineux.

Sauvages a évalué la pesanteur spécifique à 1007 pour la sublinguale , à 1043 pour la sous-maxillaire, et de 1034 à 1050 pour la parotide. — La moyenne est , pour la parotide, de 1012, selon Schuebler.

Analyse. — L'Héritier a publié une analyse du parenchyme des glandes salivaires. Il a trouvé :

Eau.	57,18
Substances solubles dans l'eau. . .	20,15
Substances solubles dans l'alcool.	11,42
Parenchyme insoluble.	11,55

Les matières calcaires sont du chlorure de soude , du lactate de soude, du chlorure de potasse, du phosphate et du carbonate de chaux.

Développement. — Les observations de H. Weber, de Rathke , de Muller, de Valentin, de Bischoff , ont montré que la glande sous-maxillaire se développe la première. Il n'y a pas de doute que ces glandes et les autres glandes salivaires se développent de la même manière que toutes les glandes de la muqueuse digestive. Cependant il n'est pas positif que leur canal communique dès le principe avec la muqueuse. Les branches terminales sont souvent divisées en deux rameaux. — Dans les glandes sublinguales des branches sont courtes et ne tardent pas à se convertir en vésicules pédiculées. Les parotides, qui ne se développent que les dernières, existent déjà dès la septième semaine; leurs branches sont courtes et à extrémités renflées. — A la naissance , les glandes salivaires sont pourvues d'une tunique transparente, anhyste , dans laquelle on ne peut plus reconnaître qu'elle doit naissance à des cellules confondues. Le contenu de ces organes se compose de granulations élémentaires et de noyaux.

Sécrétion des glandes salivaires.
Salive.

On appelle ainsi le fluide sécrété par les glandes salivaires. Telle qu'on la trouve dans la bouche, ce n'est pas un liquide simple, car elle est toujours mélangée à une quantité plus ou moins grande de mucus buccal.

Caractères. — La salive est un liquide clair, légèrement bleuâtre, un peu visqueux, filant — caractère qu'elle doit à du mucus, qui provient, comme on s'en est assuré, de l'organe sécréteur lui-même — difficilement miscible à l'eau, bulleuse, laissant précipiter un dépôt floconneux, qu'elle doit au mucus qu'elle renferme. Sa pesanteur spécifique est de 1,004 selon Gmelin, de 1,006 à 1.008 selon Mitscherlich, de 1,009 selon Mandl, de 1,0045 à 1,0061 à 12° c., selon L'Héritier. Selon Schultz, Tiedemann, Gmelin, Donné, elle est alcaline à l'état normal; si elle est dans la bouche, on la trouve tantôt alcaline, tantôt neutre, tantôt acide; cela dépend, au dire des micrographes, des proportions de mucus buccal qui se mêlent à elle, ce dernier étant constamment acide. — Examinée au microscope, la salive présente des lamelles d'épithélium et des globules indiqués pour la première fois par Asch : on les trouve aussi, comme l'a prouvé Sébastian, dans la salive qui provenait par une ouverture fistuleuse. Krause et Mandl disent qu'on ne peut les distinguer des globules muqueux. Weber a vu qu'ils étaient ronds, de grosseurs inégales, ayant de 0,004 à 0,005 de ligne de diamètre; ils gonflaient dans l'eau, se fractionnaient, se bosselaient et laissaient voir une tache centrale, ressemblant au noyau des globules du sang. — Dans l'état normal, lorsque la salive n'est pas mélangée à beaucoup de lamelles d'épithélium, on la voit fournir, lorsqu'on la laisse évaporer sur le porte-objet, de belles cristallisations qui rappellent, selon Donné, les formes de l'hydrochlorate d'ammoniaque.

Propriétés. — Placée sous le récipient de la machine pneumatique, la salive laisse échapper une grande quantité d'air; elle se putréfie vite à l'air et prend une odeur fétide. Les alcalis ne produisent pas de changement apparent dans ce liquide, mais ils en dégagent une odeur ammoniacale. Les azotates d'argent, de plomb, de mercure, y forment des précipités. Le perchlorure de mercure la teint en rouge pourpre, le proto-sulfate de fer la rend violette, le chlore y précipite des flocons albumineux. L'alcool et la teinture de noix de galle donnent dans la salive filtrée un précipité qui se dissout en partie. Lorsqu'on fait chauffer la liqueur ajoutée à l'amidon, elle le convertit en sucre, selon Schwanz.

Analyses. — Voici les chiffres qui indiquent les proportions des principes constituants de la salive :

	Mitscherlich.	Gmelin.	Berzélius.
Eau	0,9832	0,9886	0,9529
Matières solubles dans l'alcool.	0,0073	0,0040	0,0086
Matières solubles dans l'eau.	0,0053	0,0025	0,0031
Matières insolubles dans l'alcool et dans l'eau. . . .	0,0042	0,0049	0,0014

Si on cherche à mieux apprécier la composition des matières que nous venons d'énumérer, on trouve qu'elles contiennent de la substance salivaire (ptyaline), du mucus, de l'osmazôme, du lactate de soude, du chlorure de soude, du phosphate calcaire, de la silice, du carbonate de chaux, du phosphate et du carbonate de magnésie, du phosphore, de l'ammoniaque, de l'acide sulfuro-cyanique? en quantités variables.

Les proportions de ces principes sont réparties à peu près de la manière suivante, selon L'Héritier :

	Moyenne de dix analyses.
Eau	98,65
Matières solides.	1,35

La somme des matières solides a fourni :

Principes organiques. . . .	1,36
— inorganiques. . .	0,05

De la sorte, il considère la salive comme composée de :

Eau.	98,65
Principes organiques. . . .	1,26
— inorganiques . .	0,09
	100,00

La ptyaline figure pour 0,25 dans les 1,26, constituant les principes organiques.

4° Amygdales.

Tonsilles.

Structure. — Les amygdales appartiennent aux glandes en grappe agminées. Dans ce cas, les glandules muqueuses isolées, mais très serrées les unes contre les autres, s'abouchent sur un point légèrement enfoncé dans la muqueuse, parcouru par des plis saillants en entouré d'un bourrelet. Selon Weber, les différents conduits excréteurs s'anastomosent les uns avec les autres.

29.

Développement. — Le développement des amygdales n'a pas fait le sujet de recherches spéciales.

5° Glandes mucipares de l'estomac.

Glandes lenticulaires. — Cryptes. — Follicules.

Structure. — Des opinions contradictoires existent au sujet de ces petits organes sécréteurs. Selon Sprott-Boyd, on les rencontre tantôt au cardia, tantôt au pylore; parfois elles manquent. Elles siègent dans le tissu sous-muqueux. L'anatomiste que nous citons, Bischoff et Pappenheim n'ont pu découvrir leurs ouvertures. Henle les range parmi les follicules clos.

Bischoff a vu dans le contenu de ces glandes lenticulaires des granules ronds plus petits que les corpuscules sanguins.

6° Glandes en cœcum.

Structure. — Il est positif qu'il existe aussi dans l'épaisseur de la muqueuse de l'estomac des glandes en cœcum analogues à celles que nous décrirons plus bas pour l'intestin. Décrites pour la première fois par Sprott-Boyd, on les trouve au fond de petites fossettes formées par la membrane muqueuse, et là elles sont réunies plusieurs à la fois. Ces petites cavités sont remplies par des granules qui ont un diamètre de 0,002 à 0,007 de ligne, ainsi que par des noyaux qui ont un diamètre de 0,002 à 0,003.

Développement. — (Voy. *Glandes de Lieberkuhn.*)

7° Glandes gastriques.

Structure. — Ces glandes, placées vers le grand cul-de-sac de l'estomac, représentent, pour ainsi dire, par leur structure la transition entre les glandes en cœcum et les glandes en grappe. La membrane muqueuse est épaisse et opaque dans les points où on les rencontre. Leur longueur atteint quelquefois 12 ou 15 millimètres, selon Mandl. Leurs canalicules sécréteurs sont placés dans le tissu cellulaire sous-muqueux. Leur contenu est formé par des granulations élémentaires qui se réunissent deux à deux ou trois à trois, s'entourent de cellules, et finissent par représenter d'assez gros corpuscules muqueux, qu'on peut faire sortir par la pression.

Développement. — (Voy. *Glandes de Brunner.*)

Sécrétion des glandes gastriques. Fluide gastrique.

Propriétés. — Le suc gastrique de l'homme est un liquide incolore, légèrement visqueux et écumeux lorsqu'on l'agite ; il serait parfaitement transparent s'il ne tenait en suspension des corpuscules dus à la présence du mucus, dont on le débarrasse par le repos ou par la filtration. Sa pesanteur spécifique n'a pas été déterminée ; celui des chevaux pèse 1,005, celui des lapins de 1,005 à 1,010. On a beaucoup discuté sur les propriétés acides ou alcalines de ce liquide ; et sur ce sujet les avis sont encore partagés, bien que Leuret et Lassaigne aient admis l'acidité constante du suc gastrique chez les vertébrés.

Analyses. — Thénard a donné une analyse du fluide gastrique que Pinel rendait à volonté.

Eau.	98 parties.
Acide lactique.	
Chlorhydrate d'ammoniaque.	
Chlorure de sodium.	
Matière soluble dans l'eau.	2 parties.
Mucus.	
Phosphate de chaux.	

Voici pour comparaison la composition du fluide gastrique du cheval, selon Gmelin.

Résidu sec de l'évaporation. 0,0164

Principes conte-
nus dans le résidu.
 Solubles dans l'alcool. 0,239
 — dans l'acool aqueux. 0,304
 — dans l'eau. 0,429
 Insolubles. 0,038

Parmi ces principes, Gmelin signale le mucus, la matière salivaire, peu ou point d'albumine, parfois de l'osmazôme, de la résine, de la graisse, des sels, qui sont, par ordre de fréquence : le phosphate de chaux, le phosphate et sulfate de potasse, le chlorure de calcium, le sulfate de chaux, le sulfate de magnésie, le fer et le manganèse.

On admet généralement que le fluide gastrique contient, au moins pendant la digestion, un ou plusieurs acides libres; mais les auteurs ont varié sur le choix qu'ils ont fait à ce sujet. Ceux de ces acides que reconnaissent maintenant la majorité des expérimentateurs sont : les acides lactique, acétique et hydrochlorique.

Schwann a découvert dans le fluide gastrique une matière organique à laquelle on a donné le nom de *pepsine*. Selon cet anatomiste, elle se forme et elle est contenue dans les cellules qui revêtent les parois des glandes gastriques simples, ou qui composent les glandes cylindriques de l'estomac. Cette substance, obtenue par un procédé chimique assez long, possède la propriété remarquable de dissoudre l'albumine. Pour cela, il faut l'intermédiaire d'un acide, et cette propriété est encore conservée après que la pepsine a été étendue dans soixante mille parties d'eau. Tel est le principal caractère qui la distingue de l'albumine; on peut encore lui joindre cette autre circonstance, que le cyanure ferrico-potassique ne la précipite pas de ses dissolutions acides. — L'alcool et la chaleur coagulent cette substance et lui font perdre sa faculté dissolvante.

La pepsine est une combinaison de protéine.

8° Foie.

Structure. — Henle a rangé le foie parmi les glandes à structure anomale. — Jusqu'à nos jours des études nombreuses ont été entreprises au sujet de la structure de cet organe, et si elles sont parvenues à nous donner des notions positives sur quelques points, il en reste d'autres au sujet desquels les anatomistes sont complétement en désaccord.

— Le travail de Kiernan fit sensation. Selon cet anatomiste, les grains ou lobules du foie sont parcourus à leur centre par une petite veine hépatique (*veine intralobulaire*), et limités à leur circonférence par des ramifications de la veine porte, de l'artère hépatique et du conduit biliaire. La veine perce de part en part les lobules superficiels, et elle se réunit à une veine plus considérable (*veine sublobulaire*) placée à la base du lobule. Les lobules sont séparés par des fissures (*espaces interlobulaires*) qui aux angles de ces lobules se changent en petits espaces triangulaires. Ces espaces contiennent les branches interlobulaires de la veine porte, de l'artère et du conduit hépatique, dont les ramifications constituent, avec un prolongement de la capsule de Glisson, la capsule des lobes.

Les éléments d'un lobule sont, selon Kiernan, disposés comme il suit : 1° une veine hépatique composée d'un vaisseau central et de quatre, six ou huit petits vaisseaux qui s'y terminent. 2° Des ramuscules de la veine porte qui entourent les lobules, excepté à leur base ; ils forment un plexus dont les branches convergent vers la veine intralobulaire, et s'y abouchent. Les branches de ce plexus communiquent entre elles par des rameaux transverses, entre lesquels on aperçoit de petits espaces ovoïdes occupés par le plexus biliaire. 3° Des conduits biliaires qui se ramifient en petites branches qui forment un plexus réticulé. 4° Peu de ramuscules artériels arrivent aux lobules.

Mais ceci n'est pas admissible, car le microscope ne fait rien découvrir de semblable quand on étudie la structure élémentaire du foie. On voit, au contraire, que les globules sont formés par une agglomération de cellules qui ont été reconnues pour la première fois dans l'année 1838, et à la fois par Turpin en France, par Purkinje et Henle en Allemagne ; enfin par Dujardin et Verger en 1839, et depuis par une foule d'autres anatomistes.

— Turpin admit que la substance du foie est formée par un grand nombre de vésicules molles, fauves, transparentes, de grandeur variable, et contenant des granulations. Entre ces vésicules, on voit une foule de grains vésiculeux de forme et de grandeur diverses, jaunâtres, distincts des vésicules précédentes, et paraissant être les organes sécréteurs.

— Dujardin et Verger décrivaient à leur tour le parenchyme hépatique de la manière suivante :

1° Les lobules, irrégulièrement ovoïdes, sont entourés d'un réseau complexe formé par la capsule de Glisson et par les dernières ramifications de la veine porte, de l'artère et des conduits hépatiques, dont aucun ne pénètre dans l'intérieur.

2° Les lobules, reposant sur les rameaux de la veine hépatique, sont creusés d'une cavité simple ou ramifiée, laquelle sert de racine à la veine hépatique seulement.

3° Le parenchyme du lobule, sans vaisseaux et sans plexus intérieurs, se compose de corpuscules ovales, d'une substance glutineuse, diaphane, coagulable par la chaleur, entremêlée de petits globules huileux.

4° Les corpuscules sont rangés en séries longitudinales ou sinueuses, dirigées de la circonférence vers la cavité centrale, et laissant des lacunes à travers lesquelles passent les corpuscules sanguins.

— Lambron conclut que la granulation hépatique doit être considérée comme l'analogue d'un lobule pulmonaire, c'est-à-dire comme étant formée par un amas de cellules communiquant les unes avec les autres et avec le conduit excréteur.

—Selon Henle, en examinant le foie, on n'y trouve jamais ni vésicules glandulaires ni canalicules. On découvre constamment des cellules à noyau, closes de toutes parts, du diamètre de 0,007 de ligne, devenues souvent polygonales par leur pression mutuelle; elles sont en amas ou en séries. Elles sont jaunâtres et contiennent des corpuscules punctiformes qui adhèrent à leurs parois. Parmi plusieurs hypothèses qu'il avance pour expliquer comment ces vésicules communiquent avec les canalicules biliaires, Henle s'arrête à la suivante, au sujet de laquelle Bischoff a dit qu'il n'arrive qu'à admettre la possibilité de son exactitude, malgré toutes les recherches qui lui sont propres ; la voici : Le parenchyme hépatique représente une masse compacte, parsemée de vaisseaux et composée de cellules qui ne s'écartent que pour laisser des espaces cylindriques dans lesquels l'excrétion s'amasse. — Il n'y a donc là qu'un espace intercellulaire. — Mais plusieurs de ces espaces se réunissent; il se produit une membrane qui va leur servir de paroi, et des cellules s'y appliquent en façon d'épithélium. Alors le canal étant formé, l'excrétion qui remplissait les espaces intercellulaires doit, ou être déposée dans ces espaces par les cellules, ou devenir libre par la dissolution successive des cellules sans cesse en voie d'évolution.

Analyses. — Frommherz et Gugert ont analysé le foie de l'homme. Ils ont trouvé pour 100 parties :

$$
\begin{array}{lr}
\text{Eau.} & 61,79 \\
\text{Matières solides.} & 38,21 \\
\hline
& 100,00
\end{array}
$$

100 parties des matières solides contenaient :

Matières solubles en partie dans l'eau et partie

dans l'alcool. 71,28
Matières insolubles. 28,72
____
100,00

100 parties de foie sec ont donné 2,694 parties de sels consistant en chlorure de potassium, phosphate de potasse, phosphate de chaux, carbonate de chaux et traces d'oxide de fer.

Enfin voici la moyenne de quatre opérations pratiquées par L'Héritier.

100 parties de foie sain, débarrassées autant que possible, par des injections d'eau distillée, du sang et des liquides contenus dans ses conduits, ont donné :

$$
\begin{array}{lr}
\text{Eau.} & 65,28 \\
\text{Matières fixes.} & 94,28
\end{array}
$$

Sur ces dernières, 22,11 étaient solubles en partie dans l'eau, en partie dans l'alcool. — 4,02 représentaient la graisse hépatique, — 12,17 la partie insoluble du parenchyme.

Développement. — Quelques histologistes ont soutenu que le foie était le produit d'une bosselure creuse du tube intestinal, tandis que Reichert prétend qu'il n'a jamais vu aucune cavité communiquant des rudiments du foie à l'intestin. Bischoff admet que cet organe se produit des parois intestinales sous la forme de deux bourgeons, qui deviennent les rudiments des deux principaux lobes. Cet organe, considérable d'abord, parcourt son développement avec une rapidité extraordinaire chez l'homme.

L'histogénie de ce viscère n'a rien appris de positif sur sa structure. À toutes les époques le foie se compose d'une multitude de cellules et de noyaux de cellules. Nous ne reproduirons donc pas toutes les observations contradictoires qui ont été publiées sur ce sujet.

Sécrétion du foie.

Bile.

Liquide biliaire.

Propriétés. — La bile est un produit de sécrétion susceptible de se mélanger à l'eau et à l'alcool en toutes proportions. — Sa réaction est plus alcaline qu'acide; mais son alcalinité n'est pas très prononcée. — Ce liquide est tantôt vert, tantôt d'un brun verdâtre qu'il doit à une substance spéciale, — matière jaune (Thénard), — bilifulvine et biliverdine (Berzélius). — Sa saveur est à la fois amère et sucrée; elle la doit à une autre substance (picromel) (Thénard), — résine et sucre biliaire (Gmelin), — matière biliaire et biline (Berzélius), — acide choléique (Demarçay). — Elle doit sa consistance à la combinaison savonneuse de principes gras ou résineux avec la soude. — Distillée jusqu'à siccité, la bile se trouble d'abord légèrement; l'ébullition y produit une écume considérable, et lorsque l'eau n'est pas complétement évaporée, il reste un résidu solide dont la proportion est variable. — Abandonnée au contact de l'air, la bile se décompose spontanément après un certain temps. — A une température basse, cette décomposition est lente; la bile répand une odeur fétide; elle se trouble, prend une couleur brune et dépose un léger résidu. — Le mucus que la bile renferme paraît surtout contribuer à sa putréfaction.

Examen microscopique. — La bile ne contient pas de parties caractéristiques appréciables au miscrocope. On y trouve seulement quelques particules de matière colorante, de petits cristaux de cholestérine, des lamelles d'épithélium en cylindres et quelques globules muqueux provenant des glandes mucipares de la vésicule. Ce ne sont que des produits accessoires.

Analyses. — Les opinions des chimistes relatives à la composition de la bile ont beaucoup varié. — Dans une première époque, représentée par les travaux de Cadet, on considérait ce produit comme un savon animal. — La seconde époque est caractérisée par les travaux de Thénard, de Berzélius, de Tiedemann et Gmelin ; mais , dit Bouisson, à force de poursuivre l'idée que la bile est un corps très composé, ces chimistes la soumettent à des épreuves chimiques qui altèrent les rapports de ses éléments et donnent naissance à des produits de décomposition.

Voici l'analyse de la bile du bœuf, par Thénard :

	800 parties.
Eau.	700,0
Picromel.	69,0
Corps gras, acide en partie.	
Cholestérine , — peu. —	
Matière colorante, — très peu.	quelques centièmes.
Matière jaune , venant du mucus altéré.	
Soude.	
Phosphate de soude. . .	
Chlorure de potassium. .	 10,3
Chlorure de sodium. . .	
Sulfate de soude.	

Phosphate de chaux. . .)
Phosphate de magnésie ? . } · · · · 1,2
Oxide de fer. . . . . traces.

Voici les premiers résultats obtenus par Berzélius :

Bile de bœuf. . . . . 100 parties.
Eau. 90,44
Matière biliaire 8,00
Mucus de la vésicule. 0,30
Extrait de viande. .)
Chlorure de soude. . } 0,74
Lactate de soude. .)
Soude 0,41
Phosphate de soude.)
Phosphate de chaux. } · · · · · · 0,11
Substances insolubles dans l'alcool. traces.

L'analyse de Gmelin fut faite sur la bile du bœuf, mais
Frommherz et Gugert appliquèrent les mêmes moyens
d'analyse à la bile humaine. Voici le précis de leur opération.

I. Insoluble dans l'eau.
    1° Insoluble dans l'eau bouillante.
        A. Insoluble dans l'acide acétique. — Mucus.
        B. Soluble dans l'acide acétique. — Matière colo-
           rante.
    2° Soluble dans l'eau bouillante, évaporée.
        A. Insoluble dans l'alcool bouillant — Ptyaline.
        B. Soluble dans l'alcool bouillant ; matière ca-
           séuse et cholestérine.
II. Soluble dans l'alcool évaporé.
    1° Soluble dans l'éther. — Cholestérine.
    2° Insoluble dans l'éther.

> A. Non précipité par le sous-acétate de plomb. — Picromel.
> B. Précipité par le sous-acétate de plomb.
>> *a.* Soluble dans l'eau. — Osmazôme.
>> *b.* Insoluble dans l'eau. — Bouilli avec de l'alcool et évaporé.
>>> A. Insoluble dans l'eau. — Acide cholique.
>>> B. Insoluble dans l'eau.
>>>> *a.* Soluble dans l'éther. — Résine biliaire. — Acide margarique et oléique.
>>>> *b.* Insoluble dans l'éther. — Osmazôme.

En 1829, M. Braconnot déduisit de cette analyse que le *principe amer alcalin* de la bile se combine avec la *résine acide*, en formant avec elle un savon et en la rendant soluble dans l'eau ; c'était l'origine d'une nouvelle méthode qui a fait faire un pas à nos connaissances sur ce sujet difficile.

Demarçay marcha dans cette voie ; il essaya l'action des acides, des alcalis et des sels de plomb sur la bile. Il put toujours constater l'existence d'une substance toujours identique, donnant toujours, par sa décomposition, les mêmes produits peu nombreux et faciles à distinguer. Cette substance, c'est l'*acide choléique* ; les produits de décomposition sont : l'*acide choloïdique*, matière solide, non azotée ; la *taurine*, l'*acide cholique*, produit cristallisable, soluble dans l'éther. En conséquence, Demarçay a considéré la bile comme un savon formé essentiellement de *choléate de soude*.

Enfin Berzélius a publié récemment le résultat de nouvelles recherches qui confirment en partie celles de Demarçay.

Ce chimiste admet que le principe essentiel de la bile est la *biline*, et que ce liquide est une combinaison de *biline*, d'acide *bilifellique*, d'acide *cholique*, d'acide *gras*, de matière colorante verte (*biliverdine*), de matière colorante jaune (*bilifulvine*) et d'alcalis. Elle renferme en plus du mucus, de la cholestérine, quelques matières extractives et des sels. — Tel est, selon Berzélius, ce produit, au sein de l'organisme et pendant la vie.

9° Pancréas.

Structure. — Il y a une grande analogie de structure entre le pancréas et les glandes salivaires; comme ces dernières, le pancréas appartient au genre des glandes en grappe. Le diamètre transversal de ses vésicules glandulaires est de 0,028 de ligne. Les grappes glandulaires reposent, selon Berres, sur les plus petites branches, et chacune est portée par un pédicule; les vésicules que contient la glande peuvent jouer le rôle de contenu de sécrétion ou d'épithélium.

Propriétés. — Le pancréas pèse 0,029 selon Muschenbroek, de 1,0007 à 1020 selon Schuebler.

Analyses. — Wienhold a analysé le tissu du pancréas; il a obtenu:

Substances fixes	1292
Substances solubles	1136
Substances insolubles dans l'eau	156
Substances solubles dans l'alcool	944
Substances insolubles dans l'alcool	848
Substances coagulables par la chaleur	43
Osmazôme	1

Voici l'analyse de L'Héritier :

Eau.	52,12
Substances solubles dans l'eau. .	21,19
Substances solubles dans l'alcool.	9,14
Albumine coagulée	8,20
Parenchyme insoluble.	9,95
	101,60

Développement. — Le pancréas se rapproche encore des glandes salivaires par son développement. Il paraît un peu plus tôt qu'elles, et se développe sur le côté gauche de l'intestin. La figure du canal excréteur et des branches apparaît ainsi dans le blastème, mais moins distinctement que dans les glandes salivaires, parce que chaque portion du conduit, en se formant, s'entoure de bourgeons qui la cachent complétement. Chez le nouveau-né, les vésicules glandulaires primaires sont plus larges et plus grosses que dans les glandes salivaires.

Sécrétion du pancréas.
Fluide pancréatique.

Suc pancréatique.

Propriétés. — Le suc pancréatique n'a pas encore été étudié chez l'homme, et toutes les observations que nous possédons sur ce liquide ont été faites sur celui du lapin, du mouton, du chien, du cheval. C'est un liquide clair, un peu opalin, filant comme de l'albumine, légèrement salé, acide selon les uns, neutre ou alcalin selon les autres. Il pèse 1,0026 chez le cheval (Leuret et Lassaigne). La composition du suc pancréatique est mal connue ; il renferme de 88 à 89 pour 100 environ d'eau. Les matières solides sont de l'osmazôme, de l'albumine, de la caséine, une trace d'acide libre et quelques sels. On n'a pas non plus fait d'études microscopiques sur ses éléments.

10° Glandes de Lieberkühn.

Glandes en cœcum.

Structure. — Ces organes représentent de petits tubes, formés en cul-de-sac, dont la profondeur est de 0,25 à 0,50 de millimètre; leurs orifices sont larges à peu près de 0,05 à 0,07 de millimètre. Ces petites glandes en cœcum sont très serrées sur toute la surface muqueuse de l'intestin grêle ; elles sont quelquefois disposées en tas ou en plaques. On peut encore les rencontrer dans toute l'étendue du gros intestin; mais alors elles sont plus grandes que celles de l'intestin grêle, que l'on a appelées plus spécialement glandes de Lieberkühn ; celles du rectum sont même visibles à l'œil nu, et Henle , qui a vu leur cul-de-sac se renfler, admet qu'il peut se bifurquer.

Henle a quelquefois trouvé dans leur intérieur une masse visqueuse, avec des granules élémentaires ; on peut y trouver des noyaux de cellules bien développés et des cylindres d'épithélium considérables pour leur petit calibre.

Développement. — Ces organes proviennent de la fusion en ligue , parfois aussi du simple allongement des vésicules glandulaires.

11° Glandes solitaires.

Follicules isolés.

Structure. — Les glandes solitaires sont réparties dans toute la longueur de l'intestin grêle , sous la muqueuse, où elles font une saillie plus ou moins grande, suivant leur degré de réplétion. Leur diamètre varie de 0,1 à 0,8 de ligne. Vu à plat, leur bord semble entouré d'une couronne régulière de petites ouvertures, qui mènent à de courts canalicules, lesquels pénètrent jusqu'à la face externe des follicules ; cependant Boehm n'a jamais découvert de communication entre les canalicules et le follicule clos : Krause croit le contraire. Enfin, d'autres pensent que ce sont des glandes de Lieberkühn. Il paraît que dans certaines circonstances, ces organes peuvent s'ouvrir à la surface de la muqueuse.

La substance renfermée dans ces follicules est blanche et grenue.

12° Glandes de Peyer.

Follicules agminés.

Structure. — Ces glandes sont des follicules entièrement analogues à ceux que nous venons d'étudier. La seule différence, c'est que les follicules, au lieu d'être isolés, se réunissent en masses appelées plaques. La couronne de petits tubes mentionnée plus haut les accompagne. Selon Berres, ces follicules peuvent avoir une ouverture extérieure.

Krause a vu dans le contenu des glandes de Peyer des granules élémentaires ayant un diamètre de 0,0018 à 0,0022 de ligne. Boehm en a vu qui contenaient des taches obscures.

Développement. — Ces glandes apparaissent de très bonne heure ; elles doivent naissance, selon Bischoff, à des cellules primaires confondues.

13° Glandes de Brunner.

Glandes mucipares lobulées.

Structure. — Les glandes de Brunner, que l'on rencontre dans l'intestin grêle, sont de petites glandes en grappe pourvues déjà de plusieurs lobules primaires, bien qu'elles n'atteignent pas le volume d'un grain de mil. Selon Boehm, elles sont formées de lobules séparés dont les canalicules sécréteurs se réunissent en un canal commun.

Développement. — Selon Bischoff, les glandes de Brunner proviennent de l'association d'un conduit excréteur à un système de vésicules glandulaires confondues ensemble.

Sécrétion des glandes intestinales.
Liquide entérique.

Propriétés. — *Analyse.* — Le liquide ou suc entérique est le produit de la sécrétion des organes glanduleux des intestins. On comprend qu'il doit être très difficile de se le procurer à l'état de pureté nécessaire pour en bien apprécier la composition. On sait que ce liquide est neutre lorsque l'intestin est vide ; qu'il devient acide et plus abondant dans le jéjunum pendant les digestions. Dans le gros intestin il est alcalin, à l'exception de celui que l'on trouve dans le cœcum.

Selon Tiedemann et Gmelin, le suc entérique contient du mucus, de l'albumine, du caséum, des matières extractives et une matière qui devient rouge par l'action du chlore et du sublimé.

Développement du tube digestif. — Bischoff affirme que les doctrines de Wolff et Baër relativement à l'analogie de formation qui existe entre l'intestin de l'oiseau et celui des mammifères sont exactes ; en conséquence il se base sur leurs observations et sur les siennes propres pour décrire cette évolution comme il suit.

La formation de l'intestin commence plus tard que celle des organes nerveux et vasculaires ; mais, malgré cela, elle date encore de l'époque où les bords du corps de l'embryon se continuent à plat avec la vésicule blastodermique, et où les extrémités céphalique et caudale commencent à se séparer. Alors apparaît sous ces extrémités une excavation dans laquelle sont entraînés le feuillet vasculaire et le feuillet muqueux. L'entrée de la partie antérieure de la cavité viscérale s'appelle *entrée antérieure de l'intestin* (*aditus anterior*), l'entrée du côté de l'intérieur de la vésicule blastodermique s'appelle *entrée postérieure de l'intestin* (*aditus posterior*) — (ce ne sont ni la bouche ni l'anus). — Alors se forme l'intestin. Pour cela les feuillets vasculaire et muqueux se séparent du feuillet séreux, excepté dans le point de la ligne médiane qui correspond au rachis futur. En même temps que ces deux feuillets sont ainsi refoulés, ils s'épaississent en formant une gouttière longitudinale, et se réunissent. Mais avant cette réunion, le feuillet muqueux abandonne le feuillet vasculaire dont les deux moitiés se joignent toutes et se soudent pour former le rudiment du mésentère, *lames mésentériques* (*laminæ mesentericæ*) ; — Les feuillets vasculaire et muqueux s'épanouissent alors le long de leur attache vertébrale, et donnent naissance aux deux lames, *lames ventrales* (*laminæ ventrales*) qui limitent la *gouttière intestinale* proprement dite. Peu à peu cette gouttière se convertit en canal, et sa clôture s'opère progressivement, au point que le tube intestinal ne présente bientôt plus qu'une très petite communication avec la cavité des feuillets vasculaire et muqueux qui forment la vésicule blastodermique : c'est ce que Baër appelle l'*ombilic intestinal*. Ce point d'union s'allonge ensuite sous forme de canal, et l'on a maintenant deux parties isolées, l'intestin et la *vésicule ombilicale* que réunit le canal dit *omphalo-mésentérique*, qui lui-même s'oblitérera plus tard. A cette époque on peut distinguer trois portions au tube intestinal, l'*intestin oral*, l'*intestin anal* et l'*intestin intermédiaire*.

1° L'*intestin oral* reste droit ; il commence par la cavité buccale (la bouche n'existe pas encore). — La *langue* apparaît vers la septième semaine ; à quatre mois, les papilles sont distinctes. — L'*œsophage* se sépare peu à peu de la trachée-artère. — L'*estomac* se développe à l'extrémité de cette portion supérieure. Il n'existe pas d'abord, et ne forme ensuite qu'une légère bosselure. La valvule pylorique n'est pas encore visible à trois mois. — Le *duodénum* se forme par les progrès du développement de cette extrémité supérieure. — Enfin, sur le trajet de cet intestin supérieur naissent encore les *glandes salivaires*, les *poumons*, le *foie*, le *pancréas*.

2° L'*intestin moyen* se développe vite. Sa partie supérieure, en décrivant des circonvolutions, constitue l'*intestin grêle*. La partie inférieure, qui coule moins vite, forme le *colon*. Il faut noter qu'an moment où l'intestin grêle commence à se former, les deux portions se tordent l'une sur l'autre, et de la sorte l'intestin grêle passe au-dessous du gros intestin, qui se trouve disposé autour de lui et se transforme en colon ascendant, transverse et descendant. A la jonction des deux intestins apparaît le cœcum, dont la valvule est perceptible au troisième mois. Le développement de cette région est complet vers le cinquième mois.

3° L'*intestin anal* subit peu de métamorphoses ; il constitue le rectum, terminé d'abord par un cul-de-sac, à la rencontre duquel marche l'anus de dehors en dedans.

Développement de l'intestin. — On ne sait rien de positif au sujet du développement histologique de l'intestin.

E. — MUQUEUSE URINAIRE.

1° Reins.

Structure. — Les reins appartiennent à la classe des

glandes rétiformes. Leur structure a donné lieu à de nombreuses recherches qui ne sont pas encore satisfaisantes sur tous les points.

Arrivé au rein, l'uretère se dilate en entonnoir, duquel partent un certain nombre d'autres canaux fort courts, larges et cylindriques ; ce sont les calices, composés comme l'uretère, d'une couche muqueuse et d'une tunique propre. Dans ce point, ces deux lames se séparent : la seconde va se confondre avec l'enveloppe extérieure du rein ; l'interne forme seule le cul-de-sac qui représente le fond des calices. Dans les calices s'élèvent une ou deux saillies appelées pyramides ou papilles, recouvertes par la muqueuse, et qui présentent à leur sommet de petites ouvertures au nombre de douze à seize, qui aboutissent à de petites fossettes profondes de 2 à 5 millimètres (*ductus papillares* de Ferrein), sur les parois desquelles s'abouchent les canalicules urinifères.

Ces canalicules urinifères, dont les tubes, disposés en faisceaux, forment le sommet des saillies papillaires que la substance corticale entoure à leur base, marchent en ligne directe à travers la substance des papilles jusqu'à la substance corticale. Dans ce trajet ils se divisent en rameaux dichotomiques, qui se divisent eux-mêmes de la même façon. Berres a vu que, depuis le sommet de la papille jusqu'à la substance corticale, il y avait environ de huit à quinze divisions sur la longueur d'un tube (*tubes de Bellini*). Cette multiplication des tubes se fait sous des angles très aigus, et se répète de même, de sorte qu'elle ne nuit aucunement à la disposition en faisceaux de la masse totale. Le diamètre de ces canalicules reste à peu près le même malgré toutes ces divisions. Weber leur a trouvé 0,0130 de ligne au sommet de la papille, 0,0160 vers le milieu, 0,0195 à la base.

Arrivés à la substance corticale, les canalicules se distribuent dans tous les sens en décrivant une multitude de circonvolutions et de flexuosités (*tubes de Ferrein*). Parfois cependant ils ne se séparent pas au point de s'isoler tous, et l'on trouve parmi les circonvolutions des faisceaux formés de cinq ou six tubes réunis. Quant à la terminaison dans la substance corticale de ces canalicules primaires, il existe encore du vague — Muller, Krause, Wagner, se sont prononcés pour l'existence d'extrémités closes, sans toutefois nier la possibilité de la terminaison en anses — Henle admit les extrémités closes comme disposition exceptionnelle — H. Weber et Cayla ont, au contraire, établi en règle le dernier mode de terminaison ; à cette fin, les canalicules s'aboucheraient par paires. Selon Cayla, il y aurait au-delà de ce mode d'anastomose formé par les conduits primaires un système d'anses secondaires émanant des vaisseaux urinifères très grêles, qui se séparent des autres sous un angle droit et y reviennent plus tard après avoir décrit un grand nombre de circonvolutions.

Entre les canalicules, entre les circonvolutions, on trouve un réseau formé par de nombreux vaisseaux capillaires. Mais le point le plus curieux, c'est l'existence d'un grand nombre de granulations, qui occupent de petites excavations de la substance corticale d'où on peut les dégager, comme l'a fait voir Muller. Ces granulations (*corpuscules de Malpighi, — glomérules*) sont arrondies, plus souvent ovales, avec un diamètre de 0,08 à 0,010 de ligne, quelquefois de 0,03 à 0,04. Bowmann a cru remarquer qu'elles étaient pourvues d'une capsule particulière. Muller pense qu'elles émanent des artères. Henle, se fondant sur les injections de Hyrtl, trouve au vaisseau qui les forme le même diamètre qu'aux capillaires du rein, et les place par conséquent sur le trajet de ceux-ci. L'unique capillaire qui les forme est roulé sur lui-même en manière de paquet, d'où s'échappent des ramuscules qui vont se jeter dans le plexus vasculaire qui entoure les canalicules — Il n'y a pas de tissu cellulaire dans les intervalles des éléments du rein, mais bien une trame gélatiniforme.

Les canalicules urinaires offrent sur toute leur longueur des rétrécissements très peu profonds ; leur membrane propre est hyaline, anhyste, s'affaissant et formant des plis ; après l'expulsion de son contenu, son bord se présente à l'observateur sous la forme d'une ligne noire. Selon Mandl, ils ont un épithélium, tantôt en pavé, tantôt vibratile. Les canalicules sont complétement remplis par des cellules endogènes, que l'on peut isoler par la pression et par l'acide acétique ; on trouve alors des cellules à noyau et des noyaux nus qui sont ronds, aplatis, grenus, avec un diamètre de 0,0033 de ligne, résistant à l'action de l'eau et de l'acide acétique, ce qui les distingue des corpuscules de Mengs. Les cellules se dissolvent dans l'eau, mais non pas dans l'acide acétique. Tous les intervalles sont remplis par une substance claire et gélatiniforme, avec des points obscurs. Ces cellules peuvent affecter une disposition régulière ou irrégulière ; elles peuvent manquer, par places, ainsi que les noyaux, mais tantôt dans un point, tantôt dans un autre, et l'on trouve, en général, les canalicules remplis jusque dans les papilles.

Analyses. — Les reins de l'homme ont été analysés par Gmelin. Suivant ce chimiste, l'albumine contenait peu de soufre ; l'éther enlevait de la graisse. L'extrait aqueux, dont la substance médullaire fournit une quantité plus considérable que la substance corticale, se comporte, au dire de Berzélius, comme l'extrait de viande. Il renferme un acide libre (lactique selon Berzélius ; — phosphorique selon Gmelin) ; il donne encore de la gélatine peu coagulable. — Gmelin a trouvé que la substance médullaire donnait plus d'extrait alcoolique que la substance corticale. Je pense que la substance insoluble dans l'eau est de la fibrine. — Wienhold a trouvé dans les cendres du rein : du phosphate de soude, du chlorure de soude, du phosphate de chaux et du fer.

L'Héritier a publié l'analyse suivante :

	Rein sain.
Portion du parenchyme insoluble dans l'eau et dans l'alcool.	18,10
Eau.	53,80
Albumine et matière grasse.	15,00
Urée	0,40
Acide urique.	0,10
Sels fixes , non décomposables au feu.	1,40
Matières organiques non susceptibles d'être isolées et donnant séparément : { Acide lactique. . . . . . Lactate. . . . . Matière extractive. . . Hydrochlorate d'ammoniaque . . . . . }	11,10

Développement. — Rathke, Muller, Valentin, Bischoff, ont surtout étudié le développement histologique du rein. Rathke a vu apparaître d'abord un blastème, dans lequel se développent de petits renflements claviformes, ayant leur cul-de-sac tourné en dehors, et se confondant vers le hile par leurs pédicules : ce sont évidemment les canalicules. A cette époque les uretères manquent encore, mais ils sont indiqués par le blastème. De nouveaux renflements apparaissent peu à peu, et l'on peut constater qu'ils sont creux. L'uretère se joint alors au rein, les calices se forment, et l'on voit les canalicules, formant une sorte de petit pinceau, s'aboucher dans leur intérieur. A partir de ce moment, le nombre des canalicules augmente et complète le mamelon. Ces conduits, primitivement claviformes, s'allongent, prennent partout un même calibre, forment des sinuosités , se contournent et donnent à la partie qu'ils occupent l'aspect de la substance corticale arrivée à son parfait développement. On ne sait rien de bien précis sur le mode primitif de génération des canalicules et sur la manière dont se forment les ramifications dichotomiques qu'ils représentent dans les mamelons. Quant au premier point, Henle a pensé qu'il peut se faire que les vésicules glandulaires primitives se rangent en séries longitudinales et forment ainsi des canalicules que d'autres vésicules, disposées en travers, font communiquer. Bischoff n'a jamais vu ces vésicules primitives isolées; il croit, au contraire, que les cellules du blastème s'organisent de suite sous la forme de languettes ou de cordons, et que l'accroissement se fait par l'appropriation continuelle de nouvelles cellules. Les corpuscules de Malpighi existent de bonne heure, mais leur nombre et leur volume sont peu considérables; et dans le principe, au lieu d'être réunis à la périphérie de l'organe, ils sont répandus dans toute son étendue. Sur un embryon de six mois, Bischoff a distingué la tunique propre et l'épithélium des canalicules.

Selon Meckel, chez l'enfant nouveau-né, le poids des deux reins est à celui du corps dans la proportion de 1 à 80, et chez l'adulte comme 1 à 240.

Sécrétion de l'appareil urinaire.

1° Urine.

Propriétés. — L'urine nouvellement excrétée est un liquide clair, acide, d'une couleur jaune d'ambre, d'une odeur particulière qui disparaît par le refroidissement, d'une saveur amère et salée, d'une pesanteur spécifique moyenne de 1008.

Analyses. — Voici les chiffres donnés, il y a trente ans bientôt, par Berzélius pour l'analyse quantitative de 1,000 parties d'urine dont il n'annonce pas autrement l'origine ni la densité.

a. Eau.   933,00

b. Matières organiques.

    Urée.   30,10
    Acide lactique libre. . . . .
    Lactate d'ammoniaque . . . .
    Extrait de viande soluble dans l'alcool . $\rangle$ 17,14
    Matières extractives seulement solubles
      dans l'eau . . . .
    Acide urique   1,00
    Mucus vésical   0,32

c. Matières inorganiques.

    Sulfate de potasse 3,71
    Sulfate de soude 3,16
    Phosphate de soude 2,94
    Chlorure de soude. 4,45   15,29
    Phosphate de chaux et de magnésie. 1,00   indécom-
    Silice 0,03   posable au feu.
    Biphosphate d'ammoniaque. . . . 1,65   3,15
    Chlorhydrate d'ammoniaque . . . 1,50   déc. au feu.

                            1000,00

Dans ces derniers temps, Lecanu et Becquerel ont étudié cette question avec plus de soin, et sont arrivés à des résultats qui diffèrent très peu les uns des autres. Les chiffres qui suivent indiquent la composition moyenne de l'urine chez l'homme et chez la femme à l'état normal, selon Becquerel.

Éléments chimiques.	Urine des 24 heures.	Composition sur 1000 parties.
Quantité d'urine	1319,8	1000
Densité.	1017,010	
Eau	1282,634	971,935
Matières autres que l'eau données par l'évaporation directe.	36,866	28,066
Urée.	16,555	12,102
Acide nitrique	0,526	0,398
Sels fixes et indécomposables à la chaleur rouge. — chlorures, phosphates, sulfates : calcique, sodique, potassique, magnésique.	9,089 (1)	6,919 (2)
Matières organiques qu'on ne peut isoler et doser séparément. — acide lactique, lactate d'ammoniaque, matières colorantes, matières extractives, hydrochlorate d'ammoniaque.	10,696	8,647

Composition des sels fixes sur l'émission des 24 heures et sur 1000 parties d'urine.

	(1) Urine des 24 heures. —	(2) Composition sur 1000 parties.
Somme.	9,089	6,919
Chlore	0,659	0,502
Acide sulfurique.	1,123	0,855
— phosphorique . . .	0,417	0,317
Potasse.	1,708	1,300
Bases alcalines et terreuses. — Soude, Chaux, Magnésie	5,181	3,944

2° Mucus vésical.

Propriétés. — L'urine saine contient toujours une petite quantité de mucus, extrêmement faible dans l'état normal ; Donné le range dans la classe des mucus mixtes , il est sans doute acide. Il contient un certain nombre de globules muqueux et des lamelles d'épithélium. On sait que Rayer , se fondant sur l'analogie de formes qui existe entre les globules muqueux et les globules du pus, considère le liquide contenant ces globules comme offrant un état pathologique transitoire, et qu'il l'a désigné sous le nom de *muco-pus*. Nous ne pouvons discuter ici cette opinion.

Développement de l'appareil urinaire. — *Corps de Wolff.* — Un organe temporaire double, qui n'existe que pendant les premiers temps de la vie embryonnaire , précède le développement des organes urinaires. Ces organes , nommés *corps de Wolff*, apparaissent après la formation du tube intestinal , sur les côtés de la colonne vertébrale. Ils occupent d'abord l'espace compris entre le cœur et l'extrémité postérieure du corps, et plus tard ils se concentrent dans le bas-ventre. J. Muller a fait voir que leur structure se rapproche de celle des glandes tubuleuses et qu'ils fournissent une sécrétion qui va se rendre dans l'allantoïde. Cette fonction est analogue à celle des reins ; et comme ces corps de Wolff disparaissent à mesure que ces derniers organes se développent , on en a conclu qu'ils les suppléent jusqu'au moment de leur formation. Chez l'embryon humain , il n'en reste que de faibles débris dès le second mois.

Reins. — *Uretères*. — Les reins doivent leur développement à une lame plastique composant un dépôt secondaire. Ils sont situés sur les côtés de la colonne vertébrale, derrière les corps de Wolff. C'est vers la septième semaine environ qu'ils apparaissent; ils sont d'abord lobulés, de sorte que les granulations qui les composent dans le cours de la neuvième semaine se réunissent et forment environ huit lobules la semaine suivante. Ce nombre augmente encore, et plus tard il se réduit; ainsi on ne compte environ que quinze lobules à la naissance.

Quelques anatomistes ont pensé que les uretères se développaient partiellement et ne communiquaient que plus tard avec les reins. Les observations de Rathke et de Bischoff ne confirment pas cette manière de voir; ils ont toujours vu les uretères unis aux reins, dès qu'ils ont pu suivre les traces de l'organisation de ces parties. Bischoff n'a pu non plus se convaincre que ce conduit, le bassinet et les canalicules urinaires se développent d'abord chacun isolément; il pense que leurs rudiments ne font d'abord qu'un tout continu : seulement leur cavité ne se produit que par les progrès du développement.

Vessie. —Dans les premiers temps de la vie, une vésicule (l'allantoïde) naît de l'extrémité inférieure de l'embryon; elle acquiert de bonne heure une cavité communiquant avec l'intestin, se développe, sort du corps de l'embryon pour conduire les vaisseaux ombilicaux au chorion. Les conduits excréteurs des corps de Wolff, les uretères, etc., communiquent de bonne heure avec cette cavité. A l'époque de la formation des parois du bas-ventre et de leur rencontre à l'ouverture ombilicale, ce qui arrive de fort bonne heure, l'allantoïde est étranglée et elle s'oblitère dans toute la portion de sa surface qui a été laissée au-dehors de l'abdomen; la seconde partie restée dans cette cavité est d'abord pyriforme; mais, par suite du développement partiel de sa moitié inférieure et du rétrécissement de sa moitié supérieure, on voit bientôt apparaître la vessie telle qu'elle se montre à l'époque du développement parfait, et son prolongement ou l'ouraque. On retrouve temporairement chez l'homme une communica-

tion entre le bas-fond de la vessie et l'intestin ; elle représente le cloaque de certains animaux ; cette disposition
cesse de très bonne heure au moyen de plis, selon Rathke,
tandis que Valentin pense que c'est par un raccourcisse-
ment progressif du cloaque. C'est alors que l'on voit apparaître l'issue commune aux organes urinaires et génitaux,
le sinus uro-génital, qui bientôt entre en communication
avec l'urètre, qui s'est développé simultanément.

F. — MUQUEUSE GÉNITALE.

I. — APPAREIL GÉNITAL MALE.

1° Testicules.

Henle range les testicules parmi les glandes réticulaires
aussi bien que les reins ; d'autres les placent, au contraire,
parmi les glandes en grappes à lobules multiples.

Structure. — Le canal déférent, en se recourbant à la
partie inférieure du testicule, donne naissance au canal de
l'épididyme, dont le diamètre offre successivement les dimensions suivantes, après l'injection : — 0,13 de ligne à
son extrémité — 0,15 vers le milieu — de 0,12 à 0,33 vers
son extrémité testiculaire. — Ce canal semble alors se
continuer vers la partie supérieure du corps d'Highmore en
contournant le testicule dans toute sa longueur ; mais à
mesure qu'il parcourt ce trajet, il reçoit, depuis la partie
inférieure jusqu'en haut, la terminaison des tubes nommés
vasa efferentia. Ces tubes, au nombre de neuf à trente,
ont un diamètre de 0,076 de ligne vers l'épididyme, de
0,18 vers le testicule ; ils forment de nombreuses circonvolutions, et, superposés les uns aux autres, finissent, depuis le plus inférieur jusqu'au supérieur, par se plonger
dans le canal de l'épididyme, dont le plus élevé semble être

l'origine; ils laissent entre leurs divers orifices des intervalles de un à douze millimètres. Les extrémités testiculaires de tous ces conduits s'abouchent avec un réseau formé par sept à dix-huit tubes droits et onduleux, d'un diamètre de 0,11 à 0,24 de ligne, et qui est renfermé dans l'épaisseur du corps d'Highmore : c'est le *rete testis*. C'est dans ce réseau que plongent les vaisseaux droits, *ductili recti*, qui représentent la terminaison des canaux séminifères proprement dits. Ces conduits droits ont un diamètre de 0,11 à 0,21 de ligne; leur nombre n'est pas exactement déterminé; ils se pelotonnent au nombre de deux ou plus, suivant Lauth, au nombre de six ou sept, selon Berres, et forment des circonvolutions considérables qui donnent naissance aux lobules du testicule disposés en rayonnant à partir du réseau vers la périphérie de la glande. Astley Cooper admit que le prolongement de l'albuginée entoure ces lobules et leur forme des cloisons complètes en forme de gaîne; ces cloisons existent, au dire de Lauth, mais elles sont loin d'être complètes. Le nombre des conduits séminifères a été évalué à huit cent quarante environ par Lauth, et la longueur de chacun d'eux à vingt-cinq pouces. Leur diamètre est de 0,06 de ligne, selon Monro; de 0,0564, selon Muller; de 0,0648, selon Lauth, avant l'injection; de 0,0516 après cette opération, selon le même auteur. Plusieurs de ces conduits s'abouchent à la fois vers le réseau pour former les *ductili recti*, et dans le cours de leurs sinuosités, ils envoient fréquemment aussi des communications transversales. Lauth a compté quinze anastomoses de ce genre dans une partie qui, développée, avait quarante-cinq pouces de long. Quant à la terminaison de ces canalicules spermatiques, même controverse que pour la terminaison des conduits urinifères. — Lauth n'a jamais vu qu'une fois leur terminaison en cul-de-sac — J. Muller a signalé cette forme comme étant constante — Krause a vu des extré-

mités arrondies et closes — Berres les a trouvées boursou-
flées.

Comme celles des conduits urinifères, les parois des canalicules spermatiques sont formées par une membrane
anhyste et hyaline dont l'épaisseur est de 0,001 de ligne.
On trouve parfois dans son épaisseur des noyaux de cellules
en nombre peu considérable. Chez les enfants, ces canalicules sont remplis par des cellules qui ressemblent aux
corpuscules de mucus; chez l'adulte, on trouve un épithélium à cylindres sur la paroi; et dans la cavité, des
cellules spermatiques et des filaments à l'état de développement complet.

Les lobules du testicule seraient, au dire de Krause, séparés par du tissu cellulaire; par un prolongement de
l'albuginée, selon Astley Cooper, qui formerait des cloisons
complètes; ces cloisons sont lâches et perforées fréquemment, selon Henle. L'enveloppe extérieure appartient à
l'ordre des membranes fibreuses, et elle est recouverte par
l'épithélium pavimenteux de la tunique vaginale.

Analyses. —Wienhold indique la composition chimique
du testicule comme il suit. Cent parties ont donné :

Eau	60,19
Substances solubles dans l'eau	16,12
Substances solubles dans l'alcool	08,22
Albumine coagulée	8,19
Parenchyme insoluble	7,28
	100,00

L'Héritier a incinéré une partie du tissu du testicule, et
il a obtenu des cendres du chlorure de soude, du phosphate de soude, du carbonate et du phosphate de chaux.

Développement. — Le blastème du testicule se transforme presque tout entier en substance glandulaire. Va-

lentin, qui s'est occupé spécialement de ce point d'histologie, a vu que cette transformation s'opérait de bonne
heure. Il penche à croire que les canalicules spermatiques
apparaissent sous la forme d'une série de lignes transversales
qu'on découvre à la superficie du testicule, après avoir enlevé le péritoine et la tunique albuginée. Ces languettes se
fractionneraient à leur tour pour se convertir en canaux
séminifères. Bischoff n'accepte pas cette manière de voir ;
il croit que les canalicules des testicules sont, comme les
tubes urinifères, formés par des cellules ajoutées et confondues, ce que tendraient à démontrer les noyaux des cellules qui subsistent dans l'épaisseur des parois des canalicules.

Sécrétion des testicules.
Sperme.

Fluide séminal.

Propriétés. — On considère généralement le sperme
comme étant un liquide compliqué, résultant du mélange
des produits de sécrétion du testicule, des vésicules séminales, des glandes de Cowper, de la prostate et des follicules de la muqueuse génitale. Ce liquide est visqueux et
opalin ; l'odeur qu'il possède est analogue à celle que développent l'albumine de l'œuf, les os râpés, les fleurs de
châtaignier ; Wagner prétend qu'elle est due aux liquides
qui l'étendent ; sa saveur est légèrement âcre et styptique.
Il est alcalin. — Répandu dans l'eau, la plus grande partie gagne le fond du vase, tandis que le reste demeure à
la surface et se coagule ; agité dans ce liquide, il forme
avec lui une émulsion. — Dans l'alcool il forme un caillot
qui redevient soluble dans l'acide acétique bouillant. —

Exposé à l'air sec, il perd par l'évaporation 0,0333, pendant les dix premières minutes qui suivent l'éjaculation, et 0,0166 pendant les dix suivantes ; plus tard il devient liquide et transparent, et définitivement il se dessèche en une matière cassante semblable à de la gélatine.

Analyses. — Vauquelin et John ont analysé le sperme humain. Voici les résultats de l'analyse de Vauquelin :

> Eau.   500
> Mucilage animal.   60
> Soude.   10
> Phosphate calcaire.   90

Selon John, le sperme contient de l'albumine modifiée, une matière soluble dans l'éther, une matière odorante volatile, de la soude, du phosphate calcaire, des chlorures de soufre, et enfin une matière spéciale analogue aux mucus que Berzélius propose d'appeler *spermatine.*

Examen microscopique. — 1° *Zoospermes.* — Mais, sans contredit, l'élément le plus curieux du sperme est formé par les *zoospermes*, auxquels on a encore donné les noms de *spermatozoaires*, d'*animalcules spermatiques*, de *filaments spermatiques* (Henle). On aperçoit une grande quantité de ces corpuscules dans le sperme, à l'aide d'un grossissement de trois à quatre cents fois. Différentes de forme dans les différentes classes d'animaux, ces particules animées sont dans l'espèce humaine composées d'une partie renflée (corps ou tête), et d'un prolongement (queue). La tête est ovale, aplatie, longue de 0,005 de millimètre, large de 0,002, et épaisse de moitié; la queue, de longueur qui varie selon les différents individus, est effilée, épaisse de 0,001 de millimètre à sa base, très fine à son extrémité, 0,0001 de millimètre environ, et longue, terme moyen, de 0,05 de millimètre.

On peut rencontrer des animalcules spermatiques de taille et de forme variées ; on ne sait encore rien sur la véritable nature de ces sujets anomaux. Nous ne possédons pas non plus de grands détails sur la structure propre des animalcules réguliers. Les uns ont distingué sur la tête une tache centrale que l'on a assimilée au suçoir des douves et des cercaires, et Valentin et Gerber ont été jusqu'à signaler deux orifices et des glandes sexuelles sur les zoospermes de quelques mammifères. — Ces animalcules jouissent d'un mouvement propre et volontaire qui s'anéantit chez eux avec la vie. Henle, qui a voulu apprécier la vitesse avec laquelle il se produit chez eux, a vu que les spermatozoaires parcouraient environ un espace de 0,080 de ligne en trois secondes, ce qui fait une distance de 1 pouce en sept minutes et demie. Au moment de l'éjaculation, les mouvements des zoospermes sont si brusques qu'on peut à peine suivre chacun d'eux en particulier ; ils nagent à la manière des anguilles, s'évitent les uns les autres, écartent sur leur passage des cristaux calcaires dix fois aussi gros que leur corps. — Le ralentissement ou l'anéantissement de leurs mouvements est la conséquence de l'épaississement du liquide qui les renferme et de sa putréfaction. En général, en privant le sperme d'une évaporation trop rapide, on peut trouver des zoospermes vivants vingt-quatre heures après l'éjaculation. Dans les animaux vivants, Leeuwenhoek, Prevost et Dumas, Bischoff, en ont retrouvé qui vivaient dans les trompes utérines huit jours après l'accouplement.

Action des différents liquides sur les zoospermes. — L'eau favorise les mouvements des zoospermes sans altérer leur vitalité ; après leur mort, elle n'altère pas leurs formes.

— Les acides, surtout l'acide acétique, les tuent, mais les conservent indéfiniment avec leurs formes. — Les alcalis concentrés les tuent et les dissolvent rapidement. — L'iode les colore en jaune. — Ils se conservent bien dans les dissolutions salines, dans l'eau sucrée, etc. Donné a étudié assez complétement l'action des liquides animaux sur les spermatozoaires. — Selon ce micrographe, ils vivent longtemps dans le sang, et quand ils meurent, leur corps ne prend aucune forme particulière. — Le lait agit sur eux comme le sang. — La salive les tue promptement, et ils se contournent de manière à former un nœud avec leur queue. — Le pus des chancres, de la blennorrhagie vaginale, le mucus pur de la leucorrhée n'ont pas d'action sensible sur eux. — Vivant bien dans le mucus vaginal, ils périssaient quelquefois par l'action du mucus utérin, ce que Donné croit devoir attribuer à sa trop grande alcalinité.

2° *Granules spermatiques.* — En outre des éléments microscopiques que nous avons déjà mentionnés dans le sperme, ce liquide contient encore des globules bien différents de forme et d'aspect (*Granules spermatiques*, Wagner, — *Spermatophores*, Edwards). Henle, se fondant sur leur examen et sur l'appréciation des faits recueillis par divers micrographes, a pensé qu'ils représentaient des états transitoires du développement des zoospermes, développement qu'il décrit de la manière suivante :

Développement des zoospermes. — Les premiers rudiments du développement des spermatozoaires sont des granules fins et grossiers, ayant un diamètre de 0,0033 à 0,005 de ligne. Ces globules grossissent, et quelques uns d'entre eux présentent au centre un corpuscule plus obscur. Ils pâlissent ensuite, et l'on voit bientôt la cellule se distendre de plus en plus, tandis qu'en même temps apparaissent dans leur intérieur et à la suite les uns des autres des globules à grains fins.

Dans chacun de ces globules secondaires se développe un spermatozoaire. Celui-ci est enroulé dans la cellule, et forme deux ou trois tours ; il est appliqué contre la paroi. Au bout d'un certain temps, l'enveloppe de ces cellules secondaires se dissout et met le filament en liberté, et une fois que toutes ces cellules ont disparu, les filaments sont tous réunis dans la cellule-mère : alors ils sont tantôt entremêlés, tantôt et plus souvent rangés parallèlement les uns aux autres. Le contenu qui les entoure se consume, l'enveloppe s'amincit, devient pyriforme, et l'on peut remarquer que les têtes des zoospermes occupent sa grosse extrémité, qui, selon Lallemand, est toujours tournée vers l'épididyme lorsque les cellules sont encore dans l'organe. A cette époque les zoospermes deviennent libres, mais ils ne possèdent pas encore de mouvements propres ; cette faculté ne se manifeste que dans ceux qui sont arrivés dans le canal déférent. — Il peut se faire que les faisceaux de filaments restent entiers, et quelquefois alors on aperçoit après l'éjaculation des paquets de zoospermes dont les têtes plates sont appliquées les unes sur les autres, et dont les queues se dirigent dans tous les sens. Cela tient à la déhiscence plus ou moins tardive de la cellule-mère ; on trouve même parfois des animalcules qui portent à quelque distance de la tête une espèce de pavillon qui n'est autre chose qu'une portion de la cellule abandonnée, laquelle est restée fixée autour du corps de son produit.

3° On sait que le sperme contient encore des globules de mucus, des globules de graisse, des lamelles d'épithélium, des cristaux microscopiques, etc., qui proviennent de la muqueuse génitale, et sont excrétés avec lui.

2° Prostate.

Structure. — La prostate est un organe glanduleux, unique, appartenant à la classe des glandes en grappe. Elle doit être rangée parmi celles qui sont agglomérées, car elle vient communiquer avec la cavité de l'urètre par les orifices de huit ou quinze conduits excréteurs, isolés les uns des autres. H. Weber a mesuré les cellules glandulaires de la prostate. Les plus petites ont un diamètre de 0,06 à 0,08 de ligne ; elles sont un peu oblongues et angulaires, d'après Weber. Les canaux excréteurs sont serrés les uns contre les autres ; le tissu cellulaire qui les unit est dense et se confond avec le tissu fibreux qui l'enveloppe. Cette structure donne à la prostate une surface régulièrement arrondie et une solidité remarquable. Son tissu est serré, d'un blanc grisâtre.

Développement. — Le développement du tissu de la prostate n'a pas été l'objet de recherches spéciales.

Sécrétion de la prostate.

Fluide prostatique.

Prostacine (De Blainville).

Le fluide prostatique appartient à la classe des mucus alcalins à globules muqueux ; il forme une assez grande partie du fluide spermatique, et comme il est toujours excrété avec le produit de la sécrétion des testicules ou bien avec l'urine, il est difficile de l'obtenir pur : aussi n'a-t-il pas été l'objet de recherches spéciales (voy. *Sperme*).

3° Glandes de Cowper.

Structure. — Les glandes de Cowper existent dans les deux sexes. Elles appartiennent à la classe des glandes en forme de grappe. Krause a donné les chiffres 0,02, à 0,04 pour le diamètre de leurs vésicules glandulaires distendues par l'injection. Ces glandes ont un conduit excréteur simple.

Développement. — Rathke a vu que les glandes de Cowper se développaient de très bonne heure ; on les trouve vers la racine de la verge à l'extrémité du sinus uro-génital. Leur développement histologique est analogue à celui des autres glandes en grappe.

Sécrétion des glandes de Cowper.
Mucus des glandes de Cowper.

Cowpérine (De Blainville).

Ce fluide n'a pas été étudié d'une manière spéciale ; il est excrété en même temps que le fluide prostatique , et , par conséquent, il sert avec lui de véhicule au produit spécial du testicule ; il fait donc partie du fluide séminal.

Sécrétion de la muqueuse urétrale.
Mucus urétral.

Ce mucus, qui n'a pas été étudié, doit appartenir à la classe des mucus alcalins à globules muqueux. Ce sont les globules du mucus de l'urètre, des glandes de Cowper et de la prostate que l'on retrouve dans le sperme, mélangés avec les autres éléments de ce produit de sécrétion.

Développement de l'appareil génital mâle. — *Testicules*. — Bischoff a remarqué que les testicules apparaissaient, dans l'ordre du développement, un peu plus tôt que les reins ; ils se développent aux dépens d'un blastème secondaire , déposé le long du bord interne des corps de Wolff ; la tunique albuginée apparaît autour du testicule dès cette époque. Cet organe est alors couvert par le péritoine ; ses vaisseaux, ses nerfs, son conduit excréteur, lui arrivent par derrière. En bas, un repli du péritoine, doublé de matière plastique, s'étend depuis sa pointe inférieure jusqu'à la région de l'anneau inguinal. A l'époque de la disparition des corps de Wolff, ce prolongement atteint, d'une part, l'épididyme, de l'autre il pénètre dans le scrotum : c'est le *gubernaculum testis*. Peu à peu le testicule s'avance vers l'anneau ; arrivé là, il rencontre un léger enfoncement du péritoine existant d'avance ; il s'y enfonce, traverse l'anneau inguinal et descend dans le scrotum. A mesure que cette évolution s'opère, le *gubernaculum* disparaît ; il en est de même du col du prolongement péritonéal, qui s'oblitère et constitue ainsi la *tunique vaginale propre*. C'est vers le septième mois de la vie fœtale que la descente du testicule se manifeste : elle est généralement achevée vers la naissance.

Canal déférent. — La formation du canal déférent a donné lieu à beaucoup de controverses. Selon Bischoff, il ne faut pas confondre les conduits excréteurs des corps de Wolf avec le conduit déférent ; car il ne pense pas, comme quelques uns l'ont admis, que ce canal résulte de la métamorphose des premiers ; mais il croit fermement que ceux-ci peuvent servir de soutien au blastème qui donne naissance au conduit testiculaire. Ce point d'embryologie est encore obscur.

Vésicules séminales. — Au dire de Rathke, il se produit dans le sinus uro-génital, où s'ouvrent les conduits déférents, une petite bosselure conique, qui réunit ainsi les deux orifices de ces tubes. C'est de cette bosselure que naissent deux autres diverticules, sous la forme de bosselures latérales, pour former les vésicules. Mais peu à peu la bosselure commune s'efface et disparaît, de sorte que les vésicules séminales sont placées très près du sinus. Plus tard, les canaux déférents se confondent avec elle.

Enfin le reste de la bosselure se divise, et de la sorte chaque canal déférent, tenant à la vésicule voisine, se trouve séparé de l'autre et s'ouvre séparément dans l'urètre.

Parties génitales externes. — Selon Tiedemann, on ne peut saisir aucune trace des organes génitaux avant la cinquième semaine, et vers la sixième, il est encore impossible de distinguer le sexe, qui ne se prononce nettement que vers la quatorzième semaine. — Vers la sixième semaine, on ne trouve qu'un orifice commun pour l'intestin, les parties génitales et les organes urinaires. Plus tard se montre une *verge* rudimentaire, qui produit bientôt un renflement ou le *gland*, et une rainure inférieure qui se termine à la base par des prolongements ou grandes lèvres. Le *périnée* se développe vers la dixième semaine, et sépare l'ouverture anale du canal uro-génital. A la quatorzième semaine, les replis de la base de la verge se rencontrent et forment le *scrotum* ; la verge croît, sa gouttière se forme vers la quinzième semaine et constitue l'*urètre*. Le *prépuce* recouvre étroitement le gland au quatrième mois. Le *méat urinaire* perfore plus tard le gland, et la descente des testicules complète le développement de cet appareil.

II. — APPAREIL GÉNITAL FEMELLE.

1° Glandes vaginales.

Henle range les organes sécrétoires de la muqueuse vaginale parmi les glandules en forme de grappe. Ce que nous avons déjà dit des glandes de cette espèce nous empêche de revenir sur ce point.

Sécrétion de la muqueuse vaginale.

Mucus vaginal.

Dans l'état normal , le mucus de la membrane du vagin est blanc, crémeux, non filant et extrêmement acide, selon Donné. Examiné au microscope, on y trouve un nombre considérable de vésicules épidermiques étendues ou repliées sur elles-mêmes, mais toujours reconnaissables. Donné y signale encore des filaments dont l'origine et la nature lui sont inconnues. Ils sont très ténus , longs de 0,05 de millimètre environ, existent quelquefois en très grand nombre ; ils paraissent raides, et se terminent brusquement à leurs extrémités. Il est difficile, dit Donné , d'en donner une idée nette par la description ; mais je puis dire qu'ils n'ont nullement l'aspect de poils, même très déliés.

2° Follicules utérins.

OEufs de Naboth.

Les corps glandulaires que l'on trouve dans le col de l'utérus, et que l'on connaît sous le nom d'œufs de Naboth, appartiennent à la classe des follicules clos. Ils n'ont pas fait le sujet d'une étude spéciale de la part des histologistes.

Sécrétion de la muqueuse utérine.

Mucus utérin.

Le mucus utérin se présente à l'orifice du col de l'utérus sous forme d'un flocon qui bouche l'orifice de cet organe. Il est très visqueux , très tenace et constamment alcalin à l'état normal ; il contient des globules muqueux qui, selon leur quantité, lui donnent plus ou moins d'opacité. Donné dit que chez les jeunes filles très saines, on ne trouve quelquefois qu'un flocon clair et transparent, sans globules.

3° Ovaires.

Structure. — Les ovaires sont des organes d'une structure toute particulière ; on les a rangés parmi les glandes à cause de la fonction dont ils sont chargés, c'est-à-dire de la production des vésicules de Graaf.

Recouverts par l'épithélium du péritoine, les ovaires présentent une couche extérieure de nature celluleuse qui leur forme une espèce de gaîne ou d'enveloppe. A partir de la surface interne de cette membrane, les fibres celluleuses deviennent plus lâches et ne disparaissent plus dans toute l'épaisseur de l'organe ; elles forment ainsi une espèce de trame à mailles assez fines qui renferment un nombre considérable de cellules et de noyaux de cellules qui ressemblent à un suc blanchâtre.

Follicules de Graaf.

Vésicules de Graaf. — Ovisac (Barry).

Les ovaires renferment un certain nombre de vésicules que l'on peut trouver dans ces organes aux diverses périodes de leur développement, les *vésicules* ou follicules de *Graaf* (*vesiculæ graafianæ*) ; ce sont des vésicules closes, dont les plus jeunes possèdent une membrane simple, sans structure ; celles-là ont un diamètre de 0,01 à 0,02 de ligne, selon Barry, et sont encore contenues dans le parenchyme propre de l'ovaire. A mesure qu'elles se développent, elles arrivent vers la surface de l'organe sous la capsule, qu'elles amincissent. Les cellules complétement développées atteignent un diamètre de 4 à 5 lignes. Leur membrane sous-jacente (*tunica folliculi*) est formée alors de fibres celluleuses plus ou moins distinctes; elles sont entremêlées de noyaux de cellules obscurs oblongs ou fusiformes disposés en lignes concentriques. A la surface des vésicules existe un réseau de ramuscules capillaires déliés.

Œuf.

Beaucoup de doutes ont régné pendant longtemps au sujet du contenu des vésicules de Graaf. L'honneur d'avoir démontré le premier l'existence de l'œuf dans la vésicule de l'ovaire appartient à C.-E. Baër (1827). Depuis la découverte de ce célèbre physiologiste, la science s'est enrichie de la connaissance d'une foule de détails qui ont comblé les lacunes qui pouvaient encore exister.

1° *Membrane granuleuse*. — A la face interne de la membrane du follicule, se trouve appliquée dans le follicule de Graaf une membrane très mince, non vasculaire, formée de cellules à contenu grenu; c'est la membrane granuleuse.

2° *Ovule*. — *Disque proligère*. — Lorsqu'on ouvre la vésicule, la membrane granuleuse, même lorsqu'elle a été entamée, s'échappe avec le contenu de la vésicule, et l'on peut reconnaître sur celui de ses points qui correspondait à la surface de l'ovaire un petit corps sphérique, c'est *l'ovule* sous la forme d'un point blanc. La membrane granuleuse ou ses fragments forment autour de lui une espèce de disque auquel Baër a donné le nom de *disque proligère* (*discus proligerus*). — Les ovules ont alors un diamètre qui varie entre 0,01 et 0,05 de ligne, même à l'état de maturité.

3° *Zone transparente*. — En examinant l'ovule par un fort grossissement, on voit une sphère obscure entourée d'un anneau assez grand de substance claire, que l'on a appelée tour à tour *zone transparente*, *membrane corticale*, *membrane vitelline*, *chorion*. Selon Bischoff et Baër, cette apparence est produite par une membrane hyaline, transparente, élastique, anhyste. Son épaisseur est de 0,0004 de pouce.

4° *Vitellus*. — La sphère la plus obscure est considérée généralement comme le jaune, le *vitellus*. Selon Bischoff, cette substance est formée par une masse cohérente, indistinctement granulée, transparente, visqueuse, ne s'étalant pas quand on fend ou quand on écrase l'œuf. Le diamètre du jaune peut varier ; quelquefois même il ne remplit pas également la cavité de la zone.

5° *Vésicule germinative*. — Dans l'intérieur de la masse du jaune existe une petite vésicule de 0,0015 à 0,0020 de ligne, hyaline, délicate, renfermant un liquide et quelques granules. Elle apparaît sous la forme d'une tache claire ; c'est la vésicule germinative découverte par Coste et par Wharton-Jones.

6° *Tache germinative*. — Sur un point de la paroi de cette vésicule existe une tache unique, obscure, arrondie, indiquée par Wagner ; son diamètre est de 0,0003 à 0,0004 de ligne. Dans l'œuf humain cette tache germinative consiste en une masse demi-solide dans laquelle on ne peut apercevoir qu'une substance continue et finement granulée.

L'ovule de l'homme est donc composé d'une vésicule germinative avec une tache germinative, d'un jaune et d'une membrane vitelline, entourant celui-ci sous forme de zone transparente. Plusieurs appréciations en ont été données au point de vue histologique : la première est due à Krause. Cet anatomiste compare la vésicule germinative à un noyau de cellule ; la membrane vitelline est une paroi de cellule, le jaune un contenu de cellule, et l'œuf entier une cellule primitive. — Bischoff, qui ne veut pas se ranger à cette manière de voir, avance que si l'on veut considérer l'œuf entier comme une cellule primitive, il faut considérer la membrane vitelline et le jaune comme existant d'abord, et que, dans cette cellule, il s'en forme une nouvelle, la vésicule germinative, — ou que, — comme la vésicule germinative produit réellement la première, que la tache germinative est le noyau de la cellule primitive, que la vésicule germinative qui se développe autour d'elle est la cellule primitive ; enfin, que le jaune et la membrane vitelline sont des formations secondaires comme on en rencontre dans d'autres points de l'économie.

Développement de l'ovaire et des ovules. — On ne distingue d'abord dans les ovaires que des cellules primitives et des noyaux de cellules, puis bientôt on aperçoit au milieu d'elles des follicules sous la forme de petits groupes arrondis et épars en grand nombre dans l'organe. Plus tard, par la confusion des cellules périphériques de ces groupes, il se forme une enveloppe délicate dont le contenu devient liquide. Bischoff pense avec Henle que le follicule de Graaf est une vésicule glandulaire primaire, et il a remarqué que le liquide limpide renferme des noyaux de cellules et des granulations semblables aux futures granulations vitellines. A une époque plus avancée ces physiologistes ont trouvé dans les follicules une seconde vésicule sphérique pourvue d'un noyau qui ressemblait à la vésicule germinative. Enfin à l'époque suivante les follicules contenaient de petits œufs avec la zone transparente, le jaune, la vésicule et la tache germinative. Les plus petits follicules contenant un semblable ovule avaient, selon Bischoff, de 0,01 à 0,005 de pouce de diamètre.

L'époque du développement des follicules de Graaf et des œufs varie beaucoup selon les sujets. Chez la grande majorité des embryons on ne découvre dans les ovaires autre chose que les formes primitives de ces organes ; parfois même l'ovaire ne forme qu'un stroma celluleux homogène. Il est cependant possible de rencontrer de temps en temps des vésicules de Graaf et des œufs déjà développés sur des filles nouvellement nées ; mais le nombre de ces organes déjà formés est peu considérable.

Développement de l'appareil génital femelle. — *Ovaire.* — Dès les premiers moments de la formation de l'ovaire, il est impossible de le distinguer des testicules ; mais bientôt après il reste plus allongé, plus aplati, et il affecte une situation oblique. Il descend en même temps, mais beaucoup moins que le testicule. Ce dernier caractère le fait très bien reconnaître par ceux qui ont pu sur des embryons du même âge distinguer les différences de position qui existent à diverses époques entre les ovaires et les testicules. La *trompe* étant pour le sexe féminin l'analogue du canal déférent pour le sexe masculin, il faut renouveler pour elle les hypothèses que nous avons exposées en indiquant l'évolution de ce dernier organe. Quant à la terminaison des trompes, toujours analogue à celle des canaux déférents, elle se ferait dans la bosselure conique qui se produit au sinus uro-génital.

Utérus. — Cette bosselure, qui, chez l'homme, se sépare et se fractionne, augmente sur l'embryon femelle de largeur et de longueur ; par conséquent elle finit par représenter l'utérus recevant les trompes ; mais en se développant à son tour, cette bosselure a encore donné naissance au vagin par son prolongement continu, à l'urètre par sa continuation avec la vessie, et de la sorte se trouvent pour ainsi dire constituées les divisions principales des organes génitaux femelles qui n'attendent plus qu'un développement secondaire pour leurs détails.

Parties génitales externes. — Quant aux parties génitales externes, leur état définitif étant chez la femme beaucoup plus analogue à la forme primitive, l'évolution se fait peu à peu à partir du quatrième mois, et elle ne tarde pas à être complète.

G. — MUQUEUSE MAMMAIRE.

Glande mammaire.

Structure. — Les glandes mammaires sont encore rangées dans la classe des glandes en grappes conglomérées, c'est-à-dire multiples. Dans ces glandes, les vésicules, distendues par une injection avec le mercure ou avec la cire, atteignent un diamètre de 0,024 selon Weber ; hors le temps de l'allaitement, elles sont garnies par un épithélium, formé de petites cellules plates, ayant un diamètre de 0,0025 de ligne, et dont le noyau en a un de 0,0022.

On ne sait pas trop, pour les mamelles aussi bien que pour les autres glandes analogues, comment les lobules primaires communiquent avec le canal excréteur. Voici, à ce sujet, les notions que nous fournissent les recherches de H. Weber. — Le principal conduit sécréteur se divise, comme les vaisseaux, en branches de plus en plus grêles. Les ramifications les plus ténues se ramifient encore, mais ne diminuent plus de calibre ; leur diamètre est de 0,080 de ligne ; elles ont d'épaisses parois musculaires (de 0,028 de ligne pour une branche de 0,015). Sur ces rameaux s'insèrent les lobules, comme nous l'avons dit, en exposant la structure des glandes en grappes en général.

Développement. — On a négligé l'étude du développement des glandes mammaires. Meckel dit que les mamelles sont déjà visibles au deuxième mois de la vie embryonnaire ; le mamelon est déjà muni d'une large ouverture ; souvent elles renferment, vers la fin de la vie utérine, un liquide lactescent assez abondant ; mais on ne sait rien de la glande proprement dite.

Sécrétion de la glande mammaire.

Lait.

Le *lait* est le liquide blanc que sécrètent les glandes mammaires ; on réserve spécialement le nom de *colostrum* pour celui qui est sécrété un peu avant ou aussitôt après la parturition.

Propriétés. — Le lait de femme est blanc, opaque, un peu bleuâtre, d'une saveur plus ou moins sucrée ; sa pesanteur varie entre 1018 et 1026 selon L'Héritier ; elle est de 1032,3 à la température de 15° centig. selon Quevenne. — Berzélius avance que le lait est acide ; mais il est prouvé maintenant, par un grand nombre d'essais, que l'alcalinité est son état normal. C'est avec raison que Donné a assimilé la composition du lait à celle du sang ; en effet, nous voyons ce liquide se séparer par le repos en deux portions, l'une solide, l'autre liquide. La première, la crême, est formée par des globules gras ou butyreux. La seconde tient en dissolution une matière animale spéciale, azotée, coagulable : c'est le caséum ; du sucre de lait, des sels et un peu de matière jaune ; de plus, une autre partie de caséum reste en suspension. La quantité de caséum suspendue est de un tiers environ, comparée à la quantité de caséum dissous, selon Quevenne. Au dire de L'Héritier et de Henle, la matière caséeuse du lait de femme coagulerait difficilement par les acides, et plus aisément par la présure à 50° centig.

Quevenne admet au contraire que ce phénomène a lieu par les acides chlorhydrique et acétique aussi bien que dans le lait des autres espèces.

Examen microscopique. — 1° *Globules du lait.* — En examinant une gouttelette de lait, on trouve une quantité considérable de globules isolés les uns des autres et de dimensions variables, de 0,0008 à 0,0044 de ligne environ; les plus gros sont rares. Ce sont ces globules qui forment la matière butyreuse, et parfois ils sont réunis en amas obscurs. A la lumière transmise ils ont une teinte jaunâtre légère avec un bord obscur; ils paraissent nacrés à la lumière incidente. Traités par la dissolution d'alun, ces globules n'offrent aucun changement; ils ne sont pas attaquables par l'éther et l'alcool à froid; par l'acide acétique étendu les globules se déforment, ils disparaissent complétement dans l'acide acétique pur. Le même effet se produit dans l'espace de quelques jours, lorsque le lait est abandonné à lui-même. Ces diverses réactions prouvent que les globules du lait ne sont pas de simples molécules graisseuses, mais bien des cellules, et Simon a fait voir qu'après diverses opérations on trouvait ces globules désorganisés, et leur enveloppe, sous forme de membrane, plus ou moins complète. Mandl a fait voir qu'on pouvait les écraser et distinguer ainsi leurs contours solubles dans l'éther et leurs membranes complétement insolubles. On ne sait pas encore quelle est la substance qui compose ces enveloppes.

Outre ces globules, on trouve encore dans le lait quelques gouttelettes de graisse liquide, que l'on peut réunir ou séparer à volonté, ce qui prouve que cette substance est tout-à-fait libre dans le plasma.

2° *Granules caséeux.* — Quevenne, guidé par une observation de Raspail, s'étant convaincu qu'une certaine partie du caséum restait en suspension dans le sérum sous forme de granules d'une ténuité extrême; Donné, qui s'était d'abord prononcé contre cette observation, est arrivé à en reconnaître l'exactitude : Ces globulins, dit-il, sont en quantité innombrable et d'une ténuité extrême ; ils réfractent très peu la lumière. On les obtient en filtrant le lait, en ayant soin que le bec de l'entonnoir touche au fond du vase qui reçoit le liquide, et l'on voit celui-ci se séparer en deux couches, l'une supérieure transparente, l'autre inférieure blanchâtre : c'est cette dernière qui contient les globules caséeux. Ces granules, faciles à voir dans le lait d'ânesse, ont encore été trouvés dans le lait de vache, et n'ont pu être étudiés dans le lait de femme.

Analyses. — Nous nous contenterons de donner les analyses qui ont eu pour but la connaissance des proportions du lait de femme.

Voici les chiffres obtenus par divers observateurs :

	Meggenhosen.	Payen.		
Caséum.. . . .	1,93	0,14	0,18	0,25
Beurre.	8,97	5,18	5,16	5,20
Lactine.. . . .	1,20	7,86	7,62	7,93
Sels, eau.. . .	87,90	86,82	87,04	86,62
	100,00	100,00	100,00	100,00

	Henry et Chevallier.	L'Héritier.	
Caséum.	1,52	1,17	0,95
Beurre..	3,55	4,25	5,20
Lactine..	6,50	7,40	6,34
Sels.	0,45	0,40	0,45
Eau.	87,98	86,78	85,06
	100,00	100,00	100,00

On peut comparer ces résultats avec ceux des analyses suivantes, obtenus sur le lait de divers animaux.

	Von Stipriaan.	Liuscius et Beupt.	Péligot.
	Lait de vache.	Lait de chèvre.	L. d'ânesse.
Beurre.	2,68	4,56	1,29
Sucre de lait.	5,68	9,12	6,29
Matière caséeuse . . .	8,95	5,38	1,95
Eau	84,64	81,94	90,95
	100,00	100,00	100,00

Le *beurre*, dont les proportions varient, suivant F. Simon, entre 0,80 et 5,40 pour 100, est un mélange de stéarine, de margarine et de butyrine. Il entre en fusion à 29° centig.

Le *caséum* a beaucoup d'analogie avec l'albumine et la fibrine. Muller indique ainsi sa composition :

Un atome de protéine et un atome de soufre; il diffère donc de l'albumine par l'absence de phosphore.

Le *sucre de lait* pèse 1,5 ; il est formé, selon Liébig, de :

Carbone.	40
Hydrogène.	6,73
Oxygène.	53,27

Les *sels* contenus dans le lait sont, d'après Berzélius :

Sels solubles dans l'alcool. { Lactates de potasse, de soude, de chaux, de magnésie.

Chlorures de potasse, de soude.

Solubles dans l'eau. { Sulfate de potasse.

Phosphates de potasse et de soude.

Insolubles. | Phosphates de chaux, de magnésie, de fer.

Quevenne ajoute à ces éléments :

Sels à base d'ammoniaque ;

Fluorure de calcium ;

Silicate de fer ;

Soufre ;

Alcali libre ou combiné avec les matières organiques.

Développement. — On peut admettre que le liquide encore imparfait, que l'on connaît sous le nom de *colostrum*, représente un état passager qui nous met sur la trace du développement du lait; mais ce que l'on en sait ne suffit pas encore pour déterminer quelle marche suit le développement des globules. Ce liquide pèse de 1016 à 1021; il est jaunâtre, limpide, quelquefois rendu rougeâtre par la présence d'une certaine quantité de sang; il est couvert de flocons albumineux. Abandonné à lui-même, il devient de plus en plus visqueux, fermente et se putréfie. Les analyses qui font mieux connaître sa composition ont toujours été faites sur la *mouille* ou *colostrum* de la vache, et Lassaigne, Henry et Chevallier ont constaté qu'il contenait plus de caséum, de crème et de beurre que de lait. Voici les différences constatées par Schuebler :

	Crème.	Caséum.	Sérai.	Petit lait.
Colostrum. . .	570	55	57	320
Lait.	130	43	7	820

Le colostrum présente encore d'autres caractères que décèle l'observation par le microscope. Les globules sont plus petits que les globules ordinaires du lait, et l'on rencontre en même temps des corpuscules particuliers auxquels on a donné le nom de *corpuscules granuleux;* ils sont ronds, aplatis ou réniformes, grands de 0,01 à 0,05 de millimètre. Ils sont formés de granules extrêmement petits que certains histologistes supposent être agglomérés fortuitement, et Mandl en donne pour preuve qu'ils emprisonnent parfois de véritables globules. D'Outrepont dit que ces globules disparaissent du lait dès le troisième jour ; Henle et Simon les ont encore observés le huitième; Donné dit qu'ils ne disparaissent guère avant le vingtième jour qui suit l'accouchement.

ORGANES OU GLANDES VASCULAIRES.

Les anatomistes ont réuni sous ce chef des organes qui offrent l'aspect extérieur des glandes que nous venons d'étudier, mais qui en diffèrent surtout par l'absence de conduits excréteurs. Ce dernier caractère est le seul qui les réunisse, car elles offrent entre elles des différences assez remarquables.

Ces organes sont la rate, la thyroïde, le thymus et les capsules surrénales.

1° RATE.

Spleen. — Lien.

Structure. — 1° *Cellules de la rate.* — La capsule externe de la rate, qui est de nature essentiellement fibreuse, envoie dans l'intérieur de cet organe une foule de lamelles et de fibres qui circonscrivent de nombreux intervalles irréguliers et de grandeur variée. Ce sont les cellulosités de la rate qui ont encore reçu les noms de *lacunes*, de *cellules*, de *vésicules spléniques.* Les vaisseaux sanguins rampent dans l'intérieur de ces cloisons, et l'on y trouve encore, au dire de Bourgery, un grand nombre de ganglions lymphatiques.

2° *Corpuscules de Malpighi.* — *Corpuscules spléniques.* — On voit saillir dans l'intérieur des cellules spléniques circonscrites ainsi de toutes parts une foule de corpuscules qui sont adhérents sur leurs parois ou quelquefois suspendus à de minces pédicules. Ce sont les corpuscules de Malpighi, du nom de cet anatomiste qui les a décrits le premier. Ruysch les a pris pour des parties vasculaires ; Cuvier et Dupuytren les ont mentionnés à leur tour, et plus tard certains anatomistes, parmi lesquels on compte Cruveilhier, ne pouvant nier leur présence dans la rate de divers animaux, la contestaient du moins dans la rate de l'homme.

Plus récemment, Bischoff, Krause, Muller, Giesker et plusieurs autres ont démontré définitivement l'exactitude de l'observation de Malpighi.

Ces corpuscules ont, chez l'homme, un diamètre de 0,1 à 0,05 de millimètre; ils sont tantôt appliqués par petits paquets sur les parois des cellules; tantôt ils sont suspendus et flottent attachés à de petits pédicules dans l'épaisseur desquels rampent des vaisseaux. Ces corpuscules sont ronds ou lenticulaires; ils ont des parois épaisses et transparentes, closes de toutes parts, et renfermant un liquide trouble, blanchâtre, chargé de granulations. En poussant une injection dans les rameaux vasculaires du pédicule qui les supporte, on peut injecter leurs parois sans emplir aucunement leur cavité. Bourgery, qui récemment s'est occupé de la structure de la rate, ne reconnaît en qualité de corpuscules que ceux qui servent d'appendice à un pédicule; il les appelle *corpuscules vasculaires flottants*; les autres ne sont à ses yeux que des glandes lymphatiques très grêles.

3° *Liquide du parenchyme splénique.* — La cavité des cellules spléniques est complétement remplie par le parenchyme, que quelques anatomistes ont appelé boue splénique. Mandl a vu qu'il était formé par des corpuscules primitifs, granulés, ayant un diamètre de 0,005 de millimètre, d'autres déjà entourés d'une petite zone, et enfin de véritables cellules grandes de 0,01 à 0,015 de millimètre, dans lesquelles le corpuscule primitif occupe la place d'un noyau, et qui sont remplis d'un liquide transparent et de petits granules. Ce micrographe a aussi rencontré des cellules pourvues de noyaux et ayant un aspect analogue à celui des globules sanguins. Ces éléments semblent renfermés dans des canalicules très étroits formés par une membrane extrêmement ténue.

Analyse. — Selon Vauquelin, la substance de la rate contient beaucoup d'albumine, un peu de fibrine, de la matière colorante du sang, une petite quantité de matière soluble dans l'eau bouillante, et un peu soluble dans l'alcool, de l'hydrochlorate d'ammoniaque, du chlorure de sodium, de la soude et du phosphate de potasse.

Développement. — Il n'y a rien de positif dans la science sur le développement histologique de la rate.

2° THYROÏDE.

Corps. — *Glande thyroïde.*

Structure. — La glande thyroïde est entourée extérieurement par une enveloppe de tissu cellulaire qui lui forme seulement une gaîne extérieure. Selon Berres, chaque lobule de ce corps vasculaire se compose de corpuscules qui présentent l'image des dispositions vasculaires d'un follicule : ces corpuscules sont serrés les uns contre les autres ; ils paraissent arrondis, oblongs, aplatis, ou pleins et distendus. Ayant fendu longitudinalement un lobule, il aperçut une cavité de 0,002 de pouce de diamètre, qui était entourée d'une mince membranule. Des follicules clos de ce genre sont groupés autour d'un vaisseau de calibre assez considérable. Le follicule entier, dit-il plus loin, a un diamètre de 0,02 de pouce. Cette description pèche par défaut de clarté.

Propriétés. — Le parenchyme de la thyroïde est homogène, d'un rouge pâle, d'une consistance assez grande.

Analyse. — Frommhertz et Gugert ont trouvé, dans le parenchyme de la thyroïde, de la ptyaline, de la caséine, du mucus, de l'osmazôme, de la graisse, de la fibrine, du carbonate et du phosphate de potasse, un peu de chlorure de potassium, des phosphates de chaux et de magnésie, et des traces de carbonate calcaire et d'oxide de fer.

Développement. — Il n'a pas été étudié d'une manière spéciale.

3. THYMUS.

Structure. — Les anatomistes ne s'accordent pas sur la composition du thymus ; Tiedemann admet que chacun de ses lobules est formé de vésicules creuses, ayant de 0,5 de ligne à une ligne de diamètre, dont les cavités communiquent. Meckel admet une cavité centrale dans chaque moitié de la glande. Haugsted et Berres n'en ont pas trouvé. Astley Cooper décrit, au contraire, un réservoir central en communication avec tous les lobes ; cette cavité est fortement disposée en spirale ; elle est tapissée par une membrane muqueuse très vasculaire, que Henle n'a jamais pu reconnaître ; chaque cellule contient à sa base de petites ouvertures qui conduisent le fluide sécrété dans des lobes et de là dans le réservoir commun ; de même, en examinant l'intérieur du réservoir, on trouve sur sa surface interne une foule de petites ouvertures communiquant avec les lobes et ceux-ci avec les cellules. Ces lobules ont, selon Astley Cooper, le diamètre d'un pois ; on peut en injecter la plupart en injectant le réservoir commun. Berres admet, au contraire, que toutes les vésicules du thymus sont closes et qu'elles ont un diamètre de 0,14 de ligne. Astley Cooper n'a pas constaté les caractères microscopiques du liquide, qu'il considérait comme le produit de la sécrétion thymique. Ce liquide, qui est épais, blanchâtre, présente des corpuscules analogues jusqu'à un certain point à ceux que l'on signale dans la rate et la thyroïde ; ce sont des corpuscules primitifs et des cellules dont quelques uns atteignent un diamètre de 0,03 de millimètre. Henle a aussi trouvé quelquefois des vésicules de 0,016 de ligne formées d'une membrane délicate et entièrement remplies de corpuscules. Il ne peut dire si elles appartiennent au parenchyme ou si elles étaient en suspension. —

Ehrenberg dit que ces corpuscules ressemblent aux noyaux des corpuscules du sang.

Propriétés. — Le thymus est irrégulier dans sa forme, d'un blanc rougeâtre, d'une consistance molle, divisé en lobes et en lobules dans lesquels pénètre l'enveloppe celluleuse commune.

Analyses. — On n'a pas analysé le thymus humain : voici les résultats de l'analyse du thymus du veau par Morin :

Sur 200 parties.

Eau	140
Albumine.	28
Osmazôme . . . . ⎫	
Lactate de potasse . . . . ⎬	3,20
Chlorure de potassium . . ⎭	
Gélatine . . . . ⎫	12
Phosphate de potasse. . . ⎭	
Graisse acide	0,70
Matière animale particulière	8,60
Fibrine. . . . . ⎫	
Phosphate de soude. . . . ⎬	16
Phosphate de chaux. . . . ⎭	

Le liquide exprimé contenait, selon Dowler, seize pour cent de matières solides, — de la fibrine, — du mucus et une matière extractive, — des sels, surtout du phosphate et du muriate de potasse et du phosphate de soude, — une trace d'acide phosphorique.

Développement. — On commence à voir le thymus entre le second et le troisième mois; il grandit ensuite peu à peu jusqu'au septième; il augmente plus rapidement dans le huitième, et dans le mois suivant cet accroissement, qui est considérable, lui fait atteindre un volume remarquable; son poids est alors de 15 à 20 grammes. On admet généralement qu'il s'accroît encore après la naissance jusqu'à l'âge de deux ans, qu'il commence alors à s'atrophier, qu'il se dessèche, et que généralement on n'en

34

trouve plus de trace à douze ans ; j'en ai vu des rudiments sur le cadavre de Lacenaire , exécuté à l'âge de trente-cinq ans.

4° CAPSULES SURRÉNALES.

Reins succenturiés.

Structure. — Les capsules surrénales sont encore moins bien connues que les autres organes vasculaires. On distingue dans leur parenchyme deux substances : l'une externe, corticale, d'un brun jaunâtre ; l'autre interne, médullaire, d'un rouge brun.

Pappenheim dit que la substance corticale est composée de grains d'un diamètre de 0,0037 à 0,0050 de ligne, disposés en agrégations rayonnées , et contenant peu de substance huileuse. La substance médullaire aurait des grains plus gros , souvent munis de noyaux pourvus de beaucoup de globules huileux.

Henle en donne au contraire la description suivante. En déchirant la glande, on obtient des granules que l'on ne peut distinguer au premier abord d'avec ceux des autres glandes vasculaires ; mais ils sont plus gros , un peu plats , enfermés dans une substance molle à grains fins ; ce sont des noyaux de cellules qui atteignent un diamètre de 0,006 à 0,009 de ligne. Les cellules incomplétement développées ont des formes irrégulières qui les rendent semblables aux globules ganglionnaires ; elles forment des cordons , des amas , des lobules. Il y a encore dans la substance corticale des utricules larges de 0,012 à 0,020 de ligne renfermant une masse grenue qui se sépare facilement en corpuscules punctiformes.

Développement. — Il n'y a rien à mentionner sur le développement des capsules surrénales.

FIN.

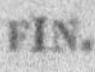

TABLE DES MATIÈRES.

HISTOLOGIE ET ORGANOGÉNIE DE L'HOMME.